神经系统遗传病诊疗规范

主　　编　胡　晓　瞿　浩
副 主 编　李世容　范　宽　刘　蕊　徐祖才
编 著 者　（按姓氏笔画排序）
　　　　　于　鹭　习亚州　王　涛　王　露　王美鑫
　　　　　田　芳　田　雨　田　甜　司　玮　刘　蕊
　　　　　刘丽娟　刘嘉鹏　李阳春　李春燕　李帮会
　　　　　杨媛媛　吴文婷　何　迪　何　颖　余　倩
　　　　　张代君　张弘驰　罗少然　钟　鸣　夏开艳
　　　　　徐　睿　徐祖才　唐　蔓　黄　丽　梁立嵩
　　　　　韩　璐　游红成

科学出版社

北京

内 容 简 介

本书共分7章，详细介绍了常见神经系统遗传病的诊疗规范，内容涵盖神经系统遗传病的概述、病因与流行病学、临床表现、辅助检查、诊断、治疗及预后等。在临床表现方面：本书详细描述了各种神经系统遗传病的典型症状、体征及可能的并发症。在诊断与治疗策略方面：本书介绍了多种现代医学技术，如基因检测、影像学检查、神经电生理检查等；制订了个性化的治疗方案，包括药物治疗、手术治疗、康复治疗等多种手段。此外，本书还介绍了神经系统遗传病的预防策略和遗传咨询的重要性。同时，每种疾病最后均附上了相应的完整、全面的诊疗流程图，为读者提供更清晰、直观、实用的诊治流程和思路。

本书内容全面、系统、实用，适合广大神经内科医师、研究人员及医学生阅读和参考。

图书在版编目（CIP）数据

神经系统遗传病诊疗规范 / 胡晓，瞿浩主编. -- 北京：科学出版社，2024.12. -- ISBN 978-7-03-080130-2

Ⅰ.R741

中国国家版本馆CIP数据核字第2024HK0680号

责任编辑：王灵芳 / 责任校对：张 娟
责任印制：师艳茹 / 封面设计：涿州锦辉

版权所有，违者必究，未经本社许可，数字图书馆不得使用

科学出版社 出版
北京东黄城根北街16号
邮政编码：100717
http://www.sciencep.com

中煤（北京）印务有限公司印刷
科学出版社发行 各地新华书店经销

*

2024年12月第 一 版　开本：787×1092　1/16
2024年12月第一次印刷　印张：12 1/2
字数：296 000
定价：105.00元
（如有印装质量问题，我社负责调换）

前言

神经系统遗传病是由遗传物质包括线粒体、染色体及核基因等结构或功能改变导致，以神经系统功能缺损为主要临床表现的一类疾病，具有种类多、致残率高、诊断及治疗困难等特点，危害极大。近年来，随着分子生物学的进步、基因检测技术的发展，针对神经系统遗传病的研究有了长足的进步，特别是疾病修正治疗药物的问世，让过去无药可治的部分神经系统遗传病患者看到了希望。因此，随着神经遗传科学的快速发展，临床知识也需要及时更新。编写一本科学、系统、全面的神经系统遗传病诊疗规范的书籍，对提高医务工作者的诊疗水平及患者的生活质量具有重要意义。

《神经系统遗传病诊疗规范》旨在为广大医务工作者提供一本实用、科学的参考书。我们力求通过深入浅出的语言对神经系统遗传病的基础知识、常见疾病的诊疗规范、并发症处理与康复、遗传咨询与伦理问题，以及最新研究进展与未来展望等方面的内容进行详细阐述，为读者提供清晰、实用的诊疗参考。我们希望本书能够帮助读者更好地掌握神经系统遗传病的诊疗技术，提高临床实践能力，为患者提供更加优质的医疗服务。

在编写过程中，我们引用了国内外关于神经系统遗传病的专著及相关期刊的论著，力求确保本书内容的科学性、实用性和创新性。同时，我们也注重基础理论与前沿信息并举的临床实践特色，制作直观诊疗流程图。对神经系统遗传病的诊疗规范进行了针对性探讨和总结，便于读者快速学习神经系统遗传病的相关内容，获取更全面翔实的知识。

当然，我们也深知神经系统遗传病是一个复杂而广阔的领域，本书所涵盖的内容仅仅是冰山一角。我们期待广大医务工作者在阅读本书的同时，能够结合自己的临床实践和科研经验，不断探索和创新，为神经系统遗传病的诊疗事业作出更大贡献。

值得一提的是，神经系统遗传病的诊疗涉及多个学科的知识和技能，需要多学科团队协作与配合。因此，本书不仅适用于神经内科、神经外科、影像科、儿科、遗传咨询等相关科室的医务工作者，也可为其他相关学科提供有益的参考。

最后，我们衷心希望本书的出版能够为神经系统遗传病的诊疗工作提供有益帮助，为推动我国神经系统遗传病诊疗水平的提高贡献一份力量。感谢所有为本书编写提供支持和帮助的专家和同行，感谢他们在神经系统遗传病领域所作出的杰出贡献。同时，我们也期待广大读者对本书提出宝贵的意见和建议，以便我们在今后的修订中不断完善和提高。

本书得以出版，还要感谢科学出版社的大力支持，并向为本书做了大量编辑和审校工作的编辑们致以由衷的感谢。

让我们携手共进，为提高神经系统遗传病的诊疗水平、保障患者的健康而努力奋斗。

编者

2024.9

目录

第1章 神经肌肉疾病 ··· 001
 第一节 抗肌萎缩蛋白病 ··· 001
 第二节 肢带型肌营养不良 ··· 005
 第三节 强直性肌营养不良 ··· 007
 第四节 面肩肱型肌营养不良 ··· 012
 第五节 眼咽肌型肌营养不良 ··· 014
 第六节 远端型肌营养不良 ··· 016
 第七节 糖原贮积症 ··· 019
 第八节 脂质沉积性肌病 ··· 026
 第九节 神经节苷脂贮积症 ··· 030
 第十节 中央轴空病 ··· 034
 第十一节 杆状体肌病 ··· 036
 第十二节 先天性肌强直症 ··· 038
 第十三节 先天性副肌强直症 ··· 041
 第十四节 骨骼肌离子通道病 ··· 043
 第十五节 先天性肌无力综合征 ··· 047

第2章 周围神经病 ··· 052
 第一节 腓骨肌萎缩症 ··· 052
 第二节 远端型遗传性运动神经病 ··· 055

第3章 运动异常 ··· 060
 第一节 脊髓小脑性共济失调 ··· 060
 第二节 遗传性痉挛性截瘫 ··· 066
 第三节 原发性遗传性肌张力不全 ··· 071
 第四节 青年型帕金森病 ··· 077
 第五节 肌萎缩侧索硬化 ··· 084
 第六节 脊髓性肌萎缩 ··· 091
 第七节 脊髓延髓性肌萎缩 ··· 096
 第八节 亨廷顿病 ··· 100

第 4 章　白质脑病 ………………………………………………………………… 105
- 第一节　线粒体脑肌病 ……………………………………………………………… 105
- 第二节　肾上腺脑白质营养不良 …………………………………………………… 113
- 第三节　异染性脑白质营养不良 …………………………………………………… 117
- 第四节　戊二酸尿症 ………………………………………………………………… 119
- 第五节　Leigh 综合征 ……………………………………………………………… 124
- 第六节　亚历山大病 ………………………………………………………………… 128
- 第七节　海绵状脑白质营养不良 …………………………………………………… 131

第 5 章　脑血管病 ………………………………………………………………… 134
- 第一节　伴皮质下梗死和白质脑病的常染色体显性遗传性脑动脉病 …………… 134
- 第二节　伴皮质下梗死和白质脑病的常染色体隐性遗传性脑动脉病 …………… 138
- 第三节　视网膜血管病伴白质脑病 ………………………………………………… 140
- 第四节　法布里病 …………………………………………………………………… 144
- 第五节　弹性纤维假黄瘤 …………………………………………………………… 147
- 第六节　遗传性海绵状血管瘤 ……………………………………………………… 149

第 6 章　累及多系统疾病 ………………………………………………………… 152
- 第一节　肝豆状核变性 ……………………………………………………………… 152
- 第二节　神经纤维瘤病 ……………………………………………………………… 159
- 第三节　结节性硬化症 ……………………………………………………………… 164
- 第四节　特发性基底节钙化 ………………………………………………………… 168

第 7 章　伴认知功能障碍的疾病 ………………………………………………… 171
- 第一节　额颞叶痴呆 ………………………………………………………………… 171
- 第二节　路易体痴呆 ………………………………………………………………… 177
- 第三节　戈谢病 ……………………………………………………………………… 182
- 第四节　脆性 X 综合征 ……………………………………………………………… 189

第1章 神经肌肉疾病

第一节 抗肌萎缩蛋白病

【概述】

抗肌萎缩蛋白病是由编码抗肌萎缩蛋白（dystrophin）基因致病性变异所导致的一组主要累及骨骼肌和（或）心肌的X连锁遗传性肌病，包括迪谢内肌营养不良（Duchenne muscular dystrophy，DMD）、贝克肌营养不良（Becker muscular dystrophy，BMD）及X连锁扩张型心肌病（X-linked dilated cardiomyopathy，XLDCM）。该病主要表现为步态异常、肌肉无力、双侧腓肠肌假性肥大，后期随着病情进展，运动障碍可进一步加重，导致日常生活无法自理，需要轮椅辅助活动。其中DMD是较为严重的类型，多数患儿3～5岁时即出现步态异常，随后出现容易跌倒、跑步慢、上楼梯困难等运动障碍。与DMD相比，BMD临床症状较轻，发病时间较晚，其中较轻患者直到40岁仍能独立行走。XLDCM主要表现为持续性心动过速和心力衰竭。部分患儿也可无明显临床表现，因检查发现高肌酸激酶（creatine kinase，CK）血症进一步就诊。抗肌萎缩蛋白病并发症以心脏和骨科并发症常见，患者多数死于呼吸肌无力或心肌病。治疗上现已有多种基因治疗药物被批准用于修复部分类型 DMD 基因变异，此外糖皮质激素治疗具有一定疗效，需要辅以康复治疗及物理治疗预防骨科并发症。

【病因与流行病学】

DMD 和 BMD 同为位于 Xp21 的 *DMD* 基因致病变异导致的 X 连锁遗传病。*DMD* 基因编码的抗肌萎缩蛋白在肌细胞通过与多种蛋白相互作用，在维持肌细胞结构和功能上发挥关键作用。*DMD* 基因的致病变异会导致抗肌萎缩蛋白表达减少或功能丧失，而缺乏抗肌萎缩蛋白会导致肌细胞结构破坏、缺血、自由基损伤、钙超载和再生失败，进而引起进行性肌纤维退化和坏死，纤维结缔组织和脂肪逐渐取代肌肉。*DMD* 基因致病性变异以缺失和重复变异较为常见，占所有致病性变异的70%～80%，其他变异类型为错义、小缺失和插入变异。与 BMD 相比，DMD 患者的抗肌萎缩蛋白缺失通常更为严重，但是导致不同类型表型的机制尚不完全明确。抗肌萎缩蛋白也可在心肌、大脑和视网膜中表达，虽其表达水平小于肌肉，但仍可引起心脏和中枢神经系统表现。

DMD 和 BMD 的全球患病率为每 10 000 名男性 0.1～1.8 人。我国男性新生儿 DMD 发病率约为 1/3500，有症状女性携带者比例为 1/100 000～1/45 000。男性携带者几乎完全外显，而女性携带者只有 2.5%～20% 会出现临床症状。BMD相对于DMD较为罕见，发病率约为DMD的1/3。其患病率在美国男性约为0.26/10 000，在南非的患病率约为0.01/10 000，亚洲为0.1/10 000～0.2/10 000，欧洲国家为0.1/10 000～0.7/10 000。XLDCM的流行病学情况尚不明确。

【临床表现】

1. DMD　多数患儿3～5岁时出现步态异常、高尔（Gower）征、双侧腓肠肌假性肥大，随后出现容易跌倒、跑步慢、上楼梯困难等运动能力减退症状。病程初期，患者肌无力、肌萎缩不明显，随着病情进展，逐渐出现躯干和近端肌无力、萎缩，下肢肌无力重于上肢。肢带肌明显受累患者，蹲位立起时先抬高臀部，两手置于膝上，然后身体如登山样前倾站起，即高尔征阳性。若累及腰带肌，患者可出现脊柱前弯，走路时身体左右摇摆，称为"鸭步"。由于正常的骨骼肌被结缔组织代替，出现肌肉萎缩、伸展性差、关节活动度减小和关节挛缩，常首先累及足踝关节，最后累及全身。10岁左右不能行走，出现膝关节、髋关节挛缩，脊柱畸形，上肢肌无力、萎缩。病程早期，颜面肌一般不受累，晚期可被累及，出现咬合困难。DMD患者智力正常或中等偏低，平均智商在80。体格检查可见小腿肌肉萎缩伴股四头肌假性肥大，偶见股四头肌肌张力减退、反射减退、肌束震颤、高尔征阳性（用手和手臂支撑从蹲位推直），腰椎前凸、跟腱缩短和关节挛缩，其中关节挛缩以膝关节、肘关节最为常见。部分患儿因查体发现高CK血症就诊，婴儿期仅有轻度的发育迟缓，无明显临床表现。

本病患者的腓肠肌肌腹常较正常同龄人肥大且质地较硬，这可能是疾病初期肌纤维代偿性肥大所致，曾被认为是由结缔组织增生所致，因此称为假性肥大，但这种命名并不确切。因为腓肠肌肥大并不仅仅见于DMD，也可见于其他类型的进行性肌营养不良和神经源性肌病，因此对于腓肠肌肥大患者，临床医师需要仔细分析血CK和肌电图进行鉴别。

2. BMD　与DMD相比，BMD的临床症状较轻，发病较晚。患儿一般表现为远端肌无力，下肢先于上肢。患者可能会出现剧烈活动时肌肉痉挛，跳跃、跑步、爬楼梯能力迟缓和认知障碍等症状。20%～25%患者的智商低于70。由于BMD是一种进行性疾病，随着疾病进展，患者可能会出现肘部骨折、心肌病、足趾走路症状。

3. XLDCM　该病是以左心室壁后基底层广泛纤维化为特征的扩张型心肌病。心肌病症状可在10余岁时出现，且几乎所有患者均会在30岁前出现。主要表现为持续性心动过速和心力衰竭。随着疾病进展，纤维化可以发展至左心室的外侧游离壁，随着后乳头肌受累，患者可发生二尖瓣反流。患者20岁左右多因心功能不全死亡，因呼吸功能不全死亡者相对少见。

【辅助检查】

1. 肌酶学检查　血清CK升高一般发生于临床症状和体征出现之前，且在新生儿中也可能升高，一般2岁时达到峰值，可能比正常上限高出10～20倍或以上。除CK外其他肌酶也可能会升高。随着年龄增长和疾病进展，结缔组织和脂肪逐渐取代肌肉，血清CK水平降低。约80%的无症状携带者CK也可能升高，并且在8～12岁达到最高水平。

2. 肌肉活检　疾病初期，肌肉活检病理学检查即出现明显的肌纤维大小不同、结缔组织增生，可见肌纤维空隙扩大，肌纤维呈圆形。随着疾病进展，逐渐出现典型的肌纤维大小不同、肌纤维坏死再生、结缔组织增生等肌营养不良病理变化。DMD晚期，肌纤维大量脂肪变性、坏死，被结缔组织填充。由于常规肌肉活检表现特异性不强，临床上诊断抗肌萎缩蛋白病或鉴别该疾病需要进一步利用免疫组化或蛋白免疫印迹检测抗肌萎缩蛋白，分析抗肌萎缩蛋白表达水平及其在肌细胞膜上定位。抗肌萎缩蛋白在 DMD 基因致病变异携带者和 BMD 患者肌纤维膜上呈镶嵌样分布。肌纤维膜抗肌萎缩蛋白完全缺失时可确诊 DMD。而抗肌萎缩蛋白在肌纤维膜表达良好可初步除外 DMD 诊断。肌纤维膜抗肌萎缩蛋白表达减弱见于 BMD 和肌聚糖蛋白病，常难以鉴别，需要结合临床表现、抗肌聚糖蛋白免疫组化染色病理综合分析。需注意的是，进行活检骨骼肌免疫组化染色检测缺陷蛋白时应注意将阳性对照病例和正常对照病例与检测病例活检肌肉标本同片、同时染色，以便对比分析。

3. 肌电图　本病可见典型的肌源性损害肌电图特征，然而缺乏特异性，利用肌电图明确诊断困难。

4. 心电图　DMD 的特征性心电图变化为 $V_1 \sim V_6$ 导联 R/S 比增加、高 R 波及 Ⅰ、aVL 和 $V_5 \sim V_6$ 导联深 Q 波。心律失常以室上性心律失常较常见。

5. 超声心动图　几乎所有 10 余岁或 20 余岁患者均能发现扩张型心肌病表现。

【诊断】

当患儿出现运动功能异常、经常跌倒和语言发育迟缓等临床症状时，或体格检查发现血清肌酶（最显著的是 CK，也包括转氨酶，如天冬氨酸转氨酶和丙氨酸转氨酶）升高时，应考虑疑诊 DMD。较晚期出现、症状较轻的患者应考虑 BMD。可完善肌电图、肌酶学检查、心电图、超声心动图后进一步行基因检测。抗肌萎缩蛋白病致病性变异多为重复和缺失变异，可被多重连接探针扩增技术检测到。如多重连接探针扩增技术未检测到重复或缺失变异，则进一步行 DMD 基因外显子测序。既往抗肌萎缩蛋白病诊断首先行肌肉活检。目前基因检测是抗肌萎缩蛋白病诊断首选金标准，且肌肉活检是一种侵入性检查，故抗肌萎缩蛋白病诊断优先使用基因检测。即使肌肉活检发现抗肌萎缩蛋白缺乏，仍然需要进行基因诊断。

【鉴别诊断】

1. 肢带型肌营养不良　这组遗传性营养不良主要影响臀部和肩带肌，导致肌肉无力和萎缩。该组疾病既有常染色体显性遗传类型，也有常染色体隐性遗传类型。其中部分类型（如 21 型）临床症状与抗肌萎缩蛋白病类似，肌肉活检抗肌萎缩蛋白染色亦可见肌纤维膜表达减少。故鉴别诊断需要完善肌聚糖复合体蛋白和其他相关蛋白的免疫组化检测。必要时需要行全外显子组测序或相关其他基因检测。

2. Emery-Dreifuss 肌营养不良　以儿童早期出现关节挛缩及缓慢进展肌无力和消瘦为特征，最初累及肱腓区域，随后向肩胛肌和盆带肌发展，且也累及心脏，故而临床上可能不易与部分抗肌萎缩蛋白病相鉴别。致病基因包括 X 连锁遗传的 EMD 和 FHL1，以及常染色体遗传的 LMNA。

3. 脊髓性肌萎缩　该病发病时间从出生至成年前期，表现为进行性肌张力降低、肌无力。症状双侧对称，且近端重于远端，常伴有生长迟缓、限制性肺病、脊柱侧弯、关节挛缩和睡眠困难。该病查体和肌电图检查常可见前角细胞受累表现。该病由 SMN1 基因致病变异所致，以常染色体隐性遗传方式遗传。

4. 扩张型心肌病　部分 DMD 基因致病变异携带者可能以心脏症状明显，或仅表现心脏症状，需要与扩张型心肌病相鉴别。扩张型心肌病既有遗传性类型，也有非遗传性类型。

5. 强直性肌营养不良　该病同样为常染色体显性遗传病，但四肢远端肌肉更易受到影响。行走能力通常相对保留。先天型患者早期也可能缺乏肌强直表现。可根据病史、临床表现和体格检查鉴别，必要时完善 DMPK 和 CNBP 基因重复序列检测。

【治疗】

目前该疾病尚无特异性治疗，预后很差。

临床上以对症治疗、康复治疗为主。糖皮质激素治疗也可能有一定效果。近年来基因治疗技术突飞猛进，已有多种基因修复疗法被批准用于临床，可针对性治疗部分类型的 DMD 基因致病性变异。既往多项研究显示基因疗法可提高抗肌萎缩蛋白表达，但在患者功能恢复和长期预后方面疗效尚不明显。目前干细胞移植疗法也开展了临床试验。

1. **糖皮质激素治疗** 既往报道认为糖皮质激素治疗可减少肌细胞凋亡，减缓肌纤维坏死。泼尼松可用于运动功能停滞或下降的 4 岁及以上患者，推荐剂量为每天 0.75mg/kg 或每周 10mg/kg，注意警惕激素副作用。研究表明，糖皮质激素治疗可改善肺功能，延迟脊柱侧弯，并减少心肌病发生和延缓疾病进展，总体上降低死亡率。

2. **心脏症状对症治疗** 建议使用血管紧张素转化酶抑制剂和（或）β受体阻滞剂进行治疗。研究表明，早期使用血管紧张素转化酶抑制剂治疗可能延缓疾病进展并预防心力衰竭发生。与其他心肌病患者一样，明显的心力衰竭需要使用地高辛和利尿剂治疗。利用心电图和超声心动图进行心功能评估和监测。这应该在诊断时或 6 岁时进行。常规监测应每 2 年进行 1 次，直到 10 岁，然后每年进行 1 次。如果已有心肌受累的证据，则需要每 6 个月进行 1 次监测。

3. **肺部症状干预** 需要在患者开始使用轮椅之前检测肺功能。一旦患者年满 12 岁、必须使用轮椅或发现肺活量低于预计值的 80%，则应每年监测 2 次。

4. **骨科并发症干预** 预防挛缩的物理治疗是骨科干预的主要手段。根据患者情况，可进行被动伸展运动、睡眠时佩戴踝足矫形器及使用辅助行走的长腿支具。疾病晚期患者可能需要手术松解挛缩。矫正脊柱侧弯的手术可以改善肺功能。

5. **营养支持** 抗肌萎缩蛋白病患者有营养不良的风险，也可能因缺少活动导致肥胖。应补充钙和维生素 D 以预防因长期使用类固醇而继发骨质疏松症。骨密度扫描应在 3 岁时开始进行，之后每年监测 1 次。

6. **锻炼** 指南建议所有患者参加温和的运动以避免失用性萎缩。如果出现肌红蛋白尿或明显肌肉疼痛，则应减少活动。

7. **基因治疗** 主要以使用反义寡核苷酸诱导外显子跳跃以恢复开放阅读框为主，目前已有多种药物被用于针对不同的外显子。此外也有小分子药物被用于恢复无义变异的核糖体通读。多种药物已被证实能提高抗肌萎缩蛋白水平，但长期疗效仍有待明确。

8. **干细胞治疗** 采用干细胞移植恢复肌纤维也是一种有潜力的治疗方案，然而实践中难以开发出有效转化为肌纤维的治疗方法。但是移植细胞产生的细胞因子可以起到保护肌细胞的作用。目前相关疗法已在开展临床试验。

DMD 患者的预后通常很差。患者通常在 12 岁时开始依赖轮椅，10 余岁或 20 余岁时因心脏或呼吸系统并发症而死亡。其他常见死因是肺炎和误吸或气道阻塞。BMD 患者的临床病程比 DMD 患者更长，症状较轻。但是随着疾病进展，患者生存率也会随着时间推移而逐渐降低。因此，支持性干预有助于延长生存期。BMD 患者的平均预期寿命为 40～50 岁，最常见的死亡原因是扩张型心肌病。国外亦有抗肌萎缩蛋白病患者生存期超过 40 岁的报道。

【诊疗流程】

诊疗流程见图 1-1。

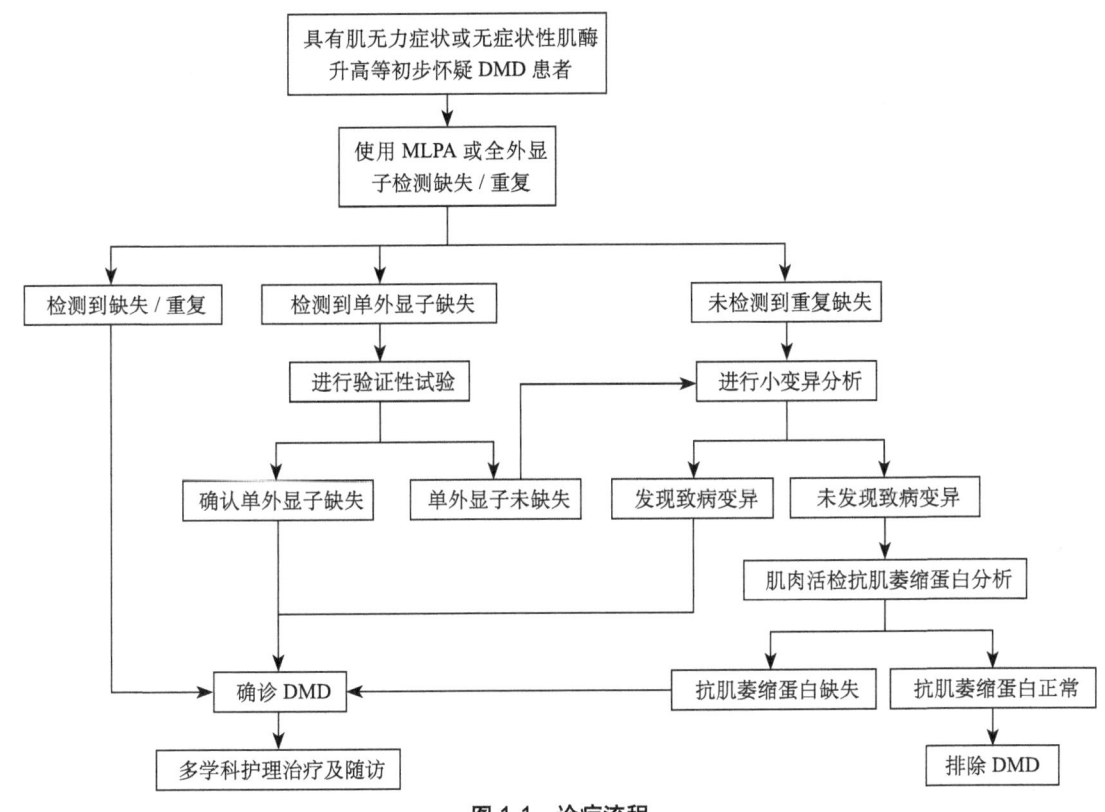

```
具有肌无力症状或无症状性肌酶
升高等初步怀疑 DMD 患者
          ↓
使用 MLPA 或全外显
子检测缺失/重复
   ↓        ↓           ↓
检测到     检测到单外显子缺失   未检测到重复缺失
缺失/重复      ↓              ↓
           进行验证性试验      进行小变异分析
           ↓        ↓        ↓         ↓
        确认单外显  单外显子   发现致病   未发现致病变异
        子缺失    未缺失    变异        ↓
                                    肌肉活检抗肌萎缩蛋白分析
                                    ↓            ↓
                              抗肌萎缩蛋白缺失   抗肌萎缩蛋白正常
   ↓                               ↓            ↓
 确诊 DMD ←─────────────────────                排除 DMD
   ↓
多学科护理治疗及随访
```

图 1-1 诊疗流程

MLPA. 多重连接探针扩增技术

第二节 肢带型肌营养不良

【概述】

肢带型肌营养不良（limb-girdle type muscular dystrophy，LGMD）是一类具有遗传和临床表现异质性，主要累及骨盆和肩带等近端骨骼肌，导致肌纤维变细甚至消失及进行性肌无力的遗传性肌病的总称。这一医学术语最早由英国医师 Walton 和 Nattrass 于 1954 年提出。近年来，随着分子遗传学技术，尤其是大规模并行高通量测序技术的广泛应用，越来越多的 LGMD 致病基因被识别并被应用于临床诊断和患者管理。

【病因与流行病学】

目前共有 29 个基因被认为是 LGMD 的致病基因。欧洲神经肌肉中心在 1995 年和 2017 年两次对 LGMD 进行了基于遗传病因的分类和命名。目前将 LGMD 分为 LGMD D 型（常染色体显性遗传）和 LGMD R 型（常染色体隐性遗传），并在字母后添加按发现顺序排列的数字以区别其致病蛋白。具体致病基因和新旧命名列举见表 1-1。

表 1-1 致病基因和新旧命名列举

新命名	旧命名	致病基因
常染色体显性遗传性 LGMD		
LGMD D1	LGMD 1D	*DNAJB6*
LGMD D2	LGMD 1F	*TNPO3*
LGMD D3	LGMD 1G	*HNRNPDL*
LGMD D4	LGMD 1I	*CAPN3*
LGMD D5		*COL6A1*
常染色体隐性遗传性 LGMD		
LGMD R1	LGMD 2A	*CAPN3*
LGMD R2	LGMD 2B	*DYSF*

续表

新命名	旧命名	致病基因
LGMD R3	LGMD 2D	*SGCA*
LGMD R4	LGMD 2E	*SGCB*
LGMD R5	LGMD 2C	*SGCG*
LGMD R6	LGMD 2F	*SGCD*
LGMD R7	LGMD 2G	*TCAP*
LGMD R8	LGMD 2H	*TRIM32*
LGMD R9	LGMD 2I	*FKRP*
LGMD R10	LGMD 2J	*TTN*
LGMD R11	LGMD 2K	*POMT1*
LGMD R12	LGMD 2L	*ANO5*
LGMD R13	LGMD 2M	*FCMD*
LGMD R14	LGMD 2N	*POMT2*
LGMD R15	LGMD 2O	*POMGNT1*
LGMD R16	LGMD 2P	*DAG1*
LGMD R17	LGMD 2Q	*PLEC1*
LGMD R18	LGMD 2S	*TRAPPC11*
LGMD R19	LGMD 2T	*GMPPB*
LGMD R20	LGMD 2U	*CRPPA*
LGMD R21	LGMD 2Z	*POGLUT1*
LGMD R22		*COL6A1/2/3*
LGMD R23		*LAMA2*
LGMD R24		*POMGNT2*

这些基因所编码的蛋白组成肌营养不良蛋白-糖蛋白复合体和肌节复合体，或参与肌营养不良蛋白聚糖糖基化、囊泡与分子运输、信号转导和细胞核功能等肌细胞内机制，其致病变异导致相应功能丧失或降低，引起LGMD临床症状。LGMD是一种罕见疾病，既往报道的患病率为1/123 000～1/14 500，为第四常见遗传性肌病。然而由于疾病的异质性和诊断上的困难，其发病率难以准确估计，且因奠基者效应发病率在不同地区可能存在较大差异。

【临床表现】

LGMD是一组以症状归类的多样性疾病，均以近端对称性肌无力为主要疾病特征。通常该病首先影响骨盆带肌肉，出现上下楼梯易疲劳，进而发展为行走、站起困难，乃至频繁跌倒。当累及肩胛带肌肉时患者常自述举起物体困难、手臂不能举过头顶。该病可出现于从儿童到老年的各个年龄段，没有明显的性别差异，具体症状和严重程度在不同亚型间、同一亚型内乃至同一变异所致患者间具有极大的异质性，但通常进行性加重，逐渐累及大腿和上臂肌肉，最终导致患者需要依赖轮椅乃至完全丧失活动能力。神经系统检查通常可见肌张力降低、腱反射减弱和肌肉萎缩，部分LGMD亚型可能出现肌肉肥大和疼痛。由于多个LGMD致病基因可以导致多种不同的肌无力相关疾病或综合征，其致病变异所致肌无力可能累及远端肌肉和呼吸肌，乃至影响心肌、眼部和皮肤，出现心律失常、癫痫和认知功能障碍。

【辅助检查】

肌酶学检查发现含量升高可以初步提示肌肉疾病。肌电图检查通常可见动作电位时限缩短、波幅降低和多相波增多等肌源性损害特征性表现。肌肉磁共振成像（magnetic resonance imaging，MRI）可用于确定具体受累肌肉和程度并引导肌肉活检，大多数亚型可见肌肉萎缩和脂肪浸润。肌肉活检常规肌肉组织染色和电镜检查可发现部分LGMD亚型的特征性病理改变，而免疫组化可以直接发现部分亚型的特异性蛋白缺失、蛋白亚细胞定位改变和蛋白修饰改变。除此以外，全面的实验室检查及心电图和超声心动图检查也是必需的。对于可能累及心肌的LGMD亚型，应定期进行心电图和超声心动图检查。对于有相应症状的患者，应进行眼科检查及头颅MRI、脑电图检查和认知功能评估。

【诊断】

结合病史、体格检查、肌酶学检查、肌电图、肌肉MRI和肌肉活检可以初步疑诊LGMD。可首先选择对部分有特异性临床表现、肌肉病理改变和免疫组化检查结果的患者进行初步分型，并进行相应基因检测。但由于 LGMD 的遗传异质性，大部分患者仍需要以全外显子组测序为主的高通量基因检测进行诊断。三代测序由于较长的读长，检出率更高。然而仍有部分患者最终难以确诊和分型。

【鉴别诊断】

LGMD 主要需要与其他肌营养不良疾病、多发性肌炎、代谢性肌病、脊髓性肌萎缩等疾病进行相鉴别。

1. **其他肌营养不良疾病** 两者鉴别主要依赖于病史、体格检查和肌肉 MRI 检查中肌肉受累模式，部分患者可能需要较长的病程观察。

2. **多发性肌炎** 多发性肌炎通常进展速度更快、肌酸激酶（CK）水平更高，自身抗体检查可以发现相关抗体阳性，肌肉活检可见炎性改变。

3. **代谢性肌病** 两者均具有较大的异质性。代谢性肌病通常有更多其他系统和中枢神经系统受累症状。难以鉴别时需要依靠代谢标志物和酶学检查及肌肉活检进行鉴别。

4. **脊髓性肌萎缩** 鉴别诊断主要依靠肌电图检查，必要时可行 *SMN1* 基因检测。

【治疗】

该病治疗上主要依靠康复治疗和对症治疗，建议进行包括神经内科、心内科和呼吸科在内的多学科支持性疾病管理以尽量保存患者正常功能。定期进行肌力评估和康复锻炼，及时使用支具以避免骨科并发症。定期复查心电图、超声心动图、脑电图及进行认知功能评估，采取专科对症治疗。

LGMD 尚缺乏特异性治疗手段。部分类型 LGMD 有糖皮质激素治疗的报道，但疗效尚不明确。随着基因治疗技术的进步，LGMD 尤其是隐性遗传性 LGMD 可能适于基因治疗，但目前尚无经批准用于临床的特异性治疗方法。

【诊疗流程】

诊疗流程见图 1-2。

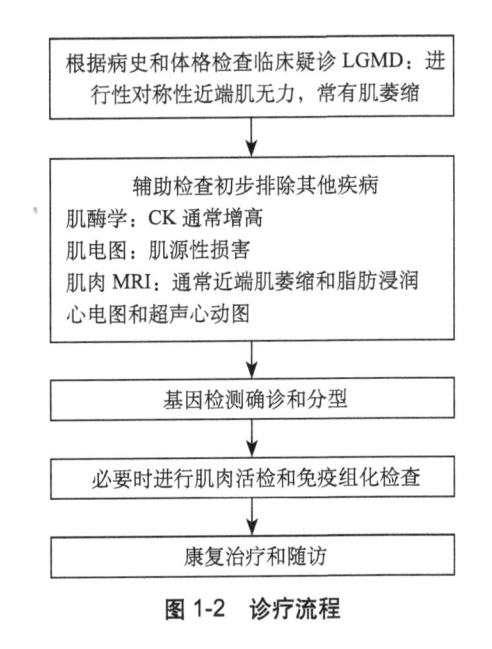

```
根据病史和体格检查临床疑诊 LGMD：进
行性对称性近端肌无力，常有肌萎缩
            ↓
辅助检查初步排除其他疾病
肌酶学：CK 通常增高
肌电图：肌源性损害
肌肉 MRI：通常近端肌萎缩和脂肪浸润
心电图和超声心动图
            ↓
基因检测确诊和分型
            ↓
必要时进行肌肉活检和免疫组化检查
            ↓
康复治疗和随访
```

图 1-2　诊疗流程

第三节　强直性肌营养不良

【概述】

强直性肌营养不良（myotonic dystrophy，DM）是一种以肌强直（主动或被动身体肌肉收缩后难以及时松弛）及肌肉进行性无力、萎缩为特征的常染色体显性遗传性多系统疾病。除肌肉受累外，DM 还可累及其他非骨骼肌器官，包括心脏、大脑、胃肠道和中枢神经。目前 DM 有两种不同的遗传类型：强直性肌营养不良 1 型（DM1，OMIM 160900，也称为斯坦纳特病）和强直性肌营养不良 2 型（DM2，OMIM 602668）。两者临床表现较为相似，DM1 更为常见，DM2 相对少见，且症状较轻，患者间差异较小（表 1-2）。

【病因】

DM1 由 19 号染色体上强直性肌营养不良蛋白激酶（myotonica dystrophia protein kinase，*DMPK*）基因的 3′非翻译区（3′UTR）中 CTG 重复扩增导致。而 DM2 由 3 号染色体上

CCHC型锌指核酸结合蛋白（CCHC-type zinc finger nucleic acid binding protein，*CNBP*）基因内含子1中CCTG重复扩增导致，*CNBP*基因既往称为*ZNF9*。DM1和DM2均为非编码区重复序列异常扩增所致，目前研究认为发病机制为异常RNA毒性。重复序列异常扩增后，基因转录的RNA不再能翻译为蛋白质并正常降解，而是形成发夹结构存留于细胞核内。这些结构在细胞核内积累并抑制RNA剪接过程，使其无法发挥正常功能，因而引起多种蛋白剪切异常、功能受损，到最后造成多系统受累临床表现。DM是成年阶段最常见肌营养不良类型，患病率约为1/8000。

表1-2 DM1与DM2的致病基因比较

	DM1	DM2
染色体定位	19q13.3	3q21.3
遗传方式	常染色体显性遗传	常染色体显性遗传
致病基因	DMPK	CNBP（ZNF9）
重复序列	CTG	CCTG
重复展开的位置	3′UTR	内含子1
正常重复片段次数	<37	小于26～30
病理重复片段次数	>50～4000	75～11 000
表型与重复片段次数的相关性	相关	不相关

【临床表现】

在DM1中，更高的CTG重复序列数常与疾病早发和更严重的表型相关，而在DM2中CCTG重复数较高并不与更严重的表型相关。根据发病年龄可分为先天型DM1（congenital DM1，CDM1）、儿童型DM1、青少年型DM1、成人型DM1和晚发型DM1，其中CDM1最为严重。DM2没有先天型，患者通常在20～40岁发病，其临床表现更加复杂多变，诊断更为困难。DM患者的主要临床表现如下：

1. 肌肉　主要症状为肌无力，并逐步累及远端指屈肌、踝背屈肌、面部肌肉及全身肌肉。四肢肌无力和肌萎缩从远端开始并逐渐向近端发展而影响手部精细动作，并造成垂足。面部肌肉受累时，患者通常表现为双侧面肌无力和轻度上睑下垂。同时出现患者可能描述为肌肉僵硬和肌肉松弛延迟的肌强直症状，查体可发现用力握拳后手指无法迅速展开，用力闭目后难以立即睁眼。叩击手部大鱼际肌和舌肌等可引出肌强直，称为叩击性肌强直或"肌球"现象。肌强直存在"热身"现象，即反复多次活动后肌强直可改善，而寒冷可使其加重。肌肉疼痛为DM2患者常见首发症状，疼痛部位通常位于近端，下肢多于上肢。疼痛可因环境改变（如温度）或接触性刺激诱发。

2. 心血管系统　心脏症状可表现为心律失常、心肌病或心力衰竭。心脏传导系统异常最为常见，表现为不同程度的房室传导阻滞和室内传导异常，尤其是进行性房室传导阻滞，且其通常是该病患者死亡的主要原因。其他心律失常包括窦房结功能障碍、心房颤动或心室颤动和心房扑动。

3. 呼吸系统　DM1会引起呼吸肌无力而导致用力肺活量减少、肺泡通气不足等，严重时可导致呼吸衰竭。

4. 中枢神经系统　由于中枢性睡眠调节障碍，DM患者会出现睡眠增多（白天嗜睡）、阻塞性睡眠呼吸暂停等症状。DM患者也可伴有认知及情绪障碍，部分先天型和儿童型DM1患者早期有神经精神症状及认知损害，发病年龄越早，认知功能受损程度可能越重。成人型DM患者在执行功能、视觉空间功能、性格和行为方面也可能表现出轻微障碍。

5. 消化系统　消化道平滑肌受累导致胃肠道症状，如腹部绞痛、便秘、腹泻和肠易激综合征等。上消化道受累引起吞咽困难。胆囊括约肌张力异常导致胆石症。

6. 内分泌系统　患者常出现胰岛素抵抗，可出现多种内分泌疾病，包括糖尿病、甲状腺功能异常、钙磷代谢异常、性激素异常和睾丸萎缩（造成不育）等。

7.生殖系统　男性患者可出现性腺功能减退症（睾酮水平降低和少精子症）和睾丸萎缩。女性患者可能表现为月经周期紊乱和不孕症。

8.免疫系统　在DM患者中，血清免疫球蛋白检测通常呈IgG和IgM低丙种球蛋白血症。

9.视觉系统　随着年龄增长，几乎所有患者均会出现白内障，常在30～40岁影响视力。部分患者可能出现视网膜变性等其他眼部症状。

10.听力系统　几乎所有的DM1患者都会出现亚临床的听力损害。听力障碍在DM2患者也比较常见。

11.其他症状　DM患者还可能出现额秃、癌症易感、妊娠并发症（由于子宫收缩乏力）等其他临床症状。

先天型DM1、其他类型DM1和DM2患者临床表现见表1-3。

表1-3　DM患者临床症状

临床特征	CDM1	DM1	DM2
认知功能障碍	通常严重	可能明显	不明显
行为障碍	明显	明显	不明显
嗜睡	严重	明显	不明显
白内障	儿童期不常出现	常有	可能出现
面部无力	通常严重	明显	罕见
延髓麻痹	明显	明显	罕见
近端肌肉无力	常有	通常没有或少见	明显
远端肌肉无力	通常严重	明显	罕见
肌强直	后期出现	常有	多变
肌肉疼痛	罕见	罕见	大量出现

续表

临床特征	CDM1	DM1	DM2
呼吸衰竭	可能严重	可能明显	罕见
震颤	无	无	常见
心律失常	后期出现	常有	多变
胃肠道症状	可能很严重	可能明显	罕见
糖尿病	可以后期出现	常见	多变
其他内分泌疾病	儿童期不常出现	可能明显	多变
预期寿命	缩短	缩短	正常

【辅助检查】

1.肌电图　针极肌电图可见肌强直放电，同时合并肌源性损害电生理表现，对诊断具有重要意义。

2.血清肌酶谱　肌酸激酶可正常或轻度升高，可达正常上限的3～4倍。

3.肌肉活检　病程不同时期的肌肉病理改变有很大差异，早期可仅见肌纤维大小不等。典型的肌肉病理改变包括中央核明显增多、大量肌纤维含有肌浆块、Ⅰ型纤维优势及萎缩。根据临床特点、肌肉电生理改变和基因检测可明确诊断时肌肉活检并非必要。

4.头颅MRI　部分患者可见弥漫性脑白质病变及皮质萎缩，可能因此被误诊为脑白质营养不良或脑小血管病。

5.心电图和心脏超声　疑诊DM患者需要行心电监测，明确有无房室传导阻滞或其他类型传导异常。确诊后也需要定期随诊心电图，如出现逐渐进展的心律失常，如三度房室传导阻滞，需要考虑起搏器置入。确诊心律失常患者需要定期监测心电图，必要时置入起搏器。

6.眼科检查　疑诊DM患者应通过眼科裂隙灯等检查明确有无白内障，并给予针对性治疗。

7.内分泌检测　需要完善血糖、甲状腺

功能、钙磷代谢和性激素等方面全面评估，明确有无内分泌异常，并给予相应随诊治疗。

8. **其他**　完善认知和情绪量表评估，进行睡眠监测，并给予对症处理。

【诊断】

DM 的诊断依靠病史（常染色体显性遗传家族史、"遗传早现"现象和肌强直现象）、特征性体征（远端或轴位为主肌无力、肌萎缩、肌球现象、额秃等）及肌电图、心电图、眼科、内分泌检查发现多系统损害，最终通过基因检测确诊。

完善病史、查体和常规检查后根据临床特点初步判断分型，然后对致病基因 DMPK 和 CNBP 重复序列数进行检测。因重复数可能高达数千，对重复序列的检测一般采用特殊的聚合酶链反应（PCR）方法等。可同时完善多基因或全外显子组靶向测序以尽快鉴别其他疾病、明确诊断。

【鉴别诊断】

DM 主要需要与其他强直性肌病或遗传性肌病相鉴别。

1. **先天性肌病**　先天性 DM1 患者病情严重，出生即表现为"松软儿"和呼吸困难，需要与良性先天性肌病、先天性肌营养不良和普拉德-威利（Prader-Willi）综合征等相鉴别。

2. **远端型肌病**　GNE 肌病和 Miyoshi 肌病等远端型肌病肌无力、肌萎缩特点与 DM1 相似，但前两者没有典型肌强直现象，肌电图也没有典型肌强直放电及缺少 DM 多系统受累特点可资鉴别。

3. **先天性肌强直症**　患者通常儿童早期起病，有明显肌强直现象，常有肌肉肥大，呈运动员体型，强直症状经反复运动热身后减轻。病程为良性，不伴进行性肌无力和肌萎缩。肌电图检查可见肌强直放电，但无肌源性损害。

4. **先天性副肌强直症**　患者也有肌强直现象，肌电图可见肌强直放电，但一般无肌源性损害。症状以面肌、颈肌和上肢肌受累为主，在活动和反复运动后加重（无"热身"现象），遇冷时强直现象明显加重。运动员体型一般不明显。患者常有发作性肌无力，持续数分钟至数小时。

【治疗】

DM 目前以对症治疗为主，基因治疗等针对性治疗尚处于研究阶段。该病是多系统受累疾病，随诊治疗需要多学科协作完成。治疗主要包括以下方面。

1. **肌肉系统**　定期评估和进行康复治疗，及时使用足部矫形器和颈托等支具以改善症状。伴有上睑下垂症状的患者可以考虑睑成形术或使用眼睑支持器。肌肉疼痛可以尝试使用非甾体抗炎药、加巴喷丁、三环类抗抑郁药、美西律或小剂量糖皮质激素。美西律可以显著改善患者肌强直的症状。DM 伴有二度及三度房室传导阻滞患者禁用美西律。在美西律使用过程中需要对患者进行血药浓度、血液学、心电图及肝功能监测。其他药物如苯妥英钠、普鲁卡因胺、普罗帕酮、氟卡尼和卡马西平也可以改善肌强直症状。由于上面所述药物均为钠通道阻滞剂，在改善肌强直症状的同时可能加重肌无力症状。

2. **心血管系统**　在诊断 DM 时，无论患者有无症状，均要进行详细的心脏病史采集及体格检查、超声心动图检查和动态心电图监测。对确定有心脏结构或功能异常的患者应每年进行监测。如果患者有心功能异常的各种表现如心悸、头晕等或心电图显示 PR 间期显著延长或出现严重的房室传导阻滞，可考虑对患者进行有创的心脏电生理检查，并评估安置心脏起搏器或埋藏式心脏转复除颤器的必要性。

3. **呼吸系统**　建议至少每年评估 1 次患者的用力肺活量以监测患者的肺功能。对于证实存在肺功能不足的患者，推荐诱发性呼吸训练，以降低发生肺部感染的风险。

4. **中枢神经系统**　对于伴有白天睡眠过

多的患者，可以使用莫达非尼。认知行为疗法也可以在一定程度上减轻患者的症状。对于有夜间睡眠障碍的患者，应进行艾普沃斯嗜睡量表（ESS）评分以评价严重程度。对于伴有显著的睡眠呼吸暂停的患者，可以考虑无创正压通气。针对神经精神及认知障碍：应用多种量表如简易智力状态检查量表对患者进行认知和心理社会评估。采用合理的心理疗法帮助患者应对各种精神、心理应激。针对神经精神症状给予相应的治疗药物。但应注意某些改善精神及心理症状药物可以引起肌无力加重或心脏传导异常（如三环类抗抑郁药可引起 QT 间期延长）。

5. **消化系统** 建议每年评价患者的吞咽功能变化。通过少食多餐缓解肌无力带来的困扰。通过调整食物的黏稠度降低误吸概率。避免摄入过冷的食物或液体以避免低温触发的肌强直发作。对于伴有肠道假性梗阻的患者，可以考虑暂时性或永久性回肠造口。对于伴腹泻的患者，可以考虑使用洛哌丁胺。对于有便秘症状的患者，可以考虑使用轻泻剂。对上述药物无效的患者可以考虑使用促动力药物。

6. **内分泌系统** 在 DM 诊断时，要监测患者的空腹血糖、糖化血红蛋白（HbA1c）及甲状腺功能，并在之后的每年都要复查空腹血糖及 HbA1c 1 次，并且每 2～3 年检测甲状腺功能 1 次。

7. **眼** 初诊要进行眼科学检查以评价伴发的眼科学异常。对 DM 诊断明确的患者应该进行每 2 年 1 次的裂隙灯检测。对于确定有白内障并影响日常生活的患者，可以考虑手术治疗，眼干的患者可以考虑使用人工泪液。

8. **生殖系统** 在 DM 诊断时，要仔细询问男性患者有无勃起功能障碍，并检测患者的相关激素水平。部分药物对性功能障碍有效，但应注意此类药物可能具有心血管系统副作用。对于女性患者，应仔细询问月经史，注意有无少经及痛经。

9. **癌症** 建议患者进行积极的肿瘤筛查，如粪便隐血试验、乙状结肠镜或结肠镜检查。

10. **基因治疗** 是针对性治疗及根治遗传性疾病最有可能的方法，目前 DM 基因治疗尚处于研究阶段，尚未临床应用。未来基因治疗可能成为治疗 DM 常规而有效的手段，并为有效的干预治疗带来希望（表 1-4）。

【诊疗流程】

诊疗流程见图 1-3。

表 1-4 DM 的长期管理建议

评估内容	监测频率
肌肉力量/平衡性及日常生活能力	每年
心功能评估（心电图/心脏超声及动态心电图）	心电图每年监测，必要时行动态心电图检查；怀疑心脏结构异常时进行心脏超声检查
肺功能（用力肺活量）	每年
多导睡眠监测	出现睡眠问题时
吞咽功能评估	每年
神经心理学评估（主要是先天型或儿童型患者）	在最初诊断时及随访必要时
空腹血糖及 HbA1c	每年
甲状腺功能	每 2～3 年
眼科学评估	每 2 年

```
┌─────────────────────────────────────────────┐
│ 疑诊 DM：有松拳困难或启动时肢体僵硬等强直表现；有远端或近端逐渐进展肌 │
│ 无力、肌萎缩；多系统受累，心脏传导异常/白内障/内分泌异常/额秃；有家族史， │
│ 伴或不伴遗传早现                                │
└─────────────────────────────────────────────┘
                     ↓
┌─────────────────────────────────────────────┐
│ 详细询问病史（包括起病年龄、疾病进展、家族史等）查体评估肌强直体征，肢 │
│ 体肌无力及肌容积                              │
└─────────────────────────────────────────────┘
                     ↓
┌─────────────────────────────────────────────┐
│        查肌电图确认肌强直放电，肌源性损害           │
│              查血肌酸激酶轻度升高                │
│       完善心脏检查、眼科白内障检查、内分泌激素检查      │
└─────────────────────────────────────────────┘
                     ↓
┌─────────────────────────────────────────────┐
│        进行 DMPK、CNBP 基因重复序列检测明确重复数     │
│    可同时行多基因或全外显子组靶向测序排除其他遗传性疾病，必要时行肌肉活检   │
└─────────────────────────────────────────────┘
                     ↓
┌─────────────────────────────────────────────┐
│    明确诊断后，多科协作随诊治疗（神经科、心脏科、眼科、内分泌科等）   │
└─────────────────────────────────────────────┘
```

图 1-3 诊疗流程

第四节 面肩肱型肌营养不良

【概述】

面肩肱型肌营养不良（facioscapulohumeral muscular dystrophy，FSHD）是一种以常染色体显性方式遗传的肌肉疾病，主要表现为不对称的面部肌肉、肩胛带肌和足背屈肌无力。该病常从面部和四肢近端开始，然后向肢体远端缓慢进展，症状严重程度异质性较大。除了肌肉受累外，约 50% 的 FSHD 患者还表现出亚临床高频听力损失和视网膜血管病变。FSHD 的治疗以物理治疗和康复训练为主，本病进展缓慢，一般对患者正常寿命无明显影响。

【病因与流行病学】

FSHD 分为 FSHD1 和 FSHD2 两种亚型。其中 FSHD1 由位于 4q35 远端的串联 D4Z4 序列重复数减少所致。正常情况下，D4Z4 串联重复序列重复数为 11~100。正常重复数的 D4Z4 串联序列具有高甲基化水平，以抑制其下游双同源框 4（double homeobox 4，DUX4）基因转录和相应蛋白质产物表达。当 D4Z4 串联序列重复数减少至 10 或 10 以下，其下游 DUX4 基因将能正常转录，但若 D4Z4 串联序列和 DUX4 基因之间 DNA 序列单倍型为 B，DUX4 基因转录出的 RNA 仍不稳定。只有中间序列单倍型为 A 时，D4Z4 串联序列重复数减少导致 DUX4 基因转录得到的 RNA 才能稳定翻译为蛋白质，导致 FSHD1 发生。此外，SMCHD1 或 DNMT3B 基因致病性变异可导致其编码蛋白功能缺损，引起 D4Z4 串联序列甲基化水平降低和 DUX4 基因转录。若同时携带 A 单倍型，则也会导致 DUX4 基因表达和 FSHD2 发生。

DUX4 基因编码的 DUX4 蛋白是一种转录因子，但主要在人类胚胎期表达和发挥作用，此后在除了胸腺和睾丸外的组织被沉默。DUX4 蛋白表达对肌细胞有很大毒性，导致 FSHD 患者肌细胞死亡和肌肉萎缩。其中的具体机制尚不完全明确，可能与其激活干细胞程序和影响免疫应答有关。

既往报道认为该病为第三常见肌营养不良，其患病率为 1/15 000~1/2000。约 30% 的患者为新发变异导致的散发病例。

【临床表现】

FSHD症状的出现可能贯穿个人的整个生命周期，但最常在患者10余岁时发病。超过50%的患者在20岁以前发病。FSHD患者受累肌肉通常呈"下行式"顺序，即首先累及面部肌肉，其次为肩胛带肌，最后累及下肢肌肉。但是面部症状常被忽略。最常报道的首发症状为斜方肌受累导致的翼状肩胛，即上臂运动使肩胛骨旋转时其因脊柱缘失去牵拉而翘起，形成翅膀样畸形。发病后患者及患者家属可能回忆起面部肌肉受累症状。受累患儿父母可能会首先报告翼状肩胛骨和睡眠时眼不能完全闭合。下肢首先影响远端肌肉，主要是腓肠肌和胫骨前肌。由于躯干和脊柱肌肉受到影响，FSHD患者可能会出现腰椎前凸加重。FSHD在肌肉挛缩症状方面不同于其他肌营养不良，FSHD患者很少出现这种情况。虽然患者的疾病严重程度差异较大，但症状的发展速度通常较慢。

【辅助检查】

FSHD患者的常规辅助检查均缺乏特异性。

1. 肌酶学检查 患者实验室检查可见肌酸激酶升高，但是通常不超过正常上限的5倍。
2. 肌电图 FSHD患者肌电图一般特征是低振幅、短时间间隔内存在的多相电位。
3. MRI 肌肉MRI检查可见肌肉组织被脂肪和纤维组织取代，T_2加权像提示受累肌肉水含量增高。
4. 肌肉活检 FSHD患者肌肉活检表现为非特异性慢性肌病性改变。
5. 其他 肌无力症状明显的患者完善肺功能检查，有心脏和视网膜血管病症状的患者完善相应检查。

【诊断】

对于根据患者病史、症状、体征、家族史和辅助检查结果疑诊FSHD的患者，需要进一步行基因检测以明确诊断。基因检测是FSHD的诊断金标准，具有高敏感度和特异度。FSHD相关基因检测如下。

1. D4Z4串联重复序列重复数检测 正常为11及11以上，异常为10及10以下。
2. 单倍型分析 分析检测单倍型为A型还是B型。
3. D4Z4序列甲基化检测 FSHD2患者表现为低甲基化水平。
4. *SMCHD1*和*DNMT3B*基因检测 检测FSHD2相关致病变异。

具体诊断流程见诊疗流程部分。

【鉴别诊断】

FSHD可以与多种其他遗传性肌病类似，特别是肢带型肌营养不良、酸性麦芽糖酶缺乏症、GNE肌病、强直性肌营养不良和多发性肌炎。肌肉活检和免疫组化可鉴别部分疾病，但大多均缺乏特异性，基因检测仍然是疾病鉴别诊断的最佳手段。

【治疗】

FSHD的特异性疗法仍在研究中。目前FSHD患者管理仍以物理治疗和康复训练为主。适当的有氧锻炼有助于改善患者肌肉功能。对于症状严重的患者，单独物理治疗可能不足以纠正功能限制。因此应及时使用辅助设备，可以根据每位患者的具体需求进行定制。使用踝足矫形器或结合膝踝足矫形器可以部分矫正足下垂。严重的翼状肩胛骨可以通过骨科手术进行肩胛骨固定来矫正。虽然还没有随机临床试验检验这种干预的疗效，但病例报道表明肩外展、疼痛和日常生活活动都有所改善。FSHD患者的疼痛和疲劳可通过镇痛药和抗抑郁药治疗改善，提高生活质量。症状严重的患者需要监测肺功能。

【预后】

FSHD患者的预后取决于受影响个体的症状严重程度和生活质量。约20%的FSHD患者在50岁后需要依赖轮椅，而寿命通常不受影响。

【诊疗流程】

诊疗流程见图1-4。

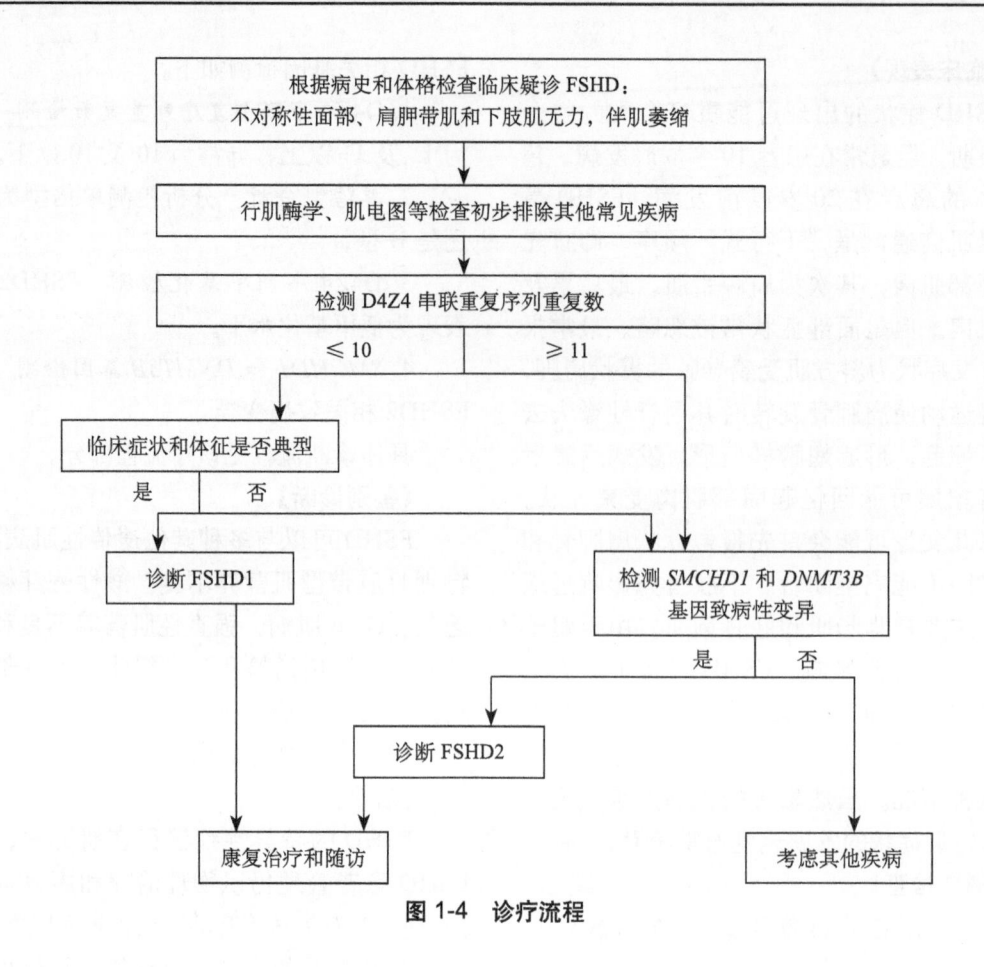

```
┌─────────────────────────────────┐
│ 根据病史和体格检查临床疑诊 FSHD： │
│ 不对称性面部、肩胛带肌和下肢肌无力，伴肌萎缩 │
└─────────────────────────────────┘
              ↓
┌─────────────────────────────────┐
│ 行肌酶学、肌电图等检查初步排除其他常见疾病 │
└─────────────────────────────────┘
              ↓
┌─────────────────────────────────┐
│     检测 D4Z4 串联重复序列重复数     │
└─────────────────────────────────┘
         ≤10 ↙        ↘ ≥11
┌──────────────────┐    ┌──────────────────┐
│ 临床症状和体征是否典型│    │ 检测 SMCHD1 和 DNMT3B │
└──────────────────┘    │    基因致病性变异      │
     是 ↙   ↘ 否         └──────────────────┘
┌──────────┐              是 ↙      ↘ 否
│ 诊断 FSHD1│          ┌──────────┐
└──────────┘          │ 诊断 FSHD2│
     ↓                 └──────────┘
┌──────────┐              ↓          ┌──────────┐
│康复治疗和随访│                        │ 考虑其他疾病│
└──────────┘                         └──────────┘
```

图 1-4　诊疗流程

第五节　眼咽肌型肌营养不良

【概述】

眼咽型肌营养不良（oculopharyngeal muscular dystrophy，OPMD）是一种罕见的常染色体显性或隐性遗传病，由 PABPN1 基因第一外显子 (GCN) n 三核苷酸重复的异常扩增引起。主要临床表现为缓慢进展性上睑下垂、吞咽困难和近端肢体无力。目前以对症治疗和支持治疗为主，尚无有效的根治方法。预后一般较好。

【病因与流行病学】

OPMD 为 PABPN1 基因动态突变所致。PABPN1 基因在骨骼肌中有表达，位于骨骼肌肌核，常以二聚体、多聚体形式存在，对腺苷酸聚集具有调节作用，可加长多聚腺苷酸，聚合形成线性细丝。野生型 PABPN1 基因包含 10 个 GCN（N 代表 A、T、C、G，4 种核苷酸，其对应密码子所编码氨基酸均为丙氨酸）重复序列，而致病性变异则是在氨基末端异常扩增或插入 1～8 个 GCN。异常增加的 (GCN) n 三核苷酸重复造成 PABPN1 蛋白聚集，形成毒性微丝，出现异常折叠和聚集，成为不易被蛋白酶消化或降解的大分子，这些大分子逐渐在核内、胞质内沉积，成为核内、胞质内包涵体，产生毒性作用，造成细胞坏死。异常扩增序列的数量与病情严重程度无关，与发病年龄呈负相关，但纯合或符合杂合变异患者的临床表型更重。该病在欧洲人群中患病率为 1/1 000 000～1/100 000，部分流行地区可达1/600。我国暂无流行病学数据，近几年报道病例逐渐增加。

【临床表现】

OPMD多在40岁左右起病，一般情况下病程进展缓慢，眼外肌及咽喉肌群受累明显，患者病情逐渐进展后多死于不能进食、肺部感染等严重并发症。眼部首先表现为上睑下垂、闭合无力，甚至眼球活动障碍，复视出现少，而且轻，咽部症状表现为说话带鼻音及声音嘶哑。查体时软腭运动减弱、咽反射减弱。有些患者吞咽困难出现于上睑下垂发生前。面肌、颞肌、咀嚼肌也可有轻度力弱，也有舌肌萎缩的报道。一般不影响肢带肌，但也有部分患者存在肢带肌肌力弱，常呈对称性，多累及肩带肌，盆带肌肌力弱少见。本病亦可累及前臂及股部肌肉，少见远端肌肉萎缩、力弱。无肌束震颤。心肌正常。腱反射减弱或消失。本病常有阳性家族史。

【辅助检查】

血清肌酸激酶轻度升高或正常，一般达正常值2～3倍。肌电图一般呈肌源性改变，可合并轻度神经源性异常；吞咽功能测定提示咽部和食管活动减弱。

OPMD患者肌肉活检可出现轻度病理表现，可见肌纤维大小不一、肌纤维坏死和再生、中心核增加、结缔组织增生，可能出现边缘空泡。电镜下可见肌纤维核内存在核内包涵体。这些管丝状包涵体常呈栅栏样或杂乱排列，胞质内可见15～18nm管丝状包涵体，与包涵体肌炎、部分远端型肌病中的包涵体相似。

【诊断】

OPMD的诊断基于临床表现、家族史、病理检查、基因检测。

诊断标准如下。

1. 中年发病，多在40岁以后出现症状。
2. 可能有OPMD遗传性家族史。
3. 首发症状多为上睑下垂或吞咽困难，随疾病发展，患者出现眼球运动障碍和肢带肌无力。
4. 肌酸激酶正常或轻度升高，肌电图多为肌源性改变，极少数为神经源性改变。
5. 肌肉病理见肌纤维内镶边空泡和栅栏状核内包涵体。
6. 基因检测发现 *PABPN1* 基因的第一外显子存在（GCN）*n* 异常扩增。基因检测是诊断该病的金标准。

基因检测除进行异常扩增重复数检查外，不典型病例为鉴别其他类型神经肌肉疾病也可同时行全外显子组测序或全基因组测序。

【鉴别诊断】

1. **重症肌无力** 患者可出现眼部及咽喉肌受累，但是症状常有波动，低频重复电刺激有衰减，新斯的明试验阳性可鉴别。

2. **进行性延髓麻痹** 患者常于中年起病，咽喉肌无力进行性加重，伴口周肌肉萎缩，眼肌不受累，肌电图提示神经源性损害，病程进展较快。

3. **线粒体肌病的进行性眼外肌麻痹型** 眼外肌受累常见，咽喉肌受累少见，可伴有不同程度的肢带肌无力，血清乳酸升高，肌活检Gomori三色染色见破碎红纤维及基因分析可帮助鉴别诊断。

【治疗】

该病临床暂无特异性药物治疗，主要改善患者上睑下垂和吞咽困难症状。上睑下垂影响患者视野，可采用矫形手术辅助治疗，包括传统的上睑提肌腱膜切除术或上睑前额悬吊术，此外聚丙烯材料悬吊也有很好的疗效，术式上梯形悬吊更省时，且再发率低。针对吞咽功能障碍，部分患者可通过环咽肌切开术改善症状，若手术效果不佳，需要早期行胃肠营养支持，能明显改善患者营养状态及提高生活质量。此外尚有研究使用肉毒素局部注射缓解环咽肌痉挛。目前研究中的特异性治疗方法包括使用胞抗体、基因疗法和成肌细胞转移疗法。部分治疗方法在动物模型和患者离体细胞中取得一定疗效，进一步应用仍有待继续研究。

【预后】

OPMD 患者预后较好，部分患者寿命可接近正常生命年限。

【诊疗流程】

诊疗流程见图 1-5。

```
结合病史、症状、体征疑诊 OPMD 患者
              ↓
    完善肌电图、肌酶学检查
              ↓
基因检测查 PABPN1 基因的第一外显子（GCN）
n 重复数。必要时同时行全外显子组测序或全
      基因组测序排除其他遗传病
              ↓
        必要时行肌肉活检
              ↓
    对症治疗、康复治疗和随访
```

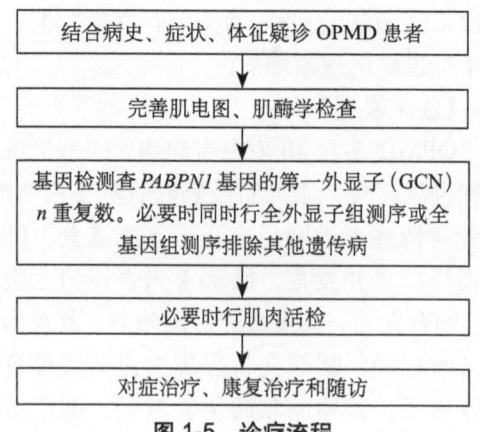

图 1-5 诊疗流程

第六节　远端型肌营养不良

【概述】

远端型肌营养不良（distal muscular dystrophy，DD）是一组在发病时主要表现为四肢远端无力和肌营养不良，具有广泛临床和遗传异质性的原发性遗传病。随着基因检测技术不断进步，目前已有近 30 个基因的致病变异被报道与 DD 相关。该组疾病在发病年龄、肌无力分布范围和组织学表现上均具有极强的异质性，但均为导致肌纤维坏死的遗传病。肌病性先天性关节病也是 DD 的一种形式，通常为局灶性增生所致。

【病因与流行病学】

目前已有近 30 个基因在有 DD 临床表现症状的患者中被报道（表 1-5）。

以上基因所编码的蛋白参与肌肉细胞结构和正常功能。DD 发病机制可能与以上基因

表 1-5 远端型肌营养不良类型、致病基因及遗传方式

疾病类型	致病基因	遗传方式
成人晚期发病远端型肌病		
Welander 肌营养不良	*TIA1*	常染色体显性
胫骨肌萎缩症	*TTN*	常染色体显性
声带和咽远端型肌病	*MATR3*	常染色体显性
远端型辅肌动蛋白疾病	*ACTN2*	常染色体显性
伴肌浆体的远端型肌病	*MB*	常染色体显性
眼咽远端型肌病	*NOTCH2NLC*、*LRP12* 和 *GIPC1*	常染色体显性
PLIN4 远端型肌病	*PLIN4*	常染色体显性
VCP 远端型肌病	*VCP*	常染色体显性
肌原纤维远端型肌病		
肌收缩蛋白缺损的远端型肌病	*MYOT*	常染色体显性
晚发性远端型肌病	*LDB3*	常染色体显性
结蛋白病	*DES*	常染色体显性和隐性
α 晶状蛋白 B 远端型肌病	*CRYAB*	常染色体显性
成人早期发病远端型肌病		
三好氏远端型肌病	*DYSF*	常染色体隐性

续表

疾病类型	致病基因	遗传方式
隐性远端型肌联蛋白疾病	*TTN*	常染色体隐性
GNE 肌病	*GNE*	常染色体隐性
远端型 ABD 细丝蛋白疾病	*FLNC*	常染色体显性
DNAJB6 远端型肌病	*DNAJB6*	常染色体显性
边缘空泡性神经肌病	*HSPB8*	常染色体显性
ANO5 远端型肌营养不良	*ANO5*	常染色体显性
RYR1 以小腿为主的远端型肌病	*RYR1*	常染色体显性
儿童早期发病远端型肌病		
早发性远端型肌病	*MYH7*	常染色体显性和隐性
伴肌动蛋白缺损的早发性远端型肌病	*NEB*	常染色体显性和隐性
早发性 ADSSL 远端型肌病	*ADSSL*	常染色体隐性
早发性 KLHL9 远端型肌病	*KLHL9*	常染色体显性
其他合并肌营养不良和远端肌无力的肌病		
窖蛋白缺损远端型肌病	*CAV3*	常染色体显性
DNM2 相关远端型肌病	*DNM2*	常染色体显性

致病性变异导致的相应蛋白缺失和减少相关，大部分 DD 类型尚不完全清楚，有待于进一步研究明确。多种 DD 相关基因可能引起其他类型肌病，导致不同类型肌病表现的具体原因亦大多有待探讨。由于 DD 各类型均极为罕见，且随着遗传检测技术的进步，相关基因不断涌现，故暂时难以完全明确其发病率和患病率。

【临床表现】

DD 主要临床表现为肌无力，首先或仅影响小腿和（或）前臂肌肉，伴肌肉萎缩。患者可能首先描述抓握、用笔或打字困难。部分类型 DD 易引起足下垂，导致抬脚困难。随着症状加重，患者可出现行走困难，需要高抬膝盖行走。

部分类型 DD 可能会进一步影响其他部位肌肉。不同类型 DD 患者肌无力也可能发展至颈部、手、臀、躯干和大腿肌肉，乃至累及心脏，但是大部分 DD 对大腿肌肉影响较小。部分 DD 患者可出现言语和吞咽困难、上睑下垂、白内障及胃肠道症状。较为常见的 DD 类型如下。

1. 声带和咽远端型肌病　通常在 35～60 岁发病，可影响手和下肢肌肉，并导致发声和吞咽困难。

2. 胫骨肌萎缩症　主要累及小腿，尤其是胫骨周围肌肉。其通常在 40 岁后发病，大部分患者终身均能保留行走功能。携带纯合或复合杂合致病变异的患者可能儿童期即出现严重肌无力，无法行走，乃至累及心脏。

3. GNE 肌病　又称遗传性包涵体肌病、伴镶边空泡的远端型肌病或 Nonaka 肌病。其通常出现在 25～40 岁，表现为对称性双下肢远端无力，缓慢进展，后期可累及近端和躯干肌肉，直至晚期丧失行走能力。

4. 三好氏远端型肌病　为 *DYSF* 基因致病变异所致，该基因编码 Dysferlin 蛋白。该蛋白缺失可导致以肢带肌受累为主的肢带型肌营养不良，亦可导致以远端肌肉受累为主的三好氏远端型肌病，或无症状性高肌酸激酶血症。发病年龄一般为 15～30 岁，部分患者可能出现不能行走。

5. Welander 肌营养不良 是较早被报道的 DD 类型。其通常于 50 岁以上发病，首先累及手指和腕伸肌，随后发展至手指屈肌及足趾和踝部伸肌。病程进展缓慢，患者行走功能通常保留。

【辅助检查】

不同类型 DD 有不同的病因和临床表现，辅助检查结果也不相同。常规肌病检查有助于诊断和鉴别诊断，以及区分不同类型。

1. 肌酶学检查：明确是否有肌肉损伤，多数 DD 类型通常有肌酸激酶升高。

2. 肌电图：检查肌肉电活动，可初步明确肌无力原因，为进一步检查提供线索，鉴别周围神经病和运动神经元病等其他远端肌无力疾病，以及寻找典型受累肌肉行肌肉活检。

3. 肌肉活检：直接检测肌肉细胞。部分类型 DD 具有特异性病理表现，如 GNE 肌病以 MGT 染色肌纤维内镶边空泡为病理学特征，但并不足以确诊该病。免疫组化有助于发现部分 DD 类型，尤其是隐性遗传性 DD 患者的相关蛋白缺失、减少或亚细胞定位改变，如三好氏远端肌营养不良。肌肉活检也有助于鉴别其他类似疾病。

4. 利用 MRI 和超声检查肌肉。

5. 多种类型 DD 可能累及心脏，故患者应完善心电图和心脏超声检查。

6. 部分类型 DD 可能出现眼部和胃肠道症状，可行裂隙灯等对应检查。

7. 必要时完善周围神经病和肌炎相关抗体检测进行鉴别诊断。

【诊断】

根据病史和体征考虑 DD 的患者，在完善肌酶学检查和肌电图等检查后可进一步行包括全外显子组测序或全基因组测序在内的基因检测。基因检测未发现明确致病变异时进一步行肌肉活检和免疫组化检测。

【鉴别诊断】

以四肢远端受累为主的肌病相对较为少见，故诊断 DD 需尤其注意鉴别其他神经肌肉疾病，具体如下：

1. 多发性周围神经病 远端肌无力更常见于周围神经损害，诊断 DD 需要尤其注意排除周围神经病，肌电图常有助于鉴别。

2. 遗传性运动神经病和腓骨肌萎缩症等遗传性周围神经病 该两类疾病也可能有家族史，且表现为远端肌无力。

3. 多发性肌炎和包涵体肌炎 为非遗传性肌病，尤其是包涵体肌病，可能出现与 DD 类似症状，且肌肉活检出现相同病理特征。

4. 其他遗传性肌病 早期也可能出现远端肌无力的非典型症状，尤其是需要排除杜氏肌营养不良和贝克肌营养不良等较为常见的肌营养不良。

【治疗】

该病尚缺乏特异性治疗手段。部分类型 DD 针对性治疗处于研究阶段。DD 目前主要依靠康复治疗和对症治疗。及时佩戴支具防止足下垂等并发症及使用鼠标和键盘辅助工具等有助于保持患者生活和活动能力。及时完善心功能、肺功能和眼科检查，对有相应症状的患者进行随访和对症治疗。

【诊疗流程】

诊疗流程见图 1-6。

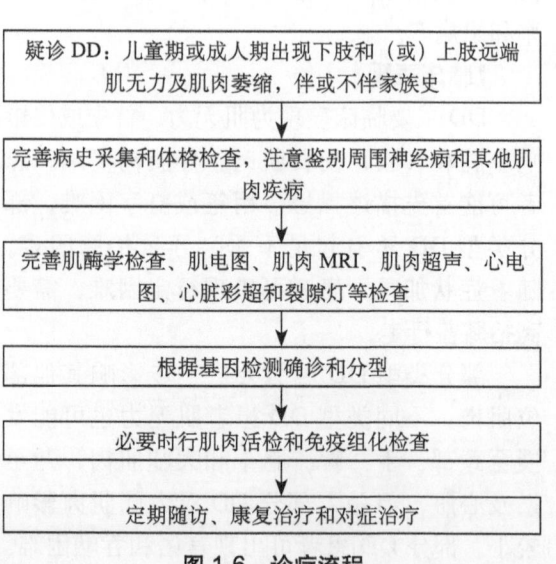

疑诊 DD：儿童期或成人期出现下肢和（或）上肢远端肌无力及肌肉萎缩，伴或不伴家族史
↓
完善病史采集和体格检查，注意鉴别周围神经病和其他肌肉疾病
↓
完善肌酶学检查、肌电图、肌肉 MRI、肌肉超声、心电图、心脏彩超和裂隙灯等检查
↓
根据基因检测确诊和分型
↓
必要时行肌肉活检和免疫组化检查
↓
定期随访、康复治疗和对症治疗

图 1-6 诊疗流程

第七节 糖原贮积症

【概述】

糖原贮积症（glycogen storage disease，GSD）是一组由基因突变导致的糖原代谢障碍疾病。这些基因编码糖原合成、分解、转运和代谢过程中的关键酶，这些基因发生突变时，会导致糖原在细胞内异常积累，进而影响细胞的正常功能。患者可出现肝大、低血糖、高乳酸血症、肌无力、代谢性酸中毒等临床表现。这些症状可能随着年龄增长而逐渐加重，影响患者的生长发育和生活质量。目前已知的有10余种类型，其中GSD Ⅰ（葡萄糖-6-磷酸酶缺乏症）、GSD Ⅵ（肝磷酸化酶缺乏症）不累及肌肉；其他类型均可有肌肉受累，包括GSD Ⅱ（酸性麦芽糖酶缺乏症）、GSD Ⅲ（糖原脱支酶缺乏症）、GSD Ⅳ（糖原分支酶缺乏症）、GSD Ⅴ（肌磷酸化酶缺乏症）、GSD Ⅶ（肌磷酸果糖激酶缺乏症）、GSD Ⅷ（磷酸化酶b激酶缺乏症）、GSD Ⅸ（磷酸甘油酸激酶缺乏症）、GSD Ⅹ（磷酸甘油酸变位酶缺乏症）、GSD Ⅺ（肌乳酸脱氢酶缺乏症）、GSD Ⅻ（醛缩酶A缺乏症）、GSD ⅩⅢ（3-烯醇化酶缺乏症）。在肌肉受累的GSD中，又以GSD Ⅱ、GSD Ⅲ、GSD Ⅳ和GSD Ⅴ病例较多。国内文献报道的多为GSD Ⅱ和GSD Ⅲ，尤以GSD Ⅱ多见，GSD Ⅳ和GSD Ⅴ仅有个例报道。GSD Ⅶ～ⅩⅢ的临床表现与GSD Ⅴ相似，国内罕有报道。故本节主要介绍GSD Ⅱ、GSD Ⅲ、GSD Ⅳ和GSD Ⅴ，尤其是GSD Ⅱ。

【病因与流行病学】

GSD主要为常染色体隐性遗传病。其中Ⅰ型最常见，约占30%。GSD Ⅰa型是 *G6PC* 基因致病性变异使肝脏葡萄糖-6-磷酸酶缺乏所致。典型表现为婴幼儿期起病的肝大、生长发育落后、空腹低血糖、高脂血症、高尿酸血症和高乳酸血症等。GSD Ⅰb型是 *SLC37A4* 基因致病性变异使葡萄糖-6-磷酸转移酶缺乏所致。患者除了有Ⅰa型表现之外，还有粒细胞减少和功能缺陷。

GSD Ⅱ又称蓬佩病，是编码溶酶体内酸性α-葡萄糖苷酶（acid α-glucosidase，GAA）即酸性麦芽糖酶的 *GAA* 基因致病性变异所致的一种罕见的常染色体隐性遗传性代谢性肌病，GAA活性缺陷导致溶酶体内的糖原不能被有效降解而沉积于骨骼肌、心肌、肝脏等组织器官中，从而导致相应的临床表现。通常根据发病年龄，GSD Ⅱ又可分为GSD Ⅱ婴儿型和GSD Ⅱ晚发型，在累及肌肉系统的GSD分型中发病率最高。*GAA* 基因位于17q25.3，含20个外显子。目前已知的致病性变异超过550种。在国外，不同人种之间，GSD Ⅱ型发病率为1/100 000～1/14 000。在我国，台湾约为1/50 000。大陆无准确的流行病学数据。

GSD Ⅲ型又称糖原脱支酶缺乏症，由位于染色体1p21上的淀粉-α-1, 6-葡萄糖苷酶（amylo-alpha-1, 6-glucosidase，*AGL*）基因纯合或复合杂合致病性变异，影响AGL蛋白酶活性导致糖原支链不能被分解，使大量带短支链的形态结构异常的极限糊精在患者的肝脏、骨骼肌和（或）心肌中堆积。*AGL* 基因全长85kb，含35个外显子，已发现数十种 *AGL* 基因致病性变异，变异异质性大，不同种族和地域人群变异类型存在差异。尚未发现基因变异类型与临床表型和酶活性有明确的相关性。GSD Ⅲ在许多不同的种族群体包括欧洲人、非洲人和亚洲人中都有报道。这种疾病在北非血统的西班牙系犹太人中发病率相对较高（发病率约为1/5400）。患者在临床症状上和酶学检查上都有显著差异。根据受累组织和酶学分析的不同，其共分为a、b、c、d 4个类型：Ⅲa型同时累及肝脏和肌肉，最多见，约占80%，Ⅲb型仅累及肝脏，Ⅲc型仅影响肌肉，Ⅲd型影响肌肉和肝脏。但GSD Ⅲc、Ⅲd型极为罕见，仅报道了少数病例。发现 *GAA* 基因2个等位基因致病变异也有确诊意义。

GSD Ⅳ型又称为糖原分支酶缺乏症，还可称为Anderson病，是由位于3p12上的1,4-α-葡聚糖分支酶（1,4-α-glucan branching enzyme, *GBE1*）基因纯合或复合杂合致病性变异所致，已报道的致病性变异有20余种。GBE1的作用是在糖原合成的最后一步将α-1,4糖苷键变为α-1,6糖苷键。分支酶缺乏导致糖原合成障碍，支链淀粉样多糖在组织细胞中聚集，包括骨骼肌、心肌、肝脏、脑、周围神经等多种器官和系统。

GSD Ⅴ型又称肌糖原磷酸化酶缺乏症，也称为麦卡德尔病。GSD Ⅴ型是由位于染色体11q13上的肌糖原磷酸化酶（glycogen phosphorylase, muscle associated, *PYGM*）基因致病性变异导致的常染色体隐性遗传病。*PYGM* 基因由2523个碱基对组成，包含12个外显子，已有近百种致病性基因变异被发现，尚未发现基因变异类型与临床表型的相关性。*PYGM* 基因致病性变异导致肌糖原磷酸化酶活性明显降低或缺失，使糖原支链的α-1,4葡萄糖苷键不能被水解生成葡萄糖-1-磷酸，影响糖原分解和ATP产生，糖原在肌纤维内大量堆积，使患者对长时间有氧运动不耐受。

【临床表现】

1. GSD Ⅱ型　分为婴儿型和晚发型。

（1）婴儿型患者大部分在出生后第1个月即出现全身性肌无力、运动发育迟缓和呼吸困难，胸部X线片显示心脏增大，心电图见高QRS波和短PR间期，心脏彩超见肥厚型心肌病改变，血清肌酸激酶（creatine kinase, CK）不同程度升高等，多于出生后1年之内死于左心衰竭或肺部感染后心肺功能衰竭。

（2）晚发型患者于1岁后起病，可晚至60岁发病，多表现为慢性进行性近端肌力下降和呼吸功能不全，心脏受累少见，呼吸衰竭是主要的致死原因。临床表现为易疲劳及仰卧起坐、上下楼梯、蹲起困难和行走无力，少数以突发呼吸衰竭起病。

2. GSD Ⅲ型　在婴儿期和儿童早期发病，主要特征是肝大、肢体无力、低血糖、高脂血症和生长迟缓。肝大和肝脏症状在大多数GSD Ⅲ型患者中随年龄增长而改善，通常在青春期后消退。肝脏体积减少可能被误诊为进行性肝硬化和肝衰竭可能发生，一些人发展为终末期肝硬化。据报道，肝腺瘤的患病率为4%～25%。也有肝细胞癌的报道。在极少数情况下，肝脏症状可能较轻，直到成年患者表现出神经肌肉疾病的症状和体征时才做出诊断。GSD Ⅲa型患者存在可变的肌病和心肌病。血清CK水平可用于识别肌肉受累的个体。然而，正常的CK水平并不排除其缺乏的可能。有些患者有无症状心肌病，有些患者有导致死亡的症状性肥厚型心肌病，部分患者只有骨骼肌受累，没有明显的心脏受累。心室肥厚是一个常见的发现，但明显的心功能不全较为罕见。偶有心律失常引起猝死的报道。肢体无力可累及近端和远端，在儿童时期出现并缓慢发展，在生命的第30或第40年变得严重。GSD Ⅲ型患者患骨质疏松症的风险可能增加，特别是肌肉受损的患者。多囊卵巢很常见，但生育率并没有下降。

3. GSD Ⅳ型　较为少见，可分为婴儿型、儿童型、成人型。

（1）婴儿型：出生后即伴有严重低张力、肌肉萎缩、关节挛缩、神经损害、肝硬化和肝衰竭，通常婴儿期死亡。最严重的表现为胎儿不能运动伴畸形，新生儿期死亡。

（2）儿童型：以肝病为主的患儿，出生时无明显异常，1岁左右出现渐进性肝脾大、肝硬化、门静脉高压、肝衰竭，可伴有肌张力降低、肌无力和心肌病，多在3～5岁死亡。以肌病为主的患儿，多在10岁前发病，表现为运动能力下降、四肢无力，可伴有肌病面容、肌肉萎缩，呼吸困难，常伴有心肌病，个别可出现心源性猝死、非进行性肝大，后期可能出现肝硬化和脾大。

(3) 成人型：可以骨骼肌受累为主，表现为四肢近端为主的肌无力，下肢比上肢严重，可伴有肥厚型心肌病或扩张型心肌病，后期可出现肝硬化和脾大。也可以中枢神经和周围神经受累为主，称为成人葡聚糖小体病，临床表现多样，主要表现为运动功能异常、肌无力及肌萎缩、神经性膀胱、周围神经病、共济失调、痴呆。病程多为进展性，个别报道呈波动性病程。神经影像学显示脑白质多发异常信号、脑萎缩。

4. GSD Ⅴ型　是比较常见的非溶酶体性GSD，发病率约为1/100 000。国内仅有个别病例报道。在发病年龄和病情严重程度上存在异质性。一般在15岁之前发病，也可在50岁以后发病；隐匿起病，慢性病程，男性多于女性。绝大多数患者的主要症状是运动不耐受和易疲劳，运动诱发性肌痛、强直、痉挛、肿胀僵硬感，常出现在四肢近端，伴有心率加快和气短。剧烈运动或持续中高强度运动易诱发症状，如举重物、连续俯卧撑、爬楼梯、搬运重物等，个别患者咀嚼或刷牙等也可诱发运动肌肉疲劳、疼痛。休息可使症状缓解，疼痛也可持续数小时或更长时间。再振作现象，又称继减现象，是本病的特征性症状，表现为患者在开始运动的10～15min出现运动肌肉渐进性疲劳感、无力、肌痛、肌强直，伴心悸，但在经过短暂停顿或减慢运动后，症状突然消失，且运动能力和耐力明显改善。部分患者逐渐出现持续性肌无力，以四肢近端为主，多数程度较轻，部分患者日常生活能力下降。部分晚发患者存在明显的肌萎缩，以肩带肌、骨盆肌和躯干肌为主，可有非对称的翼状肩胛或面肩肱分布的肌萎缩。也有部分患者表现为肌肉肥大，包括三角肌、肱二头肌、腓肠肌、大腿肌群。少数患者可伴有吞咽困难、上睑下垂，个别累及呼吸肌。50%以上的患者有过肌球蛋白尿或横纹肌溶解发作，部分发作导致了急性肾衰竭。部分患者仅表现为单纯CK水平升高或轻度易疲劳。个别研究报道在应用降脂药引发CK升高伴或不伴有肌肉症状的患者中，可筛查出GSD Ⅴ型。个别患者伴有肥厚型心肌病。亦有个别严重病例可在婴儿期出现全身无力、呼吸衰竭或精神运动发育迟滞，预后差。

【辅助检查】

1. GSD Ⅱ型

(1) 血清肌酶测定：血清CK轻中度升高，伴乳酸脱氢酶、天冬氨酸转氨酶和丙氨酸转氨酶升高。

(2) 心脏检查：GSD Ⅱ婴儿型患者均有心脏受累，晚发型患者心脏无明显受累。胸部X线检查可见心脏扩大，心电图提示PR间期缩短，QRS波群高电压。超声心动图见心肌肥厚，早期伴或不伴左心室流出道梗阻，晚期表现为扩张型心肌病。

(3) 肌电图检查：多为肌源性损害，可出现纤颤电位、复合重复放电（CRD）、肌强直放电，运动单位电位时限缩短、波幅降低等。神经传导检测正常。

(4) 肌肉活检病理检查：可见胞质内大量空泡，过碘酸希夫（PAS）染色糖原聚集，苏丹黑B（SBB）染色脂滴成分正常，溶酶体酸性磷酸酶染色强阳性。肌肉活检对晚发型患者具有一定鉴别诊断意义。婴儿型患者不建议常规进行。

(5) GAA活性测定：外周血白细胞、皮肤成纤维细胞或肌肉组织培养行GAA活性测定，患者酶活性显著降低有确诊意义。采用质谱方法测定干血滤纸片GAA活性具有方便、快速、无创等优点，可用于筛查和一线诊断。

2. GSDⅢ型

（1）血生化检查：血清CK不同程度升高，多为轻、中度升高，少数呈重度升高，婴幼儿期CK可正常。低龄患儿常反复出现空腹低血糖，餐后血糖正常。此外还可伴有肝功能异常、高脂血症、代谢性酸中毒。血乳酸和尿酸水平基本正常。

（2）胰高血糖素或肾上腺素刺激试验异常：饥饿状态下，应用胰高血糖素或肾上腺素刺激不能使血糖水平上升，而餐后2～3h重复应用胰高血糖素或肾上腺素刺激，1h后血糖升高至正常水平。

（3）肌电图：多数患者可发现肌源性损害，可有自发电位和CRD。少数患者神经传导检测提示轻度轴索性损害。

（4）心脏检查：多数患者心电图异常，提示左心室肥厚、ST-T波低平、传导异常。部分患者超声心动图可发现心室壁均匀增厚、心室增大。腹部超声检查可发现肝大。

（5）肌肉活检：肌纤维浆膜下大片空泡，PAS染色阳性，可被淀粉酶消化。电镜下肌纤维内大片糖原颗粒聚集，可见短支链状糖原颗粒。在同一肌群的不同肌束受累程度可有所不同，肌纤维内糖原累积和肌纤维破坏的程度与临床上肌无力表现不一定平行。个别报道存在心肌空泡样改变和血管壁增厚。

（6）生化检测：肝脏和骨骼肌中GDE酶活性明显降低，但酶活性与临床严重程度无明显相关性。肝脏和肌肉组织中糖原含量明显升高。

3. GSDⅣ型

（1）血清肌酶测定：血清CK正常或轻度升高。

（2）肌肉活检：以肌纤维内葡聚糖小体为病理特征，HE染色显示为肌纤维内嗜碱性异染物质，PAS染色阳性，且不能被淀粉酶完全消化。电镜下观察除肌原纤维变性以外，可见无膜包裹的结构异常的糖原颗粒聚集，部分呈有分支的细线样。其他组织、器官的细胞中也可见到葡聚糖小体，包括周围神经神经轴索、脑组织、肝脏、心肌等。

（3）GBE酶活性检测：肝脏、肌肉、成纤维细胞或白细胞中分支酶活性明显降低或缺失。

4. GSDⅤ型

（1）血清肌酶测定：90%以上患者血清CK呈轻中度升高，可有一定波动性，运动有时可导致CK急剧升高和肌球蛋白尿。

（2）上臂缺血试验：是最经典的筛查GSD的试验，但可能诱发患者肌肉疼痛和痉挛，甚至可诱发肌红蛋白尿和骨筋膜室综合征，故不推荐使用。改良上臂非缺血试验研究发现，不采用袖带充气加压，其他步骤与前臂缺血运动试验相同，结果显示运动后血乳酸和血氨的变化与前臂缺血运动试验相似，对疾病评估具有同样的敏感度和特异度。GSDⅤ型患者运动后血乳酸无明显升高，一般认为运动后4～5min血乳酸水平不升高或升高幅度小于基线的1.5倍，而血氨明显升高为异常。另外，采用50%的最大握力、以0.5Hz的节律抓握握力器2min；或以30%的最大握力抓握握力器，保持2min，也可以得到相近的结果。

（3）再振作现象（继减现象）试验

1）12min行走试验（12 minute walk test）：在跑步机上或在长走廊内，患者以尽可能快的速度连续行走12min，其间监测心率并记录症状。GSDⅤ型患者在初始阶段，随着行走时间延长，心率加快及肌肉疲劳、肌痛等症状逐渐加重，但5～10min后心率恢复、症状改善。

2）15min单车骑行试验：患者以中等运动强度（运动时心率提高到预计最大心率的60%～70%，预计最大心率=220－年龄）连续单车骑行15min，具有同样的评估意义。

（4）肌电图：发作间期肌电图表现可正常，约50%的患者可见轻度肌源性损害，可伴有纤颤电位和 CRD。

（5）肌肉活检：肌纤维浆膜下多发空泡样改变，PAS 染色阳性，可被淀粉酶消化，提示糖原颗粒聚集。在标本制备过程中，糖原颗粒可脱失，导致空泡区 PAS 阴性；有些轻型病例可无空泡样改变。采用树脂包埋标本的半薄切片进行 PAS 染色可避免糖原脱失，更好地显示糖原聚集。其他病理改变包括散在单个肌纤维坏死伴吞噬现象，在横纹肌溶解发作后更加明显。磷酸化酶组织化学染色显示患者肌纤维不着色，但肌间血管平滑肌着色，提示骨骼肌纤维内肌磷酸化酶活性明显降低。注意磷酸化酶染色时需要将患者肌肉切片与对照标本切片置于同一玻片上进行染色，以保证结果的可靠性。另外，由于肌纤维再生活跃时肌磷酸化酶组织化学染色也可能呈阳性反应，易导致误诊，因此，应避免在横纹肌溶解或肌球蛋白尿发作后短期内进行此项检查。电镜下观察可见糖原颗粒明显增多，肌浆膜下、肌原纤维间斑片聚集呈"糖原湖"。

（6）生化检测：大多数患者肌肉中肌磷酸化酶活性缺失，少数患者肌磷酸化酶活性少量残存。有些 *PYGM* 基因复合杂合突变者的肌磷酸化酶活性降低，但临床上无异常表现。有研究报道，采用外周血白细胞经过 PYGM 抗体标记，流式细胞仪计数 PYGM 阳性 T 细胞数，发现患者与健康人之间差异明显。

【诊断】

GSD 诊断可根据上述临床表现、实验室检查进行综合判断，对于疑诊 GSD 的患者进一步行基因检测确诊，诊断仍不明确或需要进一步鉴别诊断时考虑肌肉活检。对于较为常见的 GSD Ⅱ型患者，1 岁前起病、肌无力、心脏扩大、心肌肥厚、血清 CK 升高者，应怀疑 GSD Ⅱ婴儿型；所有缓慢进展的肌无力患者均应考虑 GSD Ⅱ晚发型可能。外周血白细胞或皮肤成纤维细胞培养 GAA 活性明显降低有确诊意义。肌肉活检病理检查可见胞质内大量空泡，PAS 染色糖原聚集，SBB 染色脂滴成分正常，酸性磷酸酶活性增高。

基因检测：对于疑诊 GSD 患者，建议首先进行针对性靶向捕获测序或全外显子组测序以同时检测多个相关基因。检出两个纯合致病性或复合杂合致病性变异有确诊意义。大部分 *GAA*、*AGL*、*GBE1* 和 *PYGM* 基因致病性变异可通过测序发现。少数大片段重复/缺失变异需要进一步行多重连接探针扩增技术等检测。必要时行全基因组测序进一步寻找致病变异。

【鉴别诊断】

GSD Ⅱ婴儿型应注意与心内膜弹力纤维增生症、GSD Ⅲ型、GSD Ⅳ型、脊髓性肌萎缩Ⅰ型、先天性甲状腺功能减退症、原发性肉碱缺乏症等相鉴别。晚发型患者需要与遗传性肌病、肌原纤维肌病、先天性肌无力综合征、杆状体肌病、重症肌无力、肌萎缩侧索硬化、Emery-Dreifuss 肌营养不良、多轴空病、肌营养不良、先天性肌病、强直脊柱综合征、Danon 病、伴过度自噬的 X 连锁遗传性肌病、伴镶边空泡的远端肌病、遗传性包涵体肌病、GSD Ⅲa 型、GSD Ⅴ型进行鉴别。

GSD Ⅲa 型的低龄患儿主要需要与 GSD Ⅰ型相鉴别，Ⅰ型患儿低血糖的程度更严重；不伴肌酶升高；胰高血糖素或肾上腺素刺激试验、酶活性检测和基因筛查可以帮助鉴别。以肝大为主的患儿需要与其他遗传代谢性疾病相鉴别。以肌病为主要表现的儿童需要与先天性肌病相鉴别；成人需要与 GSD Ⅱ型、Ⅳ型和其他慢性神经肌肉病相鉴别。

GSD Ⅳ型应注意与先天性肌营养不良、脊肌萎缩症、先天性肌病、肌营养不良、肌原纤维肌病、GSD Ⅱ型、脑白质营养不良及其他遗传代谢性疾病相鉴别。

GSD Ⅴ型应与 GSD Ⅶ型、线粒体肌病、脂肪代谢异常性肌病、骨骼肌离子通道病、重症肌无力、内分泌肌病、横纹肌溶解症、Lambert-Eaton 肌无力综合征等疾病相鉴别，GSD Ⅶ型常伴有溶血性贫血；进食高碳水化合物食物后运动相关的疲劳症状加重；无运动中再振作现象；肌肉活检组织化学染色或肌肉组织生化检测显示磷酸果糖激酶活性明显降低；*PFKM*基因突变。还有多种类型的GSD患者的临床表现与GSD Ⅴ型十分相似，鉴别主要依据相关酶活性测定和基因检测。部分类型的脂肪代谢异常性肌病和线粒体肌病在临床上也表现为运动不耐受，易发生横纹肌溶解，但无明显再振作现象，运动后血乳酸水平升高，肌肉活检有助于鉴别，酶活性测定和相关基因检测可以帮助鉴别诊断。

【治疗】

1. GSD Ⅱ型治疗

（1）对症治疗

1）心血管系统：疾病早期表现为左心室流出道梗阻，应避免使用地高辛及其他增加心肌收缩力的药物、利尿剂及降低后负荷的药物如血管紧张素转化酶抑制剂；但在疾病后期出现左心室功能不全时可适当选用。

2）呼吸系统：积极预防和控制呼吸道感染，出现睡眠呼吸障碍时给予持续正压通气、双相或双水平呼吸道正压通气治疗。出现严重呼吸功能衰竭时给予侵入性机械通气治疗。

3）营养支持：建议高蛋白、低糖类饮食，保证足够的能量、维生素及微量元素摄入。

4）其他：运动和康复治疗。该类患者麻醉风险高，应尽量减少全身麻醉。不宜使用异丙酚及氯化琥珀胆碱。

（2）酶替代治疗：患者可使用重组人酸性-α葡萄糖苷酶（recombinant human acid alpha-glucosidase，rhGAA）的酶替代疗法，剂量为20mg/kg，每2周1次缓慢静脉滴注。婴儿型患者要尽早采用酶替代治疗，可以明显提高生活质量和延长生存时间。晚发型患者出现症状前应每隔6个月评估肌力和肺功能，一旦出现肌无力和（或）呼吸功能减退或CK升高，应尽早开始酶替代治疗。有研究表明，更高的rhGAA剂量是安全的，可以改善大肌肉运动结果、舌部力量、肺功能和早发性庞贝病的生化标志物，并且在临床和功能下降的患者中可以考虑。

（3）遗传咨询：GSD Ⅱ型为常染色体隐性遗传病。患者父母再次生育再发风险为25%。应对所有患者及其家庭成员提供必要的遗传咨询，对高风险胎儿进行产前诊断。

2. GSD Ⅲ、GSD Ⅳ、GSD Ⅴ型　目前尚无有效酶替代治疗方案。高碳水化合物饮食可减少低血糖风险，高蛋白质饮食增加运动耐力，需要避免诱发横纹肌溶解的诱因，减少他汀类药物损害。GSD Ⅳ型患者肝移植可以延长以肝硬化为主的患者的寿命，但总体上不能缓解其他组织器官的损害。GSD Ⅴ型患者进行规律低中强度运动锻炼是安全的，并有助于改善患者的运动耐力。在中高强度运动之前，进行5～15min的热身运动，可促进代谢转换，减轻或避免患者运动初期的不耐受症状。

【诊疗流程】

1. GSD Ⅱ型诊疗流程　见图1-7。

2. GSD Ⅴ型诊疗流程　见图1-8。

图 1-7　GSD Ⅱ型诊疗流程

图 1-8　GSD Ⅴ型诊疗流程

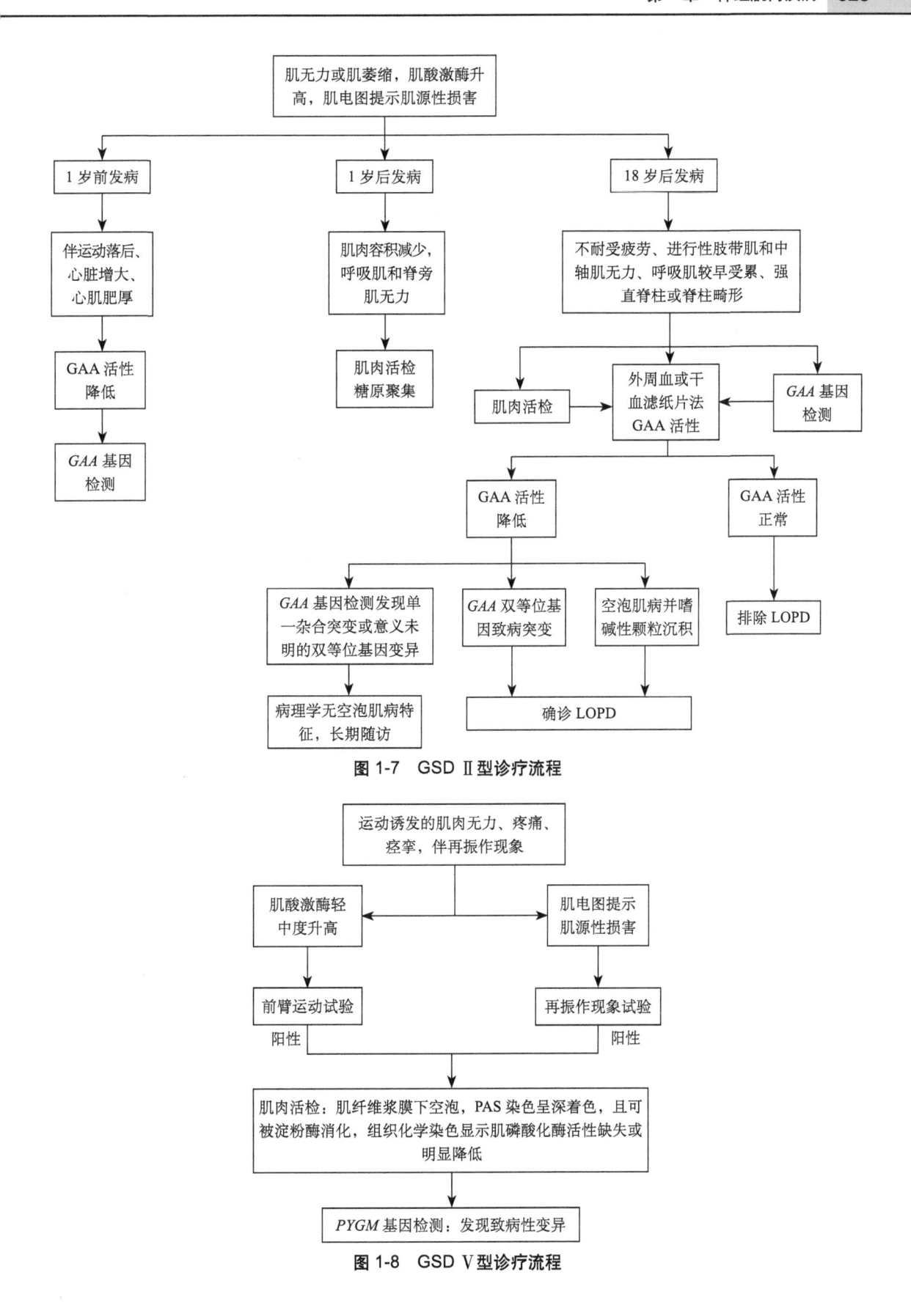

第八节 脂质沉积性肌病

【概述】

脂质沉积性肌病（lipid storage myopathy，LSM）是脂肪代谢途径中酶或辅基缺陷导致的一组原发性肌病，临床表现为进行性肌无力和运动不耐受，以肌纤维内脂肪沉积为主要病理特征。病程可有波动性。涉及肌细胞脂质转运和代谢的多种基因变异均可导致 LSM，但目前较为常见、病因较为明确的 LSM 主要包括 4 种，分别为多种酰基辅酶 A 脱氢酶缺乏症（multiple acyl coenzyme A dehydrogenation deficiency，MADD，OMIM 231680，即戊二酸尿症Ⅱ型）、原发性肉碱缺乏症（primary carnitine deficiency，PCD，OMIM 212140）、中性脂肪沉积症伴肌病（neutral lipid storage disease with myopathy，NLSDM，OMIM 610717）和中性脂肪沉积症伴鱼鳞病（neutral lipid storage disease with ichthyosis，NLSDI，OMIM 275630）。我国 LSM 中最常见的病因是晚发型 MADD，多数患者单用维生素 B_2（核黄素）治疗有肯定疗效。其次为 NLSDM，目前尚无有效治疗。PCD 导致的 LSM 在我国罕见，补充肉碱治疗有效。NLSDI 导致的 LSM 在我国未见报道。极少数短链酰基辅酶 A 脱氢酶缺陷、中链酰基辅酶 A 脱氢酶缺陷和极长链酰基辅酶 A 脱氢酶缺陷也可导致 LSM。

【病因与流行病学】

1. MADD 是一种常染色体隐性遗传的代谢综合征，由电子转运黄素蛋白 α/β（electron transfer flavoprotein alpha/beta，ETFα/ETFβ）或电子转运黄素蛋白脱氢酶（electron transfer flavoprotein dehydrogenase，ETFDH）基因致病性变异引起脂肪酸、支链氨基酸和胆碱代谢障碍导致。该病以反复发作的非酮症或低酮症性低血糖、代谢性酸中毒、轻度高氨血症和脂质沉积性肌病为特征。我国约 90% 的 LSM 病因为晚发型 MADD。

2. PCD 为常染色体隐性遗传病，由溶质载体家族 22 成员 5（solute carrier family 22 member 5，SLC22A5）基因致病性变异引起。SLC22A5 基因编码有机阳离子/肉碱转运蛋白 N2（organic cation/carnitine transporters N2，OCTN2）蛋白。Na^+ 依赖性 OCTN2 蛋白功能障碍导致细胞对肉碱摄取障碍和肾小管重吸收减少，从而引起细胞内肉碱缺乏而致全身多系统受累。SLC22A5 中的大多数 PCD 相关致病性变异已被发现会降低转运体活性，而转运体活性已被证明与疾病的严重程度相关。PCD 的全球发病率为 1/12 万～1/3 万。根据文献报道，其是国外 LSM 主要病因之一。

3. NLSDM 为常染色体隐性遗传病，由 patatin 样磷脂酶结构域 2（patatin like phospholipase domain containing 2，PNPLA2）基因的致病性变异引起脂肪甘油三酯脂肪酶（adipose triglyceride lipase，ATGL，又称 Desnutrin）功能缺陷导致。该酶负责甘油三酯水解的第一步，通常是限速步骤。因此，NLSDM 患者在大多数组织中细胞内积累甘油三酯沉积，包括肝脏、骨骼和心肌。PNPLA2 基因中的多个特定致病性变异已被报道与疾病的严重程度相关。

4. NLSDI 也称为查纳林-多尔夫曼综合征，是由自水解酶结构域 5（abhydrolase domain containing 5，ABHD5，也称为 CGI-58）基因致病性变异引起的。ABHD5 蛋白与脂滴表面相关因子相互作用，包括外环素，并共同激活脂肪甘油三酯脂肪酶。一些 ABHD5 基因的突变版本已经被证明失去了与外环素相互作用的能力。它们没有被聚集至脂滴中，因此不能激活脂肪甘油三酯脂肪酶。

【临床表现】

1. 晚发型 MADD 的发病年龄在不同病例中差异很大，2～64 岁均可起病，10～40 岁好发，男女比例相当，可有同胞发病。其起病隐匿，慢性或亚急性病程，呈持续性或波动性肌无力，肌无力症状可自发缓解，症状在不同病例中差异很大，主要表现为不伴有先天畸形，但终身伴有急性间歇发作的呕吐、脱水、低酮性低血糖、酸中毒及意识障碍的风险。年龄大者可有肝大或脂质沉积性肌病。急性失代偿发作可由感染、发热、手术、低能量饮食或减肥、饮酒、妊娠等诱发。患者多以运动不耐受起病，表现为行走数百米即出现明显疲劳伴肌肉酸痛，休息后可缓解。90% 以上的 MADD 患者有四肢近端和躯干肌肉受累，表现为蹲起费力、上楼困难。多数患者躯干肌和颈伸肌群受累严重，严重时出现"垂头"征。约 50% 的患者咀嚼肌受累，进食期间需要多次停顿休息，类似重症肌无力的病态疲劳现象，但无明显晨轻暮重表现。部分患者有不同程度的吞咽困难。轻症患者肌萎缩不明显，重症患者可见肢体近端和躯干肌肉萎缩，脊旁肌尤为显著。10% 的患者可有肌肉疼痛或压痛。约 20% 的患者有发作性呕吐或腹泻。部分患者在病情加重期间可能出现横纹肌溶解。一些患者不耐受高脂肪和高蛋白质饮食。约 20% 的患者 B 超可发现轻至中度脂肪肝。欧洲晚发型 MADD 患者约 50% 伴有中枢神经系统受累，表现为发作性脑病。我国晚发型 MADD 患者罕见中枢神经系统受累的报道。

2. PCD 可发生于任何年龄，病情严重程度个体差异巨大。多数婴幼儿起病患者表现为发作性低酮血症、低血糖症、高氨血症、转氨酶和肌酸激酶升高等代谢紊乱，临床可表现为肌无力、肝大、心肌病变等，常危及生命。儿童和成年起病的患者多表现为肌无力、易疲劳、肌张力低下、肌痛、扩张型心肌病和心律失常等。部分成年起病患者症状可以非常轻微或仅表现为心肌病。PCD 杂合子致病变异患者可能随年龄增长而出现心肌肥厚表现。

3. NLSDM 于 1～66 岁均可发病，尤其以中年多见，起病年龄中位数为 30 岁；起病隐匿，缓慢进展。32% 患者的父母为近亲婚配。临床表现很少或没有肥胖，有潜在的脂类缺乏症，他们会在成年期受到影响。最常见的表现为肌无力、运动不耐受、肌痛和（或）心肌病。四肢对称或不对称的肌无力和肌萎缩，远端和近端均可受累，可有翼状肩胛，颈肌受累时以脊旁肌无力为主。心肌和骨骼肌受累和严重程度差异很大。例如，心肌病可能是致命的或需要心脏移植才能存活，而其他的则表现出较温和的表型。

4. NLSDI 患者表现出明显不同的临床表型，所有患者都会在出生时发现有皮肤发红、细屑、深色色素沉着和严重瘙痒，导致抓挠和皮肤剥脱等表现，其是该疾病的特征性表现，称为非大疱性先天性鱼鳞病样红皮病，NLSDI 是一种罕见的常染色体隐性脂质贮积疾病，以非大疱性先天性鱼鳞病样湿疹、肝大和肝脂肪变性为特征。许多其他但不一致的特征包括眼部症状（白内障、眼震和斜视）、听力损失、智力落后、身材矮小、小头畸形和肠道受累。

【辅助检查】

1. 晚发型 MADD

（1）肌电图检查：针极肌电图检测主要表现为肌源性损害。神经传导：部分患者运动神经、感觉神经传导测定可见异常，主要表现为动作电位波幅降低，而传导速度相对正常。

（2）血清学检查：血清肌酸激酶可正常或轻至中度升高，多在 2000U/L 以下，伴有横纹肌溶解时，可超过 10 000U/L。血清肌酸激酶水平可随临床症状变化呈波动性，部分患者可有乳酸脱氢酶升高，与肌酸激酶水平明显不成比例。

（3）生化检查：发作期尿有机酸分析显示戊二酸、挥发性短链有机酸（异戊酸、异丁酸）、乙基丙二酸、3-羟基异戊酸、2-羟基戊二酸、己二酸、辛二酸等浓度升高；血脂酰肉碱谱分析可见中、长链脂酰肉碱增高。少数患者可有无症状性低血糖和高氨血症。

（4）肌肉病理（光镜）：① HE 染色肌纤维内可见大量散在的细小圆形空泡，严重者可见融合的大空泡，肌纤维呈破碎样外观，坏死和再生纤维罕见。②改良 Gomori 染色可见散在的红染纤维，但不是典型的不整红边纤维。③油红 O 染色显示肌纤维内空泡为脂肪沉积，两型肌纤维均可受累，以Ⅰ型肌纤维为主。④琥珀酸脱氢酶染色可见酶活性弥漫性降低。⑤还原型辅酶Ⅰ四氮唑还原酶、细胞色素 c 氧化酶和过碘酸希夫染色多正常。

（5）基因检测：基因分析可见 *ETFDH/ETFA/ETFB* 基因突变，目前我国人群中 MADD 导致的 LSM 均为 *ETFDH* 突变引起，共发现了 68 个致病性变异，包括纯合 MGT、复合杂合 MGT 和单一杂合 MGT。我国东南沿海地区（上海、福建、香港和台湾等）的热点突变为 c.250G＞A，其发生频率为 36.5%，其中福建和台湾达 80%。c.770A＞G 和 c.1227A＞C 在北方和南方均较常见，其所占比例分别为 10.5% 和 7.8%。

2. PCD

（1）血清学检查：肌酸激酶、转氨酶、乳酸、血氨升高，血糖降低。

（2）心脏超声检查：显示肥厚型心肌病或扩张型心肌病。腹部影像学检查可发现肝大。

（3）肉碱测定：血清游离肉碱和各种脂酰肉碱水平均明显下降。尿游离肉碱显著升高。

（4）肌肉活检病理：同 MADD 导致的 LSM。

（5）基因检测：已经发现 100 多种 *SLC22A5* 基因突变，50% 为错义突变，其余为无义突变、剪切突变、插入或缺失突变。国外报道的常见突变是 c.136C＞T（p.P46S）。

3. NLSDM

（1）电生理检查：肌电图可表现为肌源性改变。

（2）血清学检查：肌酸激酶多为轻到中度升高或正常。

（3）气相色谱-质谱联用和串联质谱分析：血酰基肉碱和尿有机酸分析无异常。

（4）肌肉病理：肌纤维内有大量脂肪沉积，可见坏死和再生纤维，22% 的患者肌纤维内含有典型的镶边空泡。偶见继发性炎性细胞浸润。

（5）外周血涂片：全部患者油红 O 染色均可见中性粒细胞胞质内脂滴沉积（Jordan 现象）。

（6）基因检测：检测出 *PNPLA2* 基因突变，主要位于 4～6 号外显子。

4. NLSDI 目前国内缺乏相关病例报道，查阅国外文献，血清学检查见肌酶升高，外周涂片和离体白细胞油红 O 染色显示外周血多形核中性粒细胞内的胞质内空泡。肝脏活检显示脂肪变性和多脂滴。肌肉活检显示细胞内脂滴增多，但无空泡。分子生物学检查检测出 *CGI-58* 基因致病性变异。

【诊断】

本病隐匿起病，表现为波动或进行性近端肌无力和运动不耐受，肌无力对称性或不对称性，感染、疲劳、寒冷、饥饿等压力条件下，肌无力症状加重，伴或不伴肝大、心肌病变、鱼鳞样皮肤改变。血生化见肌酸激酶升高，肌电图提示肌源性损害，肌肉病理检查发现肌纤维内空泡为脂肪沉积，尿有机酸分析显示戊二酸、挥发性短链有机酸、乙基丙二酸、3-羟基异戊酸、2-羟基戊二酸、己二酸、辛二酸等浓度升高，血脂酰肉碱谱分析可见中、长链脂酰肉碱升高，外周血涂片见 Jordan 现象，基因检测发现 *ETFDH/ETFα/ETFβ* 基因、*SLC22A5* 基因、*PNPLA2* 基因或 *ABHD5* 基因致病变异等。

【鉴别诊断】

1. 晚发型MADD需要与重症肌无力、兰伯特-伊顿（Lambert-Eaton）肌无力综合征、多发性肌炎和线粒体肌病等相鉴别。血清学、神经电生理检查和肌肉活检可为上述疾病提供鉴别诊断依据。肌肉活检病理的鉴别诊断包括其他病因导致的LSM如中性脂肪沉积病和原发性肉碱缺乏，继发性肌肉脂肪沉积如某些类型的线粒体肌病、皮质类固醇肌病和皮肌炎。

2. PCD首先要与各种有机酸血症和脂肪代谢性疾病引起的继发性肉碱缺乏相鉴别，如极长链酰基辅酶A脱氢酶缺乏症、中链酰基辅酶A脱氢酶缺乏症、肉碱棕榈酰转移酶Ⅱ缺乏症和MADD等疾病的血清游离肉碱水平均可有降低，但同时伴有不同程度的酰基肉碱升高，而PCD患者游离肉碱和酰基肉碱均降低。其次，其他原因引起的继发性肉碱缺乏，包括环孢素、丙戊酸等药物，肾小管重吸收障碍，早产，长期全肠外营养和透析等，可根据病史、用药史鉴别。最后，对于发现血清游离肉碱降低而鉴别困难的患者，可给予诊断性治疗：先给予左旋肉碱每千克体重100mg/d，2周后检测血游离肉碱，若仍低于正常参考值，即可诊断PCD；若在正常范围，则停用左旋肉碱2周后再次检测，血游离肉碱再次降低者即可诊断为PCD，正常者基本可排除PCD可能。

3. NLSDM要和其他类型的LSM、包涵体肌炎、遗传性包涵体肌病鉴别。包涵体肌炎和NLSDM均为成年发病和存在远端肌肉受累，且部分NLSDM肌肉活检可见典型镶边空泡纤维。包涵体肌炎多伴有明显的炎性细胞浸润和单核细胞侵入非坏死纤维现象，其肌纤维内没有大量的脂肪沉积。遗传性包涵体肌病肌肉活检病理主要表现为大量镶边空泡纤维，但无脂肪沉积，基因突变分析可发现GNE基因突变。

4. NLSDI需要与NLSDM相鉴别，NLSDM可累及心肌，NLSDI患者几乎均有非大疱性先天性鱼鳞病样湿疹皮肤表现，但没有心肌病。

【治疗】

1. MADD　单用维生素B_2（核黄素）治疗（30～120mg/d），1～2周后临床症状开始改善，4～6周后肌力明显恢复，1～3个月后多数患者体力劳动或运动能力完全恢复正常，少数患者仍不耐受高强度体力活动。有些患者使用大剂量辅酶Q10（150～500mg/d）治疗可取得很好的效果。肉碱可作为维生素B_2治疗的辅助用药，但并不增加疗效。

2. PCD　补充肉碱治疗。

（1）出现代谢危象时，可静脉给予左旋肉碱，剂量为每千克体重100～400mg/d，同时给予营养支持、监护生命体征等对症治疗，若治疗不及时，可危及生命。

（2）稳定期患者可口服左旋肉碱，剂量为每千克体重100～300mg/d，分3次服用以维持血肉碱水平稳定，缓解症状；大剂量左旋肉碱治疗可能引起腹泻、恶心等胃肠道不适，可从小剂量开始逐步增加至治疗剂量。

（3）避免饥饿及长时间运动。

3. NLSDM　目前该病尚缺乏特异有效的治疗手段，激素、左旋肉碱和维生素B_2治疗均无明显效果。研究表明，中链脂肪酸饮食疗法可能有一定疗效，一般为低脂高糖饮食，尽量避免摄入长链脂肪酸，如动物油、豆油、花生油等，可摄入中链脂肪酸替代，如棕榈油等，多摄入粗粮、蛋白质和高碳水化合物食物。该病进展缓慢，若无明显的心功能受累，可长期存活。

4. NLSDI　目前该病尚缺乏特异有效的治疗手段。局部应用含尿素的润肤剂和饮食干预是临床治疗的主要手段。

【诊疗流程】

诊疗流程见图1-9。

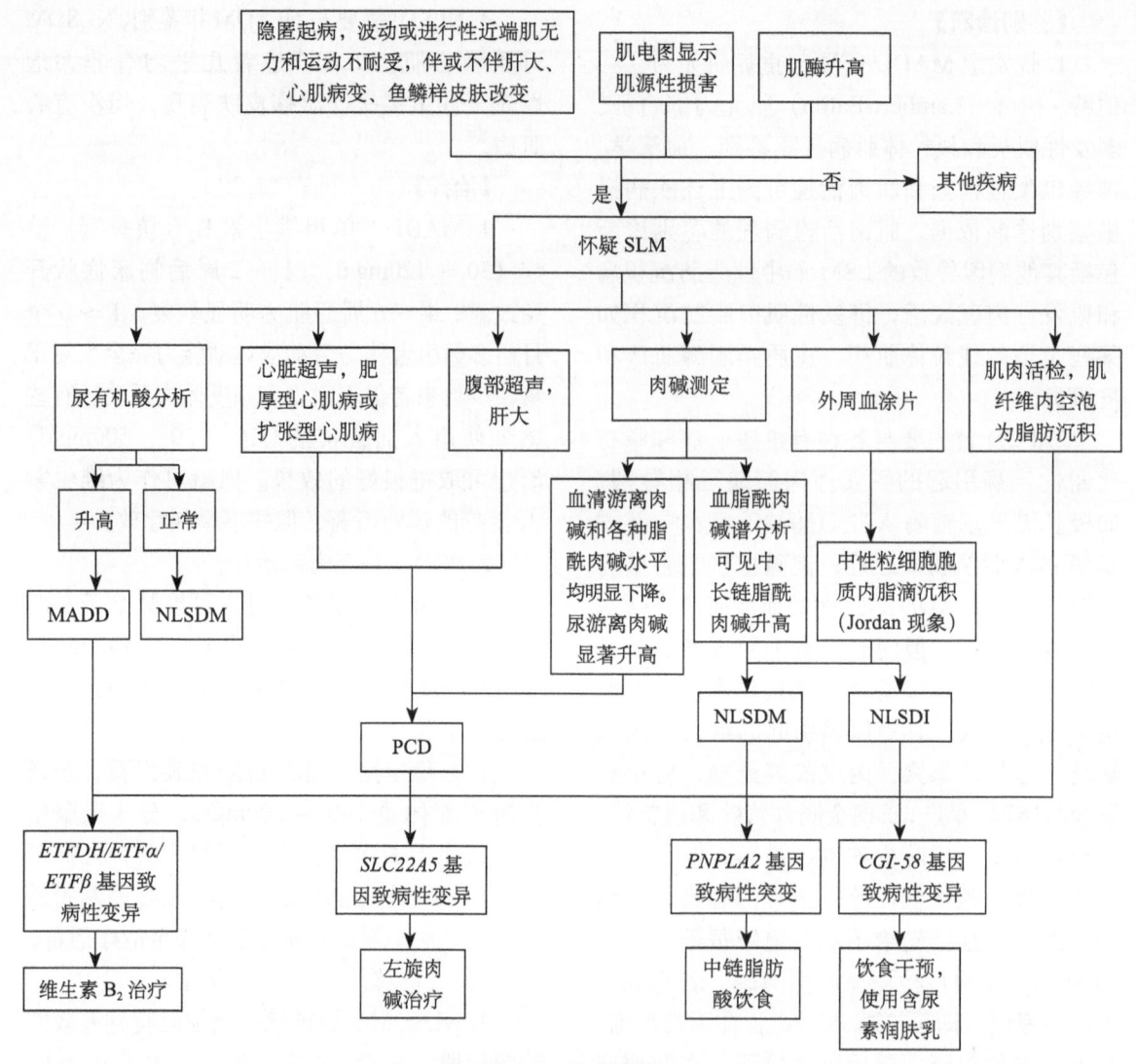

图 1-9 诊疗流程

第九节 神经节苷脂贮积症

【概述】

神经节苷脂贮积症（gangliosidosis, GM）是一种罕见的常染色体隐性遗传的代谢紊乱疾病。临床表现以中枢神经系统症状为主，如智力低下、肌张力低下、共济失调等。临床上罕见，其多发生于婴幼儿和少年。根据致病基因不同，GM 分为 GM1 和 GM2。本病尚无特异性治疗，大多数为对症治疗。

【病因与流行病学】

1. GM1　由于 β-半乳糖苷酶 1（galactosidase beta 1，GLB1）基因致病性变异促使溶酶体酸性 β-半乳糖苷酶缺陷导致 GM1 神经节苷脂沉积，进而贮积在大脑及其他器官引发疾病。国外报道婴儿的发病率为 1/30 万～1/10 万。

2. GM2　由溶酶体 β-氨基己糖苷酶

(β-hexosaminidase，Hex）缺乏导致过量 GM2 神经节苷脂贮积于脑及周围器官而发病。Hex 能特异性水解糖复合物非还原端 β-1，4 连接的 N- 乙酰氨基己糖残基。其在体内有两种同工酶，即 HexA 和 HexB。HexA 由 α 和 β 两种亚基组成，HexB 由 ββ 同二聚体组成，α、β 亚基分别是 *HEXA* 和 *HEXB* 基因的表达产物。两种同工酶均能水解糖蛋白和糖脂，但只有 HexA 能水解 GM2 神经节苷脂，而且必须依赖 GM2 激活蛋白（*GM2A* 基因的表达产物），因此，*HEXA*（15q23-q24）、*HEXB*（5q13）和 *GM2A*（5q31.3-q33.1）任一基因致病性变异均可能引起 HexA、HexB 或 GM2 激活蛋白缺陷，从而使 GM2 神经节苷脂降解障碍而在细胞内堆积。根据致病基因的种类 GM2 分为 3 型。B 型（Tay-Sachs 病）：*HEXA* 基因致病性变异导致 HexA 活性丧失，其发病率约为 1/100 000 活产婴儿，携带率约为 1/250；O 型（Sandhoff 病）：为 *HEXB* 基因致病性变异导致 HexA 和 HexB 活性均丧失，发病率约为 1/384 000 活产婴儿；AB 型（GM2 激活蛋白缺陷型）：*GM2A* 基因致病性变异，相对较少见。

【临床表现】

1. GM1 根据临床表现和发病年龄分为 3 型。

Ⅰ 型（婴儿型）：临床最常见，常于出生后 3～6 个月发病，主要临床症状为智力、运动发育迟缓伴倒退、面容异常、多发性骨发育不良、肝脾大、肌张力低下及患儿眼底出现樱桃红斑、背部和臀部见蒙古斑，预后不良，易反复出现呼吸道感染，多在 2 岁左右死于呼吸道感染及呼吸衰竭，平均死亡年龄为 18.9 个月。

Ⅱ 型（晚发婴儿型或青少年型）：发病年龄常在 7 个月至 3 岁，主要临床症状为共济失调、步态不稳、肌张力低下、智力运动倒退，可见多发骨发育不良，视力、面容可无异常，常在 3～7 岁死于反复惊厥及呼吸道感染。

Ⅲ 型（成人型或慢性晚发型）：发病年龄多在 3 岁后，少数发病于青春期，主要症状为肌张力障碍、进行性锥体外系异常、小脑性构音障碍，其病程进展缓慢，智力受损较轻，可有轻微脊柱畸形，无面容异常、视网膜病变及肝脾大。

2. GM2 分为 B 型、O 型、AB 型。

（1）B 型（Tay-Sachs 病）

1）婴儿型：为最常见的类型，一般在 6 个月左右发病，大多数患儿在 4 岁时死亡，表现为智力和运动发育迟缓，病情进展迅速。常见的神经退行性症状为低血压、不能坐或头无法支撑、眼球运动异常、吞咽困难、肌痉挛和髓鞘形成减少等。眼底检查可见眼底樱桃红斑。

2）青少年型：通常在 3～10 岁发病，多在 15 岁前死亡。常见的临床症状为共济失调、构音障碍、吞咽困难、低血压和连续性痉挛。青春期发病的患者病情相对较轻，症状表现差异较大，但约 88% 的患者存在肢体肌无力和步态异常。

3）晚发型：症状通常出现在青春期或成年早期，但也可能出现在 20～30 岁以后。神经退行性病变进展缓慢，表现为运动、大脑和脊髓小脑功能延迟和逐渐下降。

（2）O 型（Sandhoff 病）

1）婴儿型：多见，患儿出生时正常，出生后 4～6 个月起病，常在 5 岁前死亡。早期表现为肌张力降低、易激惹、精神运动发育倒退、发声减少、听力下降，随后出现肌张力增高、肢体痉挛、惊厥及听力下降，眼底检查可见樱桃红斑。

2）青少年型：一般在 4～6 岁起病，表现为痴呆、小脑共济失调、智力落后、肌萎缩，其严重程度仅次于婴儿型。除共济失调外，还存在构音障碍、便秘、尿失禁及下肢反射增强等症状，眼底检查樱桃红斑不常见。

3）成年型：病情进展缓慢，一般在儿童早期发病，至少35%的患者在10岁前发病，主要表现为小脑性共济失调、下肢运动神经元运动障碍、自主神经功能障碍等。

（3）AB型：临床表现与典型的B型非常相似，但小脑症状相对明显。

【辅助检查】

1. 头颅影像学检查　头颅MRI检查提示脑白质病变、大脑萎缩及小脑萎缩。磁共振波谱成像（MRS）显示 N-乙酰天冬氨酸（NAA）峰值下降，提示神经元损伤。GM1的骨骼系统X线片可显示颅骨、脊柱、骨盆及四肢骨发育异常。

2. 生物标志物　血浆溶酶体GM2（lyso-GM2）水平升高提示GM2，见于GM2 B型及O型，其升高程度与HexA活性缺乏程度相关，但国内尚未开展。

3. Hex测定　外周血白细胞和培养皮肤成纤维细胞进行HexA测定是诊断GM2 B型的重要依据，婴儿型HexA活性缺乏（仅及正常人的5%以下），迟发型患者HexA活性显著降低（<15%），HexB活性正常或增高。GM2 O型，HexA和HexB活性降低，婴儿型HexA和HexB活性严重缺陷，晚发型HexA和HexB残留部分酶活性。

4. 基因检测　有助疾病诊断、遗传咨询及携带者筛查。全外显子测序可检出99%的突变位点。

【诊断】

患儿出现精神运动发育倒退、肌张力低下、癫痫、共济失调等神经系统症状，伴或不伴眼底樱桃红斑、背部和臀部蒙古斑等皮肤改变，完善影像学检查、Hex测定、基因检测可诊断。GM1的诊断可以通过β-半乳糖苷酶的酶学分析或 GLB1 基因的基因检测进行。

【鉴别诊断】

1. GM2神经节苷脂贮积症通常无骨骼发育不良或仅少数可见，可见进行性小脑萎缩。

2. 黏多糖贮积症　根据不同类型酶的缺陷可以分为多种类型，其多发性骨发育不良与GM1难区分，但其头颅MRI表现通常包括血管周围间隙增宽、脑白质异常信号、蛛网膜下腔增宽、脑室扩张、颅颈交界区狭窄等。

3. 异染性脑白质营养不良　头颅MRI通常表现为侧脑室旁脑白质对称性异常信号，无皮质下白质受累，半卵圆中心T_2WI信号呈"虎纹征"改变。

4. 球形细胞脑白质营养不良　头颅MRI病灶常沿皮质脊髓束范围走行，双侧侧脑室前后角旁白质、半卵圆中心及深部脑白质T_2WI多呈对称性不规则片状高信号，皮质下U形纤维通常不受累或晚期才受累。

【治疗】

本病尚无特异性治疗，大多数为对症治疗，底物减少疗法、基因治疗、分子伴侣疗法等尚处于临床试验阶段。

【诊疗流程】

1. GM1诊疗流程　见图1-10。

2. GM2诊疗流程　见图1-11。

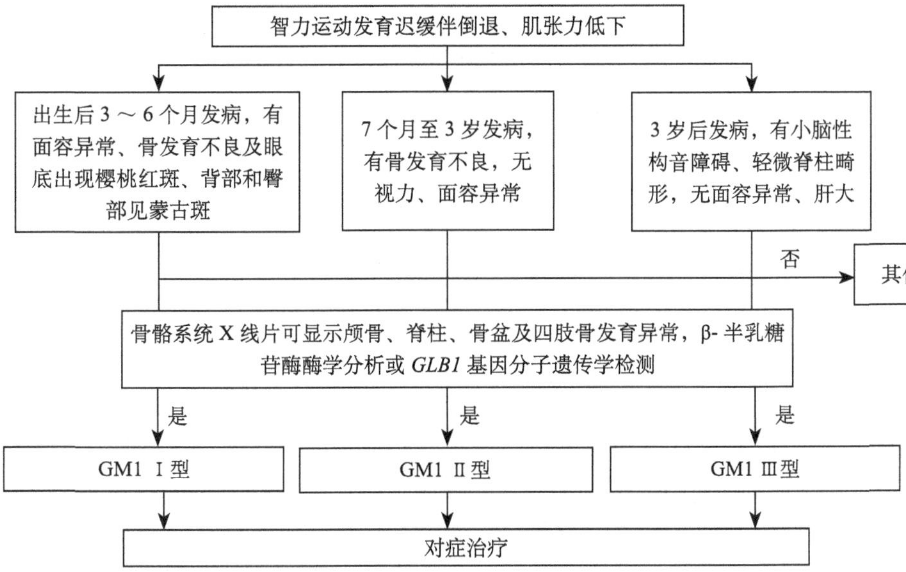

第 1 章 神经肌肉疾病

```
                 ┌─────────────────────────────┐
                 │ 智力运动发育迟缓伴倒退、肌张力低下 │
                 └─────────────────────────────┘
                                │
        ┌───────────────────────┼───────────────────────┐
        ▼                       ▼                       ▼
┌──────────────────┐  ┌──────────────────┐  ┌──────────────────┐
│ 出生后 3~6 个月发病，│  │ 7 个月至 3 岁发病， │  │ 3 岁后发病，有小脑性 │
│ 有面容异常、骨发育 │  │ 有骨发育不良，无   │  │ 构音障碍、轻微脊柱畸 │
│ 不良及眼底出现樱桃 │  │ 视力、面容异常     │  │ 形，无面容异常、肝大 │
│ 红斑、背部和臀部见 │  │                  │  │                  │
│ 蒙古斑            │  │                  │  │                  │
└──────────────────┘  └──────────────────┘  └──────────────────┘
                                                    │否
                                                    ▼
                                              ┌──────────┐
                                              │ 其他疾病  │
                                              └──────────┘
                                │
        ┌───────────────────────────────────────────────┐
        │ 骨骼系统 X 线片可显示颅骨、脊柱、骨盆及四肢骨发育异常， │
        │ β-半乳糖苷酶酶学分析或 GLB1 基因分子遗传学检测        │
        └───────────────────────────────────────────────┘
        │是                    │是                    │是
        ▼                     ▼                      ▼
  ┌───────────┐        ┌───────────┐         ┌───────────┐
  │ GM1 Ⅰ 型   │        │ GM1 Ⅱ 型   │         │ GM1 Ⅲ 型   │
  └───────────┘        └───────────┘         └───────────┘
        └──────────────────┬──────────────────┘
                           ▼
                     ┌──────────┐
                     │ 对症治疗  │
                     └──────────┘
```

图 1-10　GM1 诊疗流程

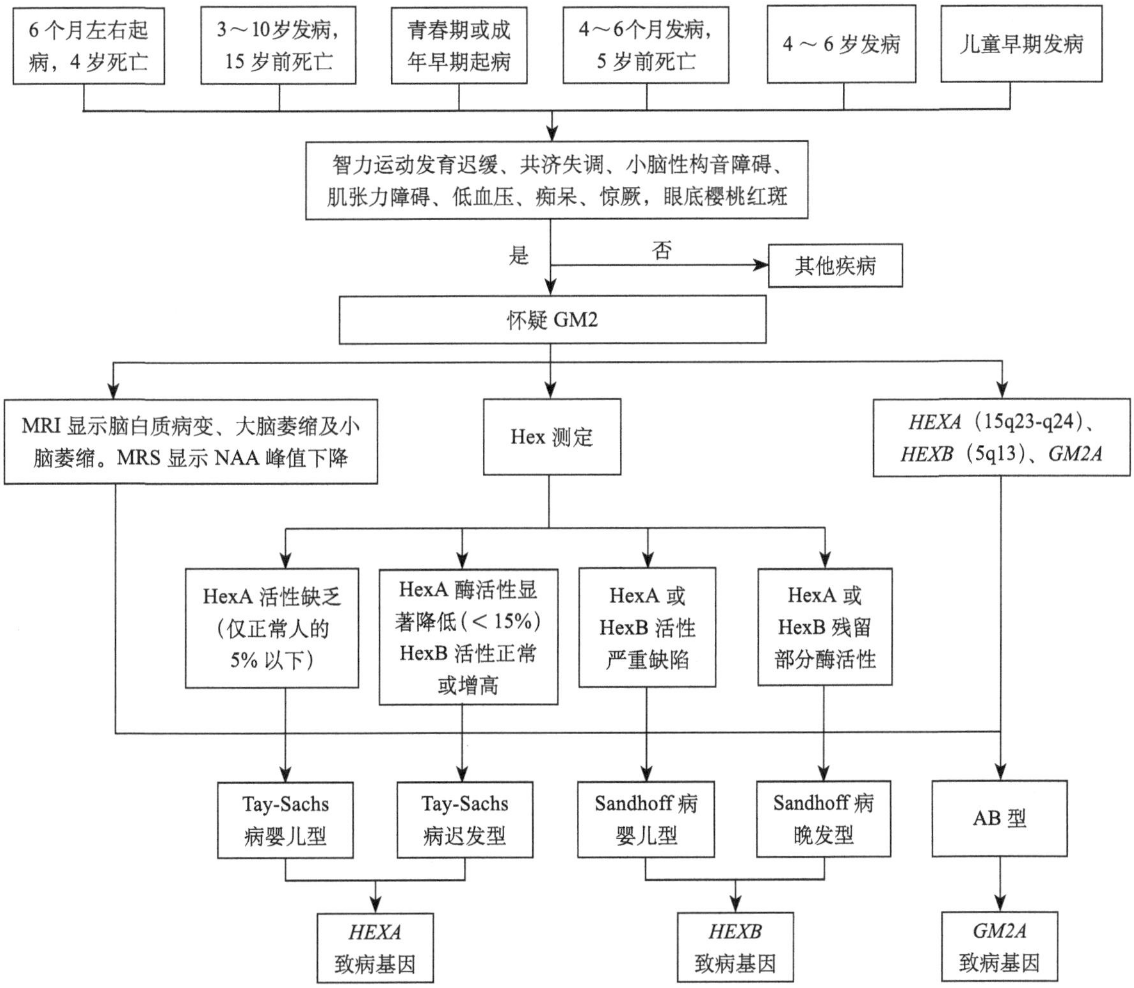

```
┌────────┐ ┌────────┐ ┌────────┐ ┌────────┐ ┌────────┐ ┌────────┐
│6个月左右│ │3~10岁  │ │青春期或 │ │4~6个月 │ │4~6岁  │ │儿童早期 │
│起病，4岁│ │发病，15│ │成年早期 │ │发病，5 │ │发病    │ │发病    │
│死亡     │ │岁前死亡│ │起病     │ │岁前死亡│ │        │ │        │
└────────┘ └────────┘ └────────┘ └────────┘ └────────┘ └────────┘
                                │
                                ▼
              ┌─────────────────────────────────┐
              │ 智力运动发育迟缓、共济失调、小脑性构音障碍、│
              │ 肌张力障碍、低血压、痴呆、惊厥，眼底樱桃红斑 │
              └─────────────────────────────────┘
                       │是           │否
                       ▼             ▼
                                ┌──────────┐
                                │ 其他疾病  │
                                └──────────┘
                  ┌──────────┐
                  │ 怀疑 GM2  │
                  └──────────┘
        ┌─────────────┼─────────────┐
        ▼             ▼             ▼
┌──────────────┐ ┌──────────┐ ┌──────────────────┐
│MRI 显示脑白质│ │ Hex 测定 │ │ HEXA (15q23-q24)、│
│病变、大脑萎缩│ │          │ │ HEXB (5q13)、GM2A │
│及小脑萎缩。MRS│ │          │ │                  │
│显示 NAA 峰值 │ │          │ │                  │
│下降          │ │          │ │                  │
└──────────────┘ └──────────┘ └──────────────────┘
                      │
      ┌──────────┬────┴─────┬──────────┐
      ▼          ▼          ▼          ▼
┌──────────┐┌──────────┐┌──────────┐┌──────────┐
│HexA 活性 ││HexA 酶活性││HexA 或   ││HexA 或   │
│缺乏（仅正││显著降低   ││HexB 活性 ││HexB 残留 │
│常人的 5% ││(<15%)    ││严重缺陷  ││部分酶活性│
│以下）    ││HexB 活性 ││          ││          │
│          ││正常或增高 ││          ││          │
└──────────┘└──────────┘└──────────┘└──────────┘
      ▼          ▼          ▼          ▼          ▼
┌──────────┐┌──────────┐┌──────────┐┌──────────┐┌──────┐
│Tay-Sachs ││Tay-Sachs ││Sandhoff病││Sandhoff病││AB 型 │
│病婴儿型  ││病迟发型  ││婴儿型    ││晚发型    ││      │
└──────────┘└──────────┘└──────────┘└──────────┘└──────┘
      └──────┬───┘          └─────┬────┘          │
             ▼                    ▼               ▼
        ┌────────┐            ┌────────┐     ┌────────┐
        │ HEXA   │            │ HEXB   │     │ GM2A   │
        │ 致病基因│            │ 致病基因│     │ 致病基因│
        └────────┘            └────────┘     └────────┘
```

图 1-11　GM2 诊疗流程

第十节　中央轴空病

【概述】

中央轴空病（central core disease，CCD）属于细肌丝性肌病，是罕见的先天性肌病。Shy 和 Magee 于 1956 年首先报道了一个家族 3 代 5 名患者，该病呈散发性，常染色体显性和隐性遗传。特征性的表现为出生时全身肌张力低下，缓慢进展，但大多数病例是非进展性的。本病的发病以出生后肢带肌和近端肌对称性无力为主。脊柱侧弯与肢体关节挛缩早期可见，肌张力低，儿童站立不稳，坐立不稳，严重者常因呼吸困难和肺部感染而死亡。肌腱反射正常或减弱、消失，智力正常。特征改变是肌肉组织酶化学染色出现特征性中央轴空结构。由突变诱导的 RyR 蛋白构象变化导致的肌肉细胞内兴奋性改变和（或）钙稳态变化被认为是主要的致病机制。

【病因与流行病学】

目前已发现 CCD 与骨骼肌肌质网雷诺丁（ryanodine）受体基因（*RyR1*）突变有关，*RyR1* 基因位于 19q13.1，其 cDNA 全长大于 15kb，编码约 5033 个氨基酸，产生相对分子质量为 563kDa 的 RyR1 蛋白。RyR1 蛋白是一种同种四聚体钙离子通道蛋白，主要分布于骨骼肌细胞的终末池，在钙离子信号产生及肌细胞兴奋收缩中起着关键性作用。RyR1 蛋白包含有 2 个功能区域：N 端区域，位于胞质，由约 4000 个氨基酸组成；C 端区域，位于肌质网膜上，由约 1000 个氨基酸组成。C 端部分又可以分为 4 个小的跨膜区域（称为 M1、M2、M3、M4）。N 端的胞质部分起着调节通道活性的功能，而 C 端的跨膜区域直接形成通道。从突变分析的实验来看，连接 M3 与 M4 的节段是形成通道孔的关键部位，特别是保守序列 GXRXGGGXGD 代表着通道电生理特征。

RyR1 基因突变产生 CCD 的机制，目前主要有 2 种假说：渗漏通道学说和兴奋收缩失偶联学说。Zhang 等最早于 1993 年提出渗漏通道学说：*RyR1* 突变导致通道通透性增强，导致即使在非收缩状态下，肌质网仍有大量钙离子渗漏，而这种渗漏已超过了胞质钙 ATP 酶将钙离子泵回肌质网的代偿能力，最终使静息状态下胞质内钙离子浓度升高，而肌质网内钙离子缺乏，在肌细胞兴奋时不能释放出足量的钙离子，产生肌无力。同年 Quane 等提出了兴奋收缩失偶联学说。此学说指的是 *RyR1* 突变直接影响离子通道孔的开放功能，在肌细胞兴奋时，通道孔不能正常开放释放钙离子，不能产生正常的肌肉收缩，而此时肌质网内的钙离子浓度无变化，RyR1 自身对二氢吡啶受体激活的敏感性亦无改变。渗漏通道的突变多位于"热点"区域的 N 端和中央区域（如 Tyr523Ser、Arg2163His、Arg2435Leu），而兴奋收缩失偶联的突变多位于"热点"的 C 端（如 Gly4890Arg、Arg4892Trp、Ile4897The、Gly4898Glu、Gly4898Arg、Ala4905Val、Arg4913Gly）。然而最近的一些研究表明，这两种假说也是相互联系的，不能绝对分开。

自从 1993 年 Zhang 等报道 *RyR1* 为 CCD 的致病基因后，到目前为止，至少有数十种 *RyR1* 突变被报道与 CCD 相关，包括错义突变和缺失突变等。大多为常染色体显性遗传或散发病例，少数证实为常染色体隐性遗传。MH 及 CCD 的 *RyR1* 突变主要丛集于 RyR1 蛋白的 3 个特定"MH/CCD 热点区域（即恶性高热/中央轴空病热点区域）"：N 端区域（氨基酸残基 12614）、中央区域（氨基酸残基 216222458）和 C 端区域（氨基酸残基 413624973）。C 端区域是 RyR1 蛋白的跨膜及通道小孔形成区域，此部位的突变将直接影响通道的通透性和选择性，大多 CCD 突变集中于这个区域。在过去对CCD的研究中，大多只对"热点"区或只对C端的"热点"进行突变筛查分析，仅发现47%～67%的CCD患者伴有RyR1突变。在近来的一组对27例CCD患者全长RyR1基因突变的筛查发现，90%以上的CCD均由RyR1基因突变所致，这表明，如局限于"3个热点区域"进行RyR1基因突变筛查，将有许多突变被遗漏。

【临床表现】

患儿出生后起病，呈缓慢进展的肌无力，主要表现为肢带肌及近端肌无力，早期可见脊柱侧弯和四肢关节挛缩，肌张力低下，肌力下降，患儿不能站立，坐立不稳，Gower征阳性，重者常因呼吸困难和肺部感染而夭折。脑神经支配的肌肉相对不受影响，虽有肌萎缩，但不显著，并无肌束震颤。多数病例为非进展性，腱反射正常或减弱、消失，智力正常。约40%有肌纤维中央轴空的患者无症状。部分患者可伴有MH，主要表现为在吸入麻醉及使用去极化肌松剂时出现骨骼肌僵硬、心动过速、过度通气、发绀、乳酸血症、发热。早期有血钾和血钙升高，晚期有CK及肌球蛋白升高（血和尿中）。

【实验室检查】

典型的CCD在HE染色中，可见肌纤维中央有圆形深红色染色区，还原型辅酶Ⅰ-四唑氮还原酶（NADH-TR）染色见肌纤维中央有圆形不着色空白区，以Ⅰ型肌纤维表现更为显著，提示该处线粒体缺乏或氧化酶活性低下。PAS染色提示糖原减少。MGT染色呈紫色，说明此处为肌质，而肌原纤维已破坏或减少。而轴空区周围的肌原纤维正常，故呈蓝绿色。在有的病例，轴空结构不明显，可能是由于取材部位不准确或年龄偏大。有报道认为，轴空结构随年龄增长而逐渐明显。此外，有英国学者报道，有2例无亲缘关系的CCD患儿的父母，无明显临床症状，肌肉活检显示氧化酶活性降低，但无轴空结构，故他们认为Ⅰ型纤维氧化酶降低也是CCD的重要表现。电镜下可分为"有结构型"和"无结构型"。有结构型中可见肌丝排列紧密成堆，肌原纤维间无线粒体、肌管、糖原和脂滴等。Z线常呈"Z"字形弯曲或呈长条的水纹状外观，无结构型的Z线完全消失。

血清肌酸激酶正常，成年人可稍高，肌电图可见短时限、低电位及多相运动单位，运动传导速度正常。MRI有助于了解肌肉量的改变。

【诊断】

CCD的主要诊断依据是出生后起病的低肌张力和肌无力；肌肉活检在相应的酶染色中特征性出现中央浅染或缺失的轴空现象，而轴空周围的肌质正常。CCD常伴Ⅰ型肌纤维占显著优势，且常以侵犯Ⅰ型肌纤维为主；肌肉MRI可显示选择性肌肉受累的特征性模式，并有助于在组织病理学发现不明确的病例中进行诊断。RyR1基因突变分析可提供诊断的遗传确认。

【鉴别诊断】

病理诊断方面需要注意与多轴空或微轴空相鉴别，后者可见于恶性高热、肌营养不良、炎性肌病、内分泌肌病、失神经性肌萎缩等多种疾病中，是非特异性病理改变。初期要与其他疾病引起的软婴综合征相鉴别。在婴儿期后主要与各种先天性肌病、肌营养不良和脊肌萎缩鉴别。除一般的临床症状外，最重要的鉴别点是肌纤维中央轴空的病理特征、遗传方式及基因检测。出现MH时还需要与各种可引起发热的疾病相鉴别。

【治疗】

目前对CCD无有效治疗，但对已知易感MH的患者要预防MH发生，MH的病死率达80%。故对这种患者要避免吸入麻醉及使用去极化肌松剂，可改为非激发性麻醉或局部麻醉，一旦手术中心率、血压、体温、动脉血气等发生变化，应立即停止麻醉，改为吸入纯氧，使用解毒剂丹曲林，直至肌肉松弛及呼吸、心率及体温明显降低和血气分析正常,经这样的处理,病死率可从80%降至0,但仍有神经、肌肉和肾损害。丹曲林是唯一一种经临床批准的恶性高热药物。氧代苯甲酸也有该作用。*RyR2*突变通常导致Ca^{2+}泄漏,与心力衰竭和心律失常有关。目前的治疗还包括普罗帕酮,抑制RyR1受体,减少Ca^{2+}过度释放,从而用于治疗由特定药物触发的MH。

【诊疗流程】

诊疗流程见图1-12。

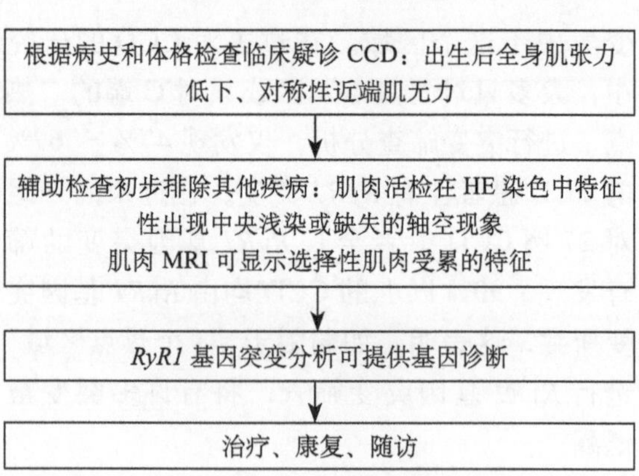

```
根据病史和体格检查临床疑诊CCD:出生后全身肌张力
低下、对称性近端肌无力
           ↓
辅助检查初步排除其他疾病:肌肉活检在HE染色中特征
性出现中央浅染或缺失的轴空现象
肌肉MRI可显示选择性肌肉受累的特征
           ↓
RyR1基因突变分析可提供基因诊断
           ↓
治疗、康复、随访
```

图1-12 诊疗流程

第十一节 杆状体肌病

【概述】

杆状体肌病(nemaline myopathy,NM)又称线状体肌病,是一种先天性肌病,呈散发性或常染色体显性或隐性遗传,常于新生儿期起病。其由Shy等于1963年首次报道,因在患者肌纤维中发现大量杆状体(nemaline body)或称肌杆而得名。其主要病理特征为电镜下可见肌纤维内有大量短棒状小体形成。目前发现至少13种基因突变和NM相关,其中以*NEB*基因突变所致的NM2型最为常见。本病主要表现为颈面肌和四肢近端肌无力,随着疾病进展,远端肌也可受累,还有肌病面容、高腭弓、胸廓异常等表现,严重时可进展为呼吸衰竭。根据患者起病年龄、症状的严重程度和进展情况等将NM分为先天重症型、先天轻症型(经典型)、先天中间型、儿童起病型、成人起病型、其他类型。

【病因与流行病学】

本病为遗传性肌病,目前确定的致病基因至少有5种,编码蛋白均为肌原纤维细肌丝组分,分别为α-原肌球蛋白(*TPM3*)、α-肌动蛋白(*ACTA1*)、β-原肌球蛋白(*TPM2*)、伴肌动蛋白(*NEB*)、肌钙蛋白T1(*TNN T1*)。遗传方式多样,其中*TPM3*、*ACTA1*既有常染色体显性遗传,又有隐性遗传;*NEB*、*TNN T1*已报道的突变为隐性遗传;*TPM2*仅见于常染色体显性遗传的家系中。Ryan等研究结果显示,*ACTA1*基因突变占NM的15%~20%,接近50%的致死性先天性NM为此基因突变,肌肉病理可发现大量的杆状体、糖原和肌动蛋白丝沉积,肌节断裂。仅有2%~3%的NM为*TPM3*基因突变,此基因仅表达于Ⅰ型纤维(慢肌纤维)中,肌萎缩和杆状体亦优先出现于Ⅰ型纤维。*TPM2*及*TNNT1*突变仅见个别报道。据推测可能大部分NM病例为*NEB*突变。国外报道成人起病型NM患者中约50%合并免疫系统疾病,如人类免疫缺陷病毒(HIV)感染、人类嗜T淋巴细胞病毒感染、单克隆丙种球蛋白病和原发性甲状腺功能减退症,加之在1名患者骨骼肌的肌膜中有免疫球蛋白沉积和部分患者对免疫抑制疗法有一定效果,使人们设想成人起病型NM发病机制中存在自身免疫或细胞免疫缺陷。

【临床表现】

本病主要的临床特征是肌张力降低和肌无力。根据肌无力的程度和发病年龄可将本病分为以下几种亚型。

1.先天重症型 多为常染色体隐性遗传,出生即有严重的肌无力症状,无自主呼吸和运动，呼吸肌无力，一般患儿在1岁内死亡；患儿还伴有关节挛缩、肺发育不全，妊娠期可有羊水过多和胎动减少。偶尔可见扩张型心肌病及骨骼关节等其他先天发育畸形，免疫组化发现线粒体脂肪酸氧化障碍。

2. 先天轻症型（经典型） 多为常染色体隐性遗传，在儿童早期起病，近端肌无力，面颈部肌肉和呼吸肌受累较明显，后期可累及远端肌，病情进展缓慢或相对稳定，多数可活到成年。

3. 先天中间型 多为常染色体显性遗传，于婴儿期起病，出生时有自主呼吸和运动能力，随着病情进展，在儿童早期丧失自主呼吸能力和独立行走能力，11岁以前需要使用轮椅。

4. 儿童起病型 为常染色体显性遗传，出生早期运动发育正常，常在儿童期有肌无力表现，最早出现的症状是踝关节背屈，之后是缓慢进展的踝关节无力和四肢近端肌无力，面肌及颈肌均无力，故而出现长脸、无表情。患者有弓形足和脊柱侧弯，可有呼吸肌受累，但症状很轻，病情稳定或进展缓慢，心肌很少受累，多数可正常活到成年，多于40岁后需要使用轮椅。

5. 成人起病型 于成年期起病，临床表现具有较高的异质性，平均发病年龄为45岁，35～50岁好发，男性多见；多无家族史和先天性发育畸形；主要表现为肢体近端无力并呈进行性或缓慢发展，伴有肌萎缩，可伴有肌肉疼痛，中枢神经系统通常不受影响，智力正常；呼吸肌麻痹是最常见的致死原因。

6. 其他类型 包括心肌病、眼肌麻痹、异常部位肌无力和核内杆状体等。

为了提高基因型和临床表型的相关性，2021年，Laitila和Wallgren-Pettersson提出将NM的临床类型分为：①重症型，新生儿期起病，症状至少包括以下4种症状中的1种，大关节挛缩、骨折、无自主呼吸、无自主运动；②经典型，围生期起病，运动能力发育迟缓，但多数可存活至成年，生活质量无明显影响；③轻症型，儿童或青少年期起病，病情进展缓慢；④远端型，以远端肌受累为主，可出现远端关节挛缩；⑤儿童起病伴运动迟缓型，有特征性运动缓慢表现，组织病理可见核-杆样结构；⑥隐性遗传 TNNT1（阿米什人）型，病程呈进展性，胸部僵硬，限制性肺通气功能障碍，早期肌内膜纤维化；⑦其他类型，如异常部位肌无力、肥厚型心肌病、异常组织学表现（核-杆样结构、帽状结构、肌动蛋白聚集、核内杆状体和脂滴等）。NEB基因与前4种临床类型均有关联。NM的临床分型和对应的致病基因详见表1-6。

表 1-6 杆状体肌病临床分型和对应的致病基因

临床分型	致病基因
重症型	*ACTA1*、*NEB*、*LMOD3*、*KLHL40*、*KLHL41*、*TNNT3*、*TPM2*、*TPM3*
经典型	*NEB*、*ACTA1*、*CFL2*、*TPM2*、*LMOD3*
轻症型	*ACTA1*、*NEB*、*TPM2*、*TPM3*、*KBTBD13*、*MYPN*、*TNNT1*
远端型	*NEB*、*ACTA1*、*TNNT3*、*TPM2*
儿童起病伴运动迟缓型	*KBTBD13*
隐性遗传 TNN T1（阿米什人）型	*TNNT1*
其他类型	*ACTA1*、*NEB*、*TPM2*、*TPM3*、*MYPN*、*CFL2*

【实验室检查】

血清CK正常或稍高，肌电图可见病理干扰相。肌肉活检突出改变为肌纤维内出现杆状体。HE染色难以识别，在改良Gomori染色时最清晰，可见杆状体染成紫红色，长1～7μm，宽0.3～3.0μm，随机分布于肌膜下或核周。此外肌纤维直径大小不一，多数直径小于正常，Ⅰ型纤维占优势，Ⅱ型纤维减少，ⅡB型纤维缺乏。磷钨酸苏木精（PTAH）染色杆状体呈蓝色。腺苷三磷酸酶（ATPase）

染色杆状体聚集区酶活性缺乏。核内杆状体罕见，一般见于严重的新生儿型和进展型的成人，核内杆状体明显大于肌质杆状体，常为孤立性的。杆状体的数量随病程进展而逐渐增多，但与 NM 严重程度或发病年龄之间无相关性。含杆状体的肌纤维比例因患者和所检肌肉不同而异，多数患者的梭外肌肌纤维均可见杆状体。但杆状体的出现不是特异性的，它还见于正常肌肉与肌腱的连接部位，在其他的神经肌肉疾病包括线粒体肌病、多发性肌炎、进行性脊肌萎缩症和急性酒精性肌病中亦可见到少量杆状体，在这些肌病中杆状体被认为是骨骼肌对损伤的一种非特异性反应，甚至在没有骨骼肌症状的心肌病患者中亦可见到杆状体。部分病例合并血管周围或内皮慢性炎症等多发性肌炎的病理改变，HE 染色曾误诊为多发性肌炎。电镜下杆状体为电子致密结构，成群分布于肌膜下或肌原纤维间，Z 盘增粗呈短棒状。已证实杆状体来源于 Z 盘。

【诊断与鉴别诊断】

临床主要表现为肌张力降低和肌无力，但不同患者发病年龄和病情程度不同，临床上难与其他类型的先天性肌病鉴别，特征性的诊断依据是在大量肌纤维中发现大量杆状体，且没有其他肌病的特征性病理结构。肌肉活检是 NM 诊断最重要的依据，特征性肌肉病理改变为肌膜下或肌纤维内改良 Gomori 染色下蓝紫色或 HE 染色下红染的杆状体样结构。杆状体为非特异性病理改变，少量杆状体可见于线粒体脑肌病、皮肌炎、强直性肌营养不良、HIV 感染、霍奇金病等其他神经肌肉疾病。只有杆状体明显增多，且为最突出的病理改变时才考虑有 NM 的可能。此外，NM 尚需要与肌营养不良、代谢性肌病、炎性肌病、进行性脊肌萎缩症、急性酒精性肌病等相鉴别。

【治疗】

NM 无特效治疗，由于对本病预后影响最大的是呼吸功能和脊柱侧弯程度，所以应注意心肺功能监测，一般患者可行体疗，当出现呼吸困难、吞咽困难或呼吸道感染时给予对症处理，呼吸衰竭的患者可行呼吸支持治疗。检查心脏情况，注意发生心肌病和肺源性心脏病的危险，物理治疗、语言训练和矫形治疗均可提高患者生活质量。

【诊疗流程】

诊疗流程见图 1-13。

```
┌─────────────────────────────────────┐
│ 根据病史和体格检查临床疑诊 NM：颈面肌和四肢近端肌 │
│              无力                    │
└─────────────────────────────────────┘
                    ↓
┌─────────────────────────────────────┐
│ 辅助检查初步排除其他疾病：肌肉活检见肌膜下或肌纤维 │
│ 内改良 Gomori 染色下蓝紫色或 HE 染色下红染的杆状体样 │
│              结构                    │
└─────────────────────────────────────┘
                    ↓
┌─────────────────────────────────────┐
│ 基因诊断检出致病基因：TPM3、ACTA1、TPM2、NEB、 │
│              TNNT1                   │
└─────────────────────────────────────┘
                    ↓
┌─────────────────────────────────────┐
│         对症治疗、康复治疗、随访         │
└─────────────────────────────────────┘
```

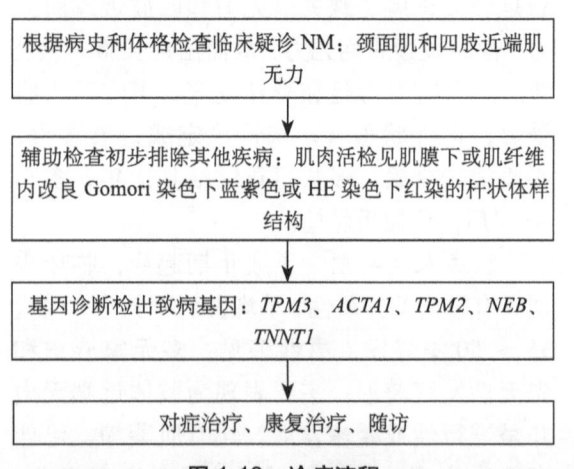

图 1-13　诊疗流程

第十二节　先天性肌强直症

【概述】

先天性肌强直症（myotonia congenita, MC）是一种主要表现为肌强直与肌肉肥大的遗传性肌肉疾病，在肌肉收缩后不能立即放松，导致肌肉僵硬，影响运动能力。常见的有以下 2 种类型：常染色体隐性遗传的 Becker 病和常染色体显性遗传的 Thomsen 病。Becker 病是最常见的 MC，常在 4～12 岁发病，Thomsen 病常在出生的前几个月到 2～3 岁发病，部分病例在 10～20 岁后才出现肌强直。所有横纹肌群包括眼外肌、面部肌肉及舌肌等均可受累。发病率为 0.3/10 万～

0.6/10万。病程呈非进行性。本病由 Charles Bell 于 1832 年和 Leyden 于 1874 年首先报道。

【病因与流行病学】

本病发病机制仍有争论,可能是多方面的。有学者认为肌强直是钙离子进出骨骼肌不受控制而引起的,但有学者通过酶联免疫吸附试验提示钙离子 -ATP 酶表达和储钙素与本病无关。亦有研究发现本病患者体液免疫和细胞免疫都广泛受损,血清 IgG 水平低于正常。一般认为其是由肌纤维膜或另一些与传导有关的细胞器生理改变引起的。其证据在于注射箭毒后,肌电图提示肌纤维收缩强度减弱或消失,与持续存在小的电位有关。其中一些和肌纤维电位一样,另一些比正常运动单位电位大。这些小电位意味着单个纤维独立、不协调活动。这些活动持续到神经冲动激发肌肉收缩之后。近来的研究认为,肌强直是由肌膜对氯离子通透性异常引起的,主要是电压门控氯离子通道的基因突变所致。氯离子通道基因位于人染色体 7q35 上,此基因的不同位点突变导致氨基酸改变,引起本病发病。此外,人类染色体 7q35 上还有 T 细胞受体 B 基因。Richard 等采用 PCR 对三核苷酸重复序列多态性研究表明 MC 与 T 细胞受体 B 基因改变有关。两者关系到底如何,有待于进一步研究。另有学者报道本病与近亲结婚有关。

氯通道基因突变表型包括显性和隐性。肌强直药物试验发现:阻断 50% 的生理性氯电导不足以产生强直性活动,可解释隐性突变杂合携带者。尽管氯电导下降 50%,但临床不出现肌强直。显性肌强直氯电流常见激活曲线向正性膜电位漂移,使整个氯电导下降,有时漂移程度与临床严重程度不一致。

本病主要有 Thomsen 型和 Becker 型,前者为常染色体显性遗传,后者为常染色体隐性遗传。现已明确两型均由骨骼肌氯离子通道 CIC-1 突变引起。CIC-1 的相应基因位点名为 CLCN1,位于 7q35,与 T 细胞受体 B 位点连锁。通过对德国患病家族的连锁分析,发现显性型和隐性型均与 CLCN1 连锁,而加拿大的显性型患者家族则与紧邻的 TCRB 连锁。现已知道约 20 种以上疾病是由 CIC-1 突变所致,这些突变包括错义突变、无义突变(导致终止密码),如果缺失和突变影响了拼接点,则可导致由于阅读框移码产生不成熟的终端。

经研究发现 CC-1 跨膜蛋白末端的主要疏水区有一错义突变(P480L,即在 480 位点上发生脯氨酸变为亮氨酸),至今仍未有其他 MC 患者有这样的突变报道,其为 Thomsen 病独有的突变。至于错义突变究竟引起显性或隐性遗传,无法估测,有学者认为 338 位的精氨酸变成谷氨酰胺(R338Q)与常染色体隐性遗传有关,而 230 位的谷氨酰胺变为谷氨酸(Q230E)则与常染色体显性遗传有关。由错义突变直接引起的或阅读框改变间接引起的蛋白质截短似乎多于引起隐性遗传模式。截短蛋白可引起功能丧失,或导致跨膜区功能缺失。在隐性遗传患者中一个等位基因产物缺失可导致全部功能丧失,这意味着在 Thomsen 病患者中显性突变必然干扰了来自正常等位基因的表达。

【临床表现】

本病分两型,常染色体显性遗传型(Thomsen 型)和常染色体隐性遗传型(Becker 型),后者也称为隐性型普遍性肌强直(recessive generalized myotonia, RGM 或 GM),两型临床表现相似,隐性型起病较迟,肌强直比较普遍,在肌肉用力后常有短暂的肌无力现象。MC 基本特征是全身肌肉肥大,但肌肉僵硬、动作笨拙。患者肌肉主动收缩后无法迅速放松,出现肌肉强直性痉挛,持续 10 余秒后方可缓解,反复多次发作后程度减轻,逐渐恢复正常活动。肌强直累及所有的骨骼肌,下肢显著,表现为启动缓慢,双下肢有僵硬感,行走和跑步受限,上楼梯启动缓慢,下蹲后不能站起,经常蹒跚和跌倒。颈肌受累表现为快速转颈后不能立即复位。上肢受累表现为用力握拳后放松缓慢。在大多数患者,叩击肌肉时出现肌强直，呈局部凹陷或肌球状，通常涉及整个肌束或整块肌肉，持续数秒。眼肌受累时，用力闭眼会引起痉挛，且数秒内不能完全睁开眼，眼外肌痉挛导致斜视、弱视。还常见咀嚼困难、吞咽困难、构音障碍，在幼儿中还有可能出现吸吮困难、作呕、反流、吞咽困难等；肌肉肥大也是突出表现，患者呈运动员外貌，但不能胜任体育活动。小的轻微运动如眨眼、腱反射的引出不会诱发肌强直。突然的恐吓可导致全身僵硬，而后跌倒。还可见抑郁、失眠。Becker病症状开始较晚，下肢常先出现症状，Thomsen病症状通常开始较早，常影响面部和手臂。本病的痉挛是无痛的，但在长时间活动后，可能出现夜间肌痛，呈针刺样，难以忍受。男性症状常重于女性，但女性在妊娠期及月经期症状将变得严重。平滑肌、心肌不受损。智力正常。本病至青春期后，病情可保持稳定。

【辅助检查】

患者肌酶检查一般无异常。脑脊液常规、生化、免疫也无异常。肌肉活检无异常。

肌电图显示有肌强直电位，插入电位延长，扬声器发出轰炸机俯冲般或蛙鸣样声音，均有运动单位时限缩短、波幅下降、神经传导速度正常等特点。也有学者认为肌电图能检出RGM家系的杂合子。头颅CT检查无异常。

肌肉活检可见肌纤维肥大，胞核增多，且位于肌纤维中央。在一些肌纤维周围可见螺旋小环。电镜下难以发现有意义的形态学改变，中间可见小管样排列或ⅡB型纤维减少。中枢神经系统和周围神经系统无改变。

【诊断】

本病主要根据临床表现及遗传家族史、基因检测等确诊，已明确诊断的家系调查可提高诊断率。肌电图是明确MC诊断的有力依据。有学者对肌强直患者的肌肉活检标本进行组织免疫化学ATP酶纤维型模型研究发现：ⅡB型纤维减少或缺乏与染色体隐性遗传或显性遗传有关。这给本病诊断提供另一试验依据。本病可进行基因诊断，但因没有主要的突变点，检测有困难。

【鉴别诊断】

1. *先天性副肌强直症*　肌强直程度较轻，分布以头面部为主，有奇异性肌强直和副肌强直性周期性麻痹这两种特异性表现。患者常有肌肉僵硬、痉挛、疲劳和疼痛，肌电图检查存在电性肌强直，基因检测可发现 SCA4N 基因功能获得性突变或 CLCN1 基因功能丧失性突变。

2. *强直性肌营养不良*　除表现为肌无力和肌强直外，尚有肌肉萎缩、内分泌症状、白内障、秃发、智力障碍等多系统受累。两者属于不同性质的疾病。

3. 本病也需要与肌纤维颤搐、持续性肌活动综合征、痛性痉挛-肌束震颤综合征、高钾性周期性麻痹、僵人综合征等相鉴别。这些疾病无叩击性肌强直及典型肌电图异常。

4. *与肌炎、癌症、甲状腺功能减退症等引起的症状性肌强直相鉴别*　此种肌强直较局限，很少出现叩击性肌强直，并可发现一些原发病的表现。

5. *与某些药物诱导的肌强直相鉴别*　如去极化剂、肌松剂、麻醉药和治疗高胆固醇血症的药物，较少见的有β受体阻滞剂和利尿剂，但这两种药持续时间短。

【治疗】

本病目前尚无特效治疗药物及有效的基因治疗方案，尚未发布针对MC的具体临床实践指南，许多MC患者可不用药物治疗，本病病程呈非进行性，至青春期后，病情可保持稳定，预后较好。

1. *药物治疗*

（1）钠通道阻滞剂：美西律是一种利多卡因衍生物，是目前美国食品药品监督管理局（FDA）唯一批准用于MC的药物，在一项双盲随机试验中，美西律200mg口服，每天3次，显著降低了59例肌强直患者僵硬度，其中34例患者患有MC。在临床实践中，剂量通常从 150mg 口服、每天 2 次开始，根据患者情况逐步加量至 200～300mg 口服每天 3 次。常见不良反应：腹痛、腹泻、恶心、头晕、震颤和共济失调。有研究表明，拉莫三嗪也显著缓解了肌强直。

（2）降低肌膜兴奋性的药物如苯妥英钠、卡马西平等有一定效果。

（3）改善焦虑状态、缓解紧张情绪：地西泮 2.5～10mg 口服，每天 2～4 次。

2. 非药物治疗　避免过度劳累，进行适量体育运动，一些症状轻微的患者只需要进行适应性活动或改变其生活方式即可减轻症状，运动可以暂时缓解肌强直（"热身"效应）。

3. 应避免的因素和情况　应谨慎使用麻醉药，麻醉期间使用去极化肌松剂需要谨慎，可能导致麻醉相关的不良事件。术前注射琥珀胆碱可能出现危及生命的肌肉痉挛和通气困难，建议 MC 患者避免使用琥珀胆碱。

注射高剂量的肾上腺素、选择性 β 肾上腺素受体激动剂、β 受体阻滞剂等可能加重肌强直。

【诊疗流程】

诊疗流程见图 1-14。

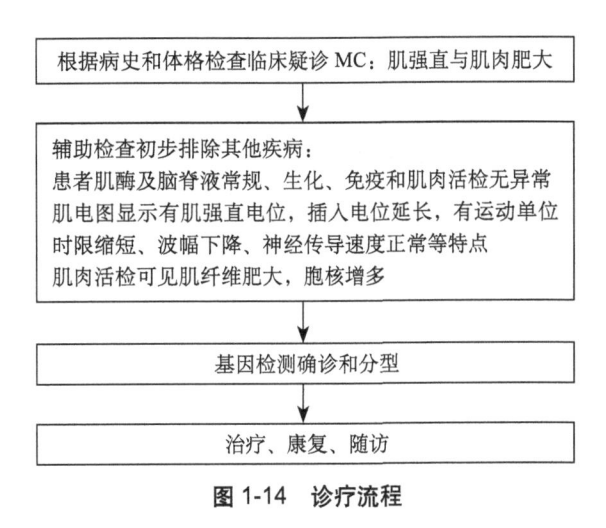

```
┌─────────────────────────────────┐
│根据病史和体格检查临床疑诊 MC：肌强直与肌肉肥大│
└─────────────────────────────────┘
                 ↓
┌─────────────────────────────────┐
│辅助检查初步排除其他疾病：        │
│患者肌酶及脑脊液常规、生化、免疫和肌肉活检无异常│
│肌电图显示有肌强直电位，插入电位延长，有运动单位│
│时限缩短、波幅下降、神经传导速度正常等特点│
│肌肉活检可见肌纤维肥大，胞核增多  │
└─────────────────────────────────┘
                 ↓
┌─────────────────────────────────┐
│基因检测确诊和分型                │
└─────────────────────────────────┘
                 ↓
┌─────────────────────────────────┐
│治疗、康复、随访                  │
└─────────────────────────────────┘
```

图 1-14　诊疗流程

第十三节　先天性副肌强直症

【概述】

先天性副肌强直症（paramyotonia congenita，PC）是一种常染色体显性遗传的离子通道病，由 Eulenberg 于 1886 年首先描述，故又称 Eulenberg 病。本病以遇冷肌强直伴或不伴发作性肌无力为特征。患者发病年龄常小于 10 岁，成年趋于稳定。目前暂无有效根治方法，但多呈良性过程。位于染色体 17q23-25 的 SCN4A 基因突变，导致肌细胞膜去极化，肌纤维麻痹，细胞内钠离子增加，影响了肌肉收缩时肌浆网钙离子摄取，因而发生肌强直。

【病因与流行病学】

PC 是常染色体显性遗传病，由编码骨骼肌钠通道 Nav1.4 的 α 亚基的 SCN4A 基因发生错义突变导致的遗传性疾病。已发现超过 3 种基因突变，常见的突变是 R1448H（1448 位精氨酸变为组氨酸）及 R1448C（1448 位精氨酸变为胱氨酸）。SCN4A 基因发生错义突变会导致电压门控钠离子通道的构象改变，进而肌膜钠通道温度依赖性异常，温度降低时钠离子通透性增高，造成进行性肌膜去极化，轻度去极化产生过度肌强直放电，持续去极化导致肌无力。如果患者的父母并无此基因突变，那可能是新发突变导致的 PC。

PC 发病率低，为（0.4～0.5）/10 万，国内报道本病也较为罕见。本病多见于婴幼儿和儿童，发病年龄常在 10 岁以下，至成年期可逐渐稳定或好转。

【临床表现】

PC 临床症状有明显的异质性，不同的患者甚至是同一遗传家系中的不同个体，临床表现也存在差异。典型症状为寒冷或运动诱发的肌强直，伴或不伴反复发作性肌无力，部分伴有肌肉肥大，大多数人累及面部肌肉和上肢肌肉，少数人累及下肢肌肉。一般幼年起病，主要症状为寒冷环境后发生全身强直和肌无力，以面部、颈部和四肢远端较明显。具体可表现为面部表情控制不良，笑后面部僵硬，笑容后不能立即收回，扭头后转回困难，张口缓慢，闭眼睁眼困难，颈部僵硬，握拳后松开缓慢，遇冷或久坐后起立及初始行走困难等。另外，也可累及舌肌、前臂肌和股部肌肉，如进食寒冷食物后出现舌发硬、张口和说话困难等。寒冷刺激或反复剧烈活动可诱发PC患者发生肌强直和发作性无力。应用激素药物、饥饿、高钾饮食或压力刺激等也可诱发症状发作。症状持续时间不等，给予保暖或脱离寒冷环境或减少诱因后可缓解。本病多呈非进行性，成年后病情稳定或稍有好转。其他少见现象包括妊娠症状加重、麻醉时症状加重、进食诱发瘫痪和横纹肌溶解。

【辅助检查】

PC患者常可见血钾升高，血清肌酶活性基本正常或升高。肌电图显示所有肌肉在非麻痹期均有强直放电，麻痹期多见电静息现象。肌肉活检显示肌纤维内有空泡，电镜下可见肌纤维内小管聚集。

PC患者可以进行基因检测筛查，该检测在临床实践和科研实验中均具有重要意义。PC属于常染色体遗传病，其发生与基因突变有关。所以进行基因检测可以协助诊断，并被认为是诊断的金标准之一。同时基因诊断可以为产前基因筛查提供途径，为优生优育创造条件。而且PCR结合直接测序法，简单快速，敏感度、特异度最高，可作为基因检测的最佳方法之一。需要注意的是，该致病基因具有异质性的特点，所以诊断时要结合临床表现等做出综合诊断。

【诊断】

1. 诊断　根据临床表现、家族史、相关辅助检查可诊断。如家族有PC或相关基因突变病史，患者在幼年时遇冷或过度劳累刺激出现全身肌肉强直和肌无力表现，可初步诊断为PC。肌电图检查提示所有肌肉存在强直放电；肌肉活检提示肌纤维内有空泡，电镜下可见肌纤维内小管聚集；如进行基因检测发现 SCN4A 基因发生错义突变，则可以诊断为本病。

2. 特殊检查　如诊断困难，可做以下检查。

(1) 冷水诱发试验：将手及前臂浸入冷水（11～13℃）数分钟至40min，本病患者可出现肌强直及肌无力。

(2) 钾负荷试验：口服氯化钾后，观察能否诱发肌强直及肌无力。钾盐应从小剂量开始，以防心律失常。钾盐诱发的肌无力一般在1h内达高峰，半小时后恢复正常。

【鉴别诊断】

1. 先天性肌强直　本病肌肥大明显，肌强直程度较重，用力后不能立即放松，但反复用力后可逐渐放松，非寒冷刺激下也可出现肌强直。很少与周期性麻痹症状合并存在，在肌电图检查时更易引起肌强直电位。特别是在寒冷诱发试验时，先天性肌强直时稍挪动电极即可引起肌强直电位发放，持续时间较室温下长，连续收缩4～5次后，结果均相同。而PC时用力挪动电极或强叩击也不能引起肌强直电位发放，连续收缩后运动单位电位电压明显降低，持续收缩的电活动迅速消失呈电静息，并出现肌强直，以此可以进行鉴别。

2. 萎缩性肌强直　发病年龄较大，伴有肌萎缩和多系统障碍，而且肌萎缩呈进行性发展，且肌无力与肌萎缩主要累及肢体远端，另外还伴有白内障、心律失常、胃肠疾病、血糖升高等多系统损害。而PC一般幼年发病，多无肌萎缩及内分泌和营养障碍，可以进行鉴别。

3. 高钾性周期性麻痹　PC常合并发作性软瘫，故必须与之区别，可进行钾负荷试验鉴别。如服用钾盐后诱发肌无力，伴血钾上升，则为高钾性周期性麻痹，而血钾正常者，为钠反应正常血钾性周期性麻痹。如葡萄糖胰岛素试验时诱发肌无力伴血钾低下，则为低钾性周期性麻痹。若与服钾无关，则为 PC。

【治疗】

PC 目前尚无根治方法，但通常无明显进展，所以无须进行特殊治疗。一旦发现患者出现肌强直和肌无力症状，可以给予药物治疗，同时避免诱发因素。注意保暖，避免接触冷水或进食寒冷食物，注意调节情绪，保持合适强度运动，不宜长期剧烈运动。同时要合理用药，不可滥用激素药物，必要时在医师指导下应用激素药物。由于个体差异大，用药不存在绝对的最好、最快、最有效，除常用非处方药外，应在医师指导下充分结合个人情况选择最合适的药物。

对于出现症状明显影响生活的患者，可以进行药物治疗。可给予钠离子通道抑制剂如美西律和拉莫三嗪治疗，首选美西律，从小剂量开始，逐渐增加剂量，根据病情随时调整用药剂量。该药可以阻断依赖性钠通道，降低细胞膜的兴奋性，对改善肌强直和肌无力有效。另外，还可以使用卡马西平、苯妥英钠等抗惊厥药物和普鲁卡因胺等局部麻醉药物控制症状。近年有研究表明，增强钠通道缓慢失活药物如雷诺嗪也可用于治疗本病，还有抑制钠离子通透性为主的膜抑制性药物中的 ⅠC 类抗心律失常药物如氟卡尼被证实可缓解 SCN4A 基因突变导致的功能障碍。

【诊疗流程】

诊疗流程见图 1-15。

```
┌─────────────────────────────────┐
│ 根据临床表现疑诊 PC：幼年时遇冷或过度劳累刺激出 │
│ 现全身肌强直和肌无力                          │
└─────────────────────────────────┘
                    ↓
┌─────────────────────────────────┐
│ 辅助检查初步排除其他疾病：                      │
│ 血钾升高                                     │
│ 血清肌酶活性基本正常或升高                     │
│ 肌电图显示所有肌肉在非麻痹期均有强直放电，麻痹期 │
│ 多见电静息现象                                │
│ 肌肉活检显示肌纤维内有空泡，电镜下可见肌纤维内小 │
│ 管聚集                                       │
└─────────────────────────────────┘
                    ↓
┌─────────────────────────────────┐
│ 基因检测 SCN4A 基因发生错义突变可确诊          │
└─────────────────────────────────┘
                    ↓
┌─────────────────────────────────┐
│         治疗、随访                            │
└─────────────────────────────────┘
```

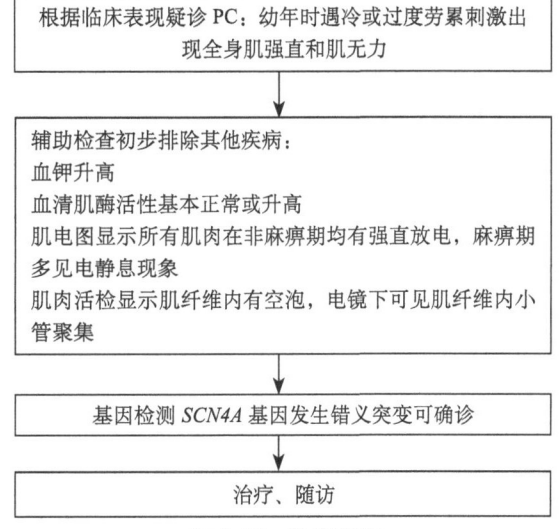

图 1-15 诊疗流程

第十四节　骨骼肌离子通道病

【概述】

骨骼肌离子通道病（skeletal muscle channelopathies，SMC）是由编码骨骼肌细胞膜电压门控氯、钙、钠及钾离子通道的基因致病性变异所导致的一组具有临床和遗传异质性的疾病。依据肌细胞膜兴奋性的高低及临床表现特点其分为非萎缩性肌强直和原发性周期性麻痹（primary periodic paralysis，PPP）。非萎缩性肌强直是一组以肌强直为特征的 SMC，可分为先天性肌强直、先天性副肌强直和钠通道肌强直，由位于染色体 7q35 的氯离子通道基因 CLCN1 或位于 17q23.1-25.3 上的骨骼肌钠通道 α 亚单位基因 SCN4A 致病性变异引起，已在本书前面部分介绍。本节重点讨论 PPP。

PPP 是以反复发作弛缓性瘫痪为特征的一组常染色体显性遗传性 SMC，肌无力可持续数小时、数天至数周，可伴心律失常、心源性猝死，发作时可出现血清钾水平异常，发作间歇期基本或完全正常，部分患者反复发作后可发展为永久性肌无力。根据发作期血钾水平可以分为低钾性周期性麻痹（hypokalemic periodic paralysis，HypoPP）、高钾性周期性麻痹（hyperkalemic periodic paralysis，HyperPP）、正常血钾性周期性麻痹（normokalemic periodic paralysis，NormoPP）。Andersen-Tawil 综合征（Andersen-Tawil syndrome，ATS）也属于 PPP 的类型之一。主要的临床表现为发作性肌无力、心律失常、颜面手足畸形，肌无力发作时可伴血钾降低、正常或升高。目前 PPP 诊断主要依靠临床表型结合基因检查，治疗主要为对症治疗。

【病因与流行病学】

PPP目前无确切流行病学数据，由编码骨骼肌钠（NaV 1.4）、钙（CaV 1.1）和钾（Kir2.1、Kir3.4）通道的基因致病性变异引起。HypoPP与编码骨骼肌CaV 1.1通道5个亚基之一的钙电压门控通道亚基α1 S（calcium voltage-gated channel subunit alpha1 S，*CACNA1S*）基因致病性变异及编码钠电压门控通道蛋白复合体之一的钠电压门控通道α亚基4（sodium voltage-gated channel alpha subunit 4，*SCN4A*）基因致病性变异相关。*CACNA1S*基因致病性变异导致HypoPP 1型（约占60%）；*SCN4A*基因致病性变异导致HypoPP 2型（约占20%）；仍有20%的患者尚未发现致病基因。目前已发现的HypoPP相关致病性变异主要有18个，分别为*CACNA1S*基因上的R528H/G、R1239H/G、R897S、R900S/G、V876E和H916Q变异，以及*SCN4A*基因上的R222W、R669H、R672H/G/S/C、R1129Q、R1132Q和R1135H变异。HyperPP与*SCN4A*基因致病性变异相关，目前已经发现与HyperPP相关的*SCN4A*基因致病性变异位点主要有N440K、L689I、I693T、T704M、A1156T、M1360V、M1370V、I1495T、I1495F和M1592V，其中75%的患者携带T704M或M1592V致病性变异，致病性变异位点一般位于跨膜片段细胞内或细胞内部连接环。NormoPP类型是否存在一直备受争议。有研究发现，其临床表型和基因致病性变异位点与HyperPP存在重叠，某些被诊断为NormoPP的家系被发现携带HyperPP相关基因致病性变异。但不断有分子遗传学分析显示电压门控性钠通道可能存在NormoPP特异性基因致病性变异位点，不同于以往已知的HyperPP和HypoPP基因位点。如*SCN4A*基因R675G/Q/W致病性变异（位于IIS4区第3个精氨酸位点）及*CACNA1S*基因R1242G致病性变异（位于电压门控性钙通道结构域IVS4区第3个精氨酸位点）。ATS与参与内向整流Kir2.1、Kir3.4通道的钾内整流通道亚家族J成员2（potassium inwardly rectifying channel subfamily J member 2，*KCNJ2*）基因和钾内整流通道亚家族J成员5（potassium inwardly rectifying channel subfamily J member 5，*KCNJ5*）基因致病性变异相关。目前发现的*KCNJ2*基因致病性变异位点有60余种，其中60%～70%的ATS患者存在*KCNJ2*基因致病性变异。*KCNJ2*基因致病性变异影响多个组织，与发作性肌无力、心律失常、特征性颅面手足畸形等高度可变的表型相关。最近的一项研究结果显示，线粒体DNA *MT-ATP6*和*MT-ATP8*基因致病性变异可以导致类似周期性麻痹发作，并且乙酰唑胺治疗有效，功能研究发现，线粒体DNA突变可以导致成纤维细胞明显的氧化应激反应和持续的细胞膜去极化。

【临床表现】

1. HypoPP　为临床最常见的周期性麻痹类型，多于20岁前发病，男性多于女性，与西方国家相比，我国HypoPP患者散发性病例更多见，发病年龄较晚。患者主要表现为夜间入睡或清晨转醒时出现骨骼肌无力，四肢易受累，近端重于远端，脑神经支配的肌肉和呼吸肌一般不受累，但少数重型患者可出现呼吸肌麻痹或血钾过低，并因心律失常而危及生命，一般肌无力发作经数小时至数日后可逐渐恢复。发作频率不等，15～35岁患者发作频率最高，之后随着年龄增长，发作次数逐渐减少；饱食、剧烈运动、感染、创伤、情绪激动、月经、寒冷均可诱发。一般发作间期肌力正常，但有部分患者（约25%）发作间期肌力仍不能恢复至正常，而发展为持久性肌无力或肌萎缩，持久性肌无力在各年龄阶段均可发生，以下肢受累多见。不同基因致病性变异的临床表型存在差异，钙通道基因致病性变异患者的临床特征如下：儿童期发病，青春期加重，成年后症状逐渐减轻，乙酰唑胺治疗有效；钠通道基因致病性变异患者的临床特征如下：青春期发病，成年后症状逐渐减轻，但乙酰唑胺治疗无效。

2. HyperPP 临床表现为发作性肌无力伴血钾升高，发病率约为1/20万，多于10岁前发病，男性多见；常于晨起后早餐前发作，每次持续15min至1h，症状可自行缓解，适当活动可缩短发作时间。部分患者还可出现手部肌肉、舌肌强直发作，约50%的患者发作间期可出现轻微肌强直（肌肉僵硬感）、肌肉痛性痉挛，但不影响自主活动，易见于面肌、舌肌、鱼际肌和指伸肌。患者一般不出现心律失常和呼吸肌无力症状，高钾饮食、服用升血钾药物、运动后休息、饥饿、紧张、寒冷均可诱发；一般发病初期发作次数少，随着年龄增长，发作频率和严重程度逐渐增加，但约50岁后发作频率开始显著减少。部分患者可进展为持久性肌无力和肌萎缩，主要累及近骨盆肢带肌和下肢肌肉。部分患者尤其是有持久性肌无力者可见肌病表现。

3. NormoPP 临床主要表现为发作性肌无力，但血钾水平正常。其多于10岁前发病，肌无力时间较长，可持续数天至数周，发作期血钾和尿钾均在正常值范围，限制盐摄入或补充钾盐可诱发和加重病情，补充钠盐后病情好转。

4. ATS 为临床十分罕见的特殊类型周期性麻痹，约占周期性麻痹的10%，多于青少年期发病，以周期性麻痹、心律失常和发育异常为主要表现。

（1）周期性麻痹：周期性麻痹可伴低血钾、正常血钾和高血钾，以低钾型多见，不伴肌强直。发作频率和严重程度随年龄增长逐渐下降。高碳水化合物饮食、剧烈运动、紧张、寒冷、月经等均可诱发。

（2）心脏受累征象：可表现为功能性和结构性心脏病，以功能性损害常见，表现为心律失常和心电图改变，88%的患者表现为室性心律失常，心电图可出现QT间期延长，妊娠期心脏症状较妊娠前后均有所减轻。

（3）面部和骨骼发育畸形：是ATS临床表型之一，面部畸形表现为眼窝凹陷、眼距过宽、眼裂短小、低位耳、阔鼻、薄上唇，恒牙萌出延迟、缺齿、高腭弓、腭裂、颧骨、上颌骨或下颌骨发育不全，轻度面部不对称和三角相；常见的骨骼发育畸形包括身材矮小、小头，脊柱侧弯，小手，小足，先天性第5指（趾）侧弯，第2、3趾轻度并趾，单掌折痕（断掌）、关节松弛。

（4）其他畸形及临床表现：还包括阴道闭锁、孤立肾或先天性心脏病等；78%的患者具有两种畸形特征，其中以先天性指（趾）弯曲和下颌骨发育不全常见。据文献报道，ATS可累及中枢神经系统，表现为惊厥、脑白质病变、抑郁和精神发育迟滞；部分患儿还可出现轻度甲状腺功能障碍。

【辅助检查】

离子通道病的辅助检查包括电解质（非特异）、心电图（非特异）、运动诱发试验及基因检测（Sanger测序、二代测序等），肌肉病理并非必需。

运动诱发试验：有助于在发作间期进行诊断。HypoPP：对小指展肌进行长时运动诱发试验，运动后小指展肌复合肌肉动作电位（compound muscle action potential，CMAP）明显下降，肌力和外展幅度亦明显下降；HyperPP：在5min运动期间，患者CMAP较正常对照者升高，随后逐渐下降，且幅度大于正常对照者，并以运动后前20min波幅下降速度最快；NormoPP：CMAP升高，长时运动诱发试验降低，同时伴肌强直电位发放；ATS：短程运动试验不产生递减，长程运动诱发试验通常产生CMAP波幅立即增加，20～40min以后CMAP波幅递减通常超过50%，且大部分波幅递减发生在第1个20min内。

【诊断】

具有典型周期性麻痹临床表现的患者，

首先需要排除继发性因素，可以继发周期性麻痹的疾病包括甲状腺功能亢进症、肾小管酸中毒、原发性醛固酮增多症、干燥综合征等，通过甲状腺功能试验、尿常规、血气分析，以及双肾、肾上腺B超等相关检查，可以排除继发性周期性麻痹。一经明确诊断为PPP，应根据临床表现明确临床分型，而后确定基因诊断策略。在临床表现中，除发作性肌无力外，还合并心律失常和发育异常，如考虑ATS，则检测 *KCNJ2* 基因；如果临床表型为高钾型和正常血钾型，首先检测 *SCN4A* 基因，阴性者继续检测 *CACNA1S* 基因；临床表型为低钾型，首先检测 *CACNA1S* 基因，阴性者继续检测 *SCN4A* 基因，仍阴性者，再检测 *KCNJ18* 基因。PPP相关致病性变异绝大多数可通过测序检测到，亦可采用全基因组测序或多基因靶向捕获测序以提高诊断率及鉴别其他遗传病。

PPP患者具有高度的临床及遗传异质性，基因分析成为目前确诊的重要方法。尽管周期性麻痹的遗传学研究已取得重大进展，但仍有部分患者尚未找到致病基因。

【鉴别诊断】

1. 重症肌无力　亚急性起病，可累及四肢及脑神经支配肌肉，症状呈波动性，晨轻暮重，病态疲劳，疲劳试验及新斯的明试验阳性；血清钾正常，重复神经电刺激波幅递减，抗乙酰胆碱受体抗体阳性可资鉴别。

2. 吉兰-巴雷综合征　呈四肢弛缓性瘫痪，远端重于近端，可有周围感觉障碍和脑神经损害，脑脊液蛋白细胞分离现象，肌电图神经源性损害，周围神经抗体阳性等可资鉴别。

3. 肌无力综合征　大部分患者为40岁以上男性，亚急性起病，在发现肿瘤前数月至数年出现肌无力和易疲劳，表现为近端肌无力、自主神经症状和反射消失，患肌用力收缩后肌力短暂增强。神经电生理及血清P/Q型电压门控钙通道抗体等可资鉴别。

【治疗】

PPP的治疗目前主要是对症治疗，尽量避免一些诱发因素。急性发作期的治疗主要是纠正异常血清钾离子浓度。

1. HypoPP患者　可口服或静脉补钾。口服补钾：10%氯化钾或枸橼酸钾（30～40ml）口服，服用直至症状好转（1d内不超过15g）；疗效欠佳者继续口服10%氯化钾或枸橼酸钾（30～60ml/d）直至症状好转；对于伴呕吐或吞咽困难等不能口服补钾者，可经静脉补钾：将10%氯化钾（30ml）加至5%甘露醇溶液（1000ml）中静脉滴注，应避免使用葡萄糖和生理盐水补钾，因两者可能加重肌无力。积极进行补钾，同时注意监测心脏、血钾，避免高钾导致的心律失常或心源性猝死及高钾血症。此外，也可使用保钾利尿剂螺内酯（25～100mg/d）、氨苯蝶啶（25～100mg/d）。

2. NormoPP患者　可口服3%氯化钠溶液（1500～2000ml/d）或静脉滴注大剂量0.9%氯化钠溶液，或静脉注射10%葡萄糖酸钙（10～20ml）。

3. HyperPP患者　可轻度运动或口服足量碳水化合物以终止肌无力发作；若肌无力持续存在，可静脉注射10%葡萄糖酸钙（10～20ml）或10%葡萄糖（500ml）加胰岛素（10～20U）静脉滴注；也可使用排钾利尿剂氢氯噻嗪（25～50mg/d）。

4. ATS患者心律失常的治疗　可给予钠通道阻滞剂盐酸普罗帕酮（200～300mg/d）、螺内酯（25～100mg/d）、氨苯蝶啶（25～100mg/d）或钙通道阻滞剂氢氯地平、硝苯地平等，严重患者进行射频消融或置入起搏器，同时避免使用Ⅲ类抗心律失常药、抗真菌药、大环内酯类药物、抗抑郁药等促心律失常或延长QT间期药物。

5. 预防治疗　主要是注意饮食及避免诱发因素，HypoPP应低钠、高碳水化合物饮食，避免寒冷、大汗、过度紧张、剧烈活动及饮酒等诱因；HyperPP 应高碳水化合物饮食，避免富含高钾饮食、饥饿、寒冷、剧烈运动等诱因；NormoPP 应高钠低钾饮食，避免剧烈运动、寒冷、大汗等诱因。对于 HypoPP、ATS 伴低钾患者，可给予预防性补钾（氯化钾 1~2g，3 次/天）治疗以减少发作频率。

6. 其他治疗　目前认为碳酸酐酶抑制剂乙酰唑胺可预防及治疗周期性麻痹发作，其作用机制尚不十分明确，可能与改变血液酸碱度及调节细胞内外钾离子浓度有关。但是，在临床工作中也发现，部分患者应用碳酸酐酶抑制剂治疗显示无效，甚至其可加重病情。对于服用碳酸酐酶抑制剂无效或病情加重的低钾型患者，可给予保钾利尿剂氨苯蝶啶（50~150mg/d）或螺内酯（25~100mg/d）。周期性麻痹患者随年龄增长，发作频率逐渐减少甚至停止。

【预后】

大多数 PPP 患者预后良好，严重的可出现心律失常、呼吸肌麻痹、尿潴留甚至危及生命。

【诊疗流程】

诊疗流程见图 1-16。

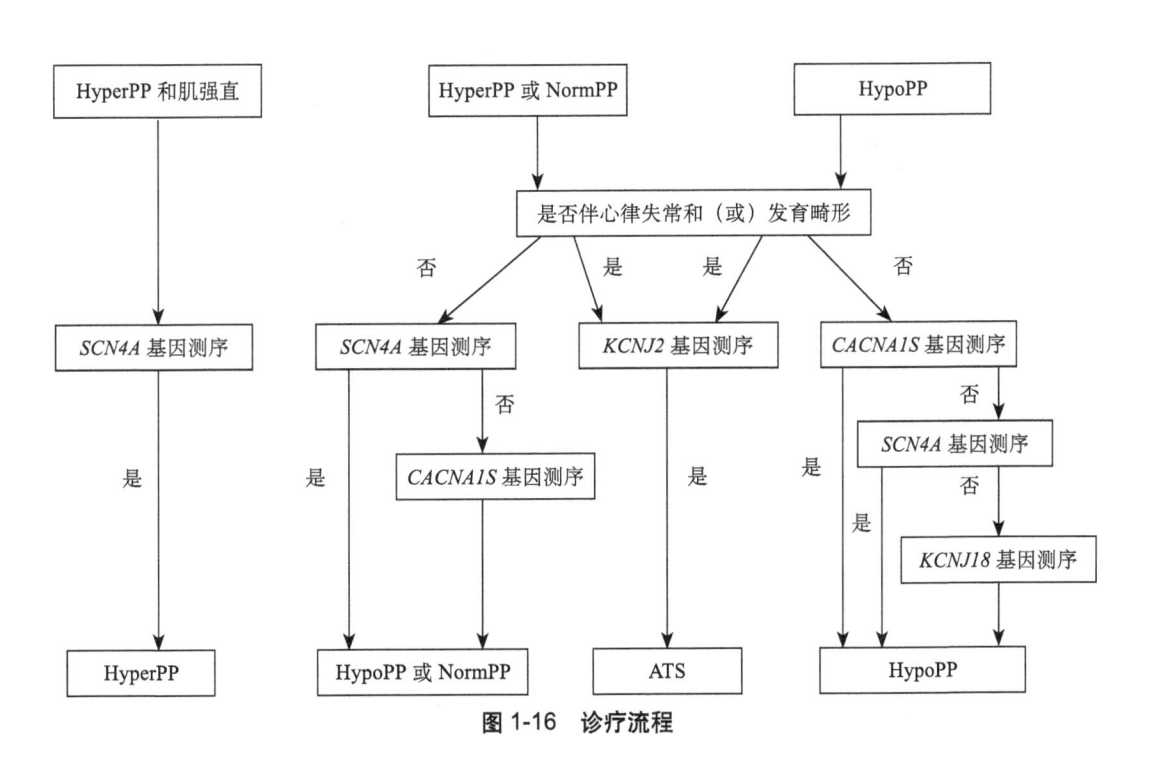

图 1-16　诊疗流程

第十五节　先天性肌无力综合征

【概述】

先天性肌无力综合征（congenital myasthenic syndrome，CMS）是一组由遗传缺陷导致的神经肌肉传递障碍疾病，属于神经肌肉接头疾病。20 世纪 70 年代 CMS 作为一种特定的神经肌肉疾病开始被认识。CMS 主要表现为骨骼肌疲劳性肌无力，主要临床特征包括四肢近端无力、延髓麻痹、呼吸衰竭等。根据 CMS 病变部位分为突触前膜、突触间隙、突触后膜病变和糖基化缺陷及肌病重叠综合征。目前 CMS 诊断依靠临床表型及相关基因检测，确诊困难的病例可进行多种相关基因的高通量测序或全外显子组测序。目前尚无特异性治疗,治疗以改善肌无力症状为主,以提高生活质量。

【病因与流行病学】

CMS绝大部分是常染色体隐性遗传,有家族史的少见。一些常染色体显性遗传的CMS患者可有家族史。CMS确切患病率不详,估计约为重症肌无力的1/10,或更高。CMS好发于青少年、儿童和婴幼儿,在英国每100万18岁以下儿童中,约9.2例遗传确诊病例。CMS发病机制为负责神经肌肉信号传递的蛋白质功能异常,到目前为止,已有30余个CMS致病基因被发现。其中,编码乙酰胆碱受体(acetylcholine receptor,AChR)的基因(*CHRNA1*、*CHRNB1*、*CHRND*和*CHRNE*)致病性变异最为常见,约占50%;*RAPSN*、*DOK7*和*COLQ*基因致病性变异分别占10%~15%;*CHAT*基因致病性变异约占5%。随着测序技术的发展,未来有望发现更多的致病基因。

根据基因致病性变异导致蛋白异常的类型和位置其分为4种类型(表1-7),它们的病理机制也不同:如ChAT综合征,为*CHAT*基因致病性变异所致乙酰辅酶A和胆碱向乙酰胆碱转化受阻,乙酰胆碱生成减少,导致肌无力。COLQ综合征,为突触间隙胆碱酯酶复合物中的COLQ蛋白变性,导致胆碱酯酶锚定错误,突触间隙的胆碱酯酶相对缺乏,除了出现肌无力以外,突触后膜持续兴奋,在一次电流刺激后,可出现重复,复合肌肉动作电位(repeat compound muscle action potential,R-CMAP)。CMS的遗传方式及病理机制详见表1-7。

表1-7 常见的先天性肌无力综合征的遗传方式和病理机制

	综合征/基因	遗传方式	病理机制
1.突触前膜病变	ChAT综合征	常染色体隐性遗传	乙酰胆碱催化合成不足
2.突触间隙病变	COLQ综合征	常染色体隐性遗传	AChE锚定错误
3.突触后膜病变			
受体结构缺陷	AChR缺乏综合征	常染色体隐性遗传	AChR数量下降
受体动力缺陷	慢通道综合征	常染色体显性遗传	AChR延迟激活
	快通道综合征	常染色体隐性遗传	AChR开放时间缩短
受体复合物和EP维持	*DOK7*	常染色体隐性遗传	EP发育和维持异常
	RAPSN	常染色体隐性遗传	同上
	GFPT1	常染色体隐性遗传	同上
电压门控钠离子通道	*SCN4A*	常染色体隐性遗传	电压门控钠通道失效
4.糖基化缺陷或肌病重叠综合征	*GFPT1*	常染色体隐性遗传	EP中的糖基化异常
	GMPPB	常染色体隐性遗传	AChR糖基化异常
	中央核肌病伴先天性肌无力综合征(*BIN1*等基因相关)	常染色体隐性遗传	中央核肌病,伴神经肌肉接头功能异常

注:AChR.乙酰胆碱受体;AChE.乙酰胆碱酯酶;EP.终板。

【临床表现】

CMS的特征性表现是眼肌、球肌、面肌、延髓肌、四肢肌和呼吸肌疲劳性无力，多无认知功能障碍。大多在出生时、出生后不久或儿童早期发病，通常在2岁内发病，也有部分直到儿童后期才出现症状甚至在成年后出现，心脏和平滑肌通常不受累。单纯的CMS主要表现为骨骼肌无力，不伴有先天畸形。婴儿期甚至可能出现危及生命的呼吸暂停发作。

疾病的严重程度和病程不一，可从症状轻微到进行性致残性无力。CMS中的糖基化缺陷和肌病重叠综合征通常伴有先天发育异常，不同类型的临床表现也有差异，如ChAT综合征，一般为出生后近端肌无力，胆碱酯酶抑制剂有效，严重者可出现突发的呼吸窘迫和延髓麻痹引起的呼吸暂停，可由应激、寒冷、感染等诱发。COLQ综合征，出生后或婴儿期起病，可能出现比较严重、轴性分布的肌无力，但眼外肌可不受累。

【辅助检查】

1. **电生理检查** CMS的重复神经电刺激表现为低频电流重复刺激后出现波幅递减，单纤维肌电图可见Jitter阻滞和增宽。在*CHAT*致病性变异时，低频重复电刺激（3Hz）可能缺乏递减反应，此时可以给予10Hz进行延长刺激或在刺激前进行运动诱发，可引出递减反应。COLQ综合征和慢通道综合征中，因为突触后膜持续兴奋，给予单一电刺激，在第一个CMAP波后，出现一个重复CMAP（R-CMAP）波。

2. **实验室检查** 肌酸激酶正常或轻度升高。抗AChR抗体、抗肌肉特异性酪氨酸激酶抗体、抗乙酰胆碱酯酶抗体等抗体均阴性，这是诊断CMS的必要条件。

【诊断】

CMS的临床诊断可以基于以下几点。

1. 出生后或婴幼儿起病，颜面部、四肢、躯干肌无力，常有类似重症肌无力的症状，如易疲劳、运动不耐受、晨轻暮重、胆碱酯酶抑制剂有效；伴或不伴先天肌病样表现；伴或不伴呼吸暂停发作。

2. 重复电刺激提示低频刺激波幅递减，或运动后电刺激出现波幅递减，单纤维肌电图见Jitter增宽或阻滞；某些CMS单一电刺激后出现重复CMAP，但非全部CMS都出现；部分病例针极肌电图可见肌源性损害。

3. 血清乙酰胆碱受体抗体和骨骼肌特异性酪氨酸受体激酶抗体阴性。

4. 免疫治疗无效。

5. 基因检测：当怀疑一种特定的临床综合征时，进行Sanger测序可快速精确锁定致病基因的致病性变异。同时，当明确诊断某种致病基因时，推荐进行Sanger测序进行家系验证。当临床表现不典型时，可以选择高通量测序方法对多种可能相关的基因进行检测筛查，采用全外显子测序有可能发现未知的基因致病性变异，但其致病性需要验证。故基因检测结果应结合临床和电生理资料。

【鉴别诊断】

CMS的鉴别诊断：主要需要与先天性肌病、肌营养不良、重症肌无力、兰伯特-伊顿综合征相鉴别。

1. **重症肌无力** 亚急性起病，成年人多见，可累及四肢及脑神经支配肌肉，症状呈波动性，晨轻暮重，病态疲劳，疲劳试验及新斯的明试验阳性；重复神经电刺激波幅递减，抗乙酰胆碱受体抗体阳性可资鉴别。

2. **兰伯特-伊顿综合征** 好发于中老年男性，亚急性起病，临床典型的三联征包括近端肌无力、自主神经症状和反射消失。肌电图可出现重复电刺激低频递减，Jitter阻滞和增宽。新斯的明试验有时呈阳性反应，血清乙酰胆碱受体抗体水平不增高，器官特异性抗体和免疫球蛋白异常；肌无力综合征P/Q型钙通道结合抗体血清学试验阳性率约95%，有助于鉴别。

【治疗】

目前还没有针对 CMS 的标准化治疗方案或指南，目前应用的一些药物可以改善肌无力症状。由于 CMS 的罕见性，以及某些亚型发病率极低，目前暂无大规模多中心临床随机对照试验。医学文献中报道的各种治疗方法特异性不强，只针对某些个体有效，同样的治疗对其他患者甚至可能是有害的。目前治疗 CMS 的药物包括胆碱能激动剂，如吡啶斯的明或阿米夫林（3,4-二氨基吡啶），乙酰胆碱受体离子通道的长效开放通道阻滞剂氟西汀和奎尼丁，以及肾上腺受体能激动剂如沙丁胺醇和麻黄碱，免疫抑制剂治疗无效。溴吡斯的明和 3,4-二氨基吡啶在数小时内发挥作用，而奎尼丁、氟西汀、麻黄碱和沙丁胺醇作用较慢，可能在数天、数周或数月内发挥作用（表 1-8）。

其他治疗如下。

1. 呼吸监测　对 ChAT 综合征患者进行呼吸暂停监测，避免寒冷、应激等，避免触发呼吸暂停。

2. 呼吸支持　呼吸管理是治疗的一个重要方面。因为所有亚型的 CMS 均可发生通气不足，如 ChAT 综合征较重者，可能会获益于在家中进行无创通气。

【诊疗流程】

诊疗流程见图 1-17。

表 1-8　不同类型先天性肌无力综合征的治疗原则

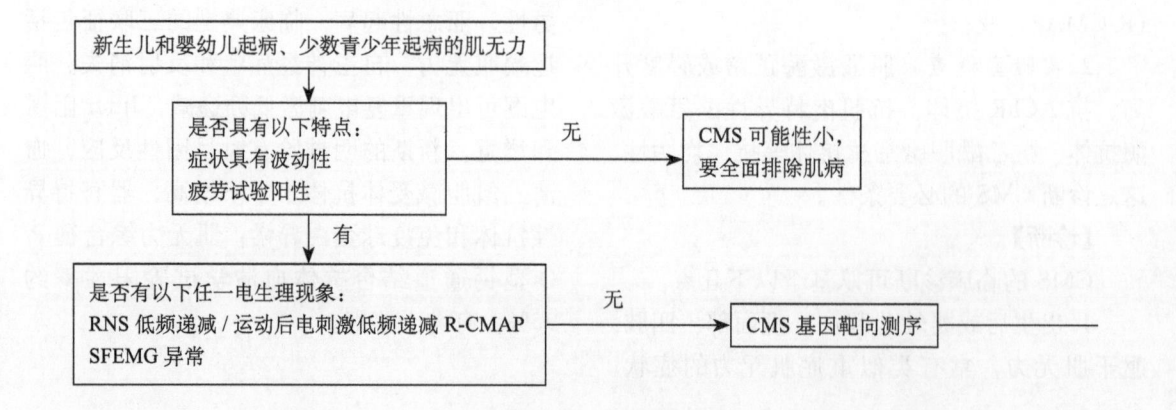

综合征类型	治疗推荐	注意事项
ChAT 综合征	胆碱酯酶抑制剂	呼吸暂停监测
COLQ 综合征	麻黄碱、沙丁胺醇	胆碱酯酶抑制剂类禁忌
AChR 缺乏综合征	胆碱酯酶抑制剂，3,4-二氨基吡啶	麻黄碱或沙丁胺醇可能有效
慢通道综合征	氟西汀、奎尼丁	胆碱酯酶抑制剂类禁忌
快通道综合征	胆碱酯酶抑制剂，3,4-二氨基吡啶	
DOK7	麻黄碱、沙丁胺醇	胆碱酯酶抑制剂类禁忌
RAPSN	胆碱酯酶抑制剂，3,4-二氨基吡啶	麻黄碱或沙丁胺醇可能有效
GFPT1	胆碱酯酶抑制剂，3,4-二氨基吡啶	
GMPPB	胆碱酯酶抑制剂，沙丁胺醇	

新生儿和婴幼儿起病、少数青少年起病的肌无力

是否具有以下特点：
症状具有波动性
疲劳试验阳性
→ 无 → CMS 可能性小，要全面排除肌病

↓ 有

是否有以下任一电生理现象：
RNS 低频递减 / 运动后电刺激低频递减 R-CMAP
SFEMG 异常
→ 无 → CMS 基因靶向测序

图 1-17　诊疗流程

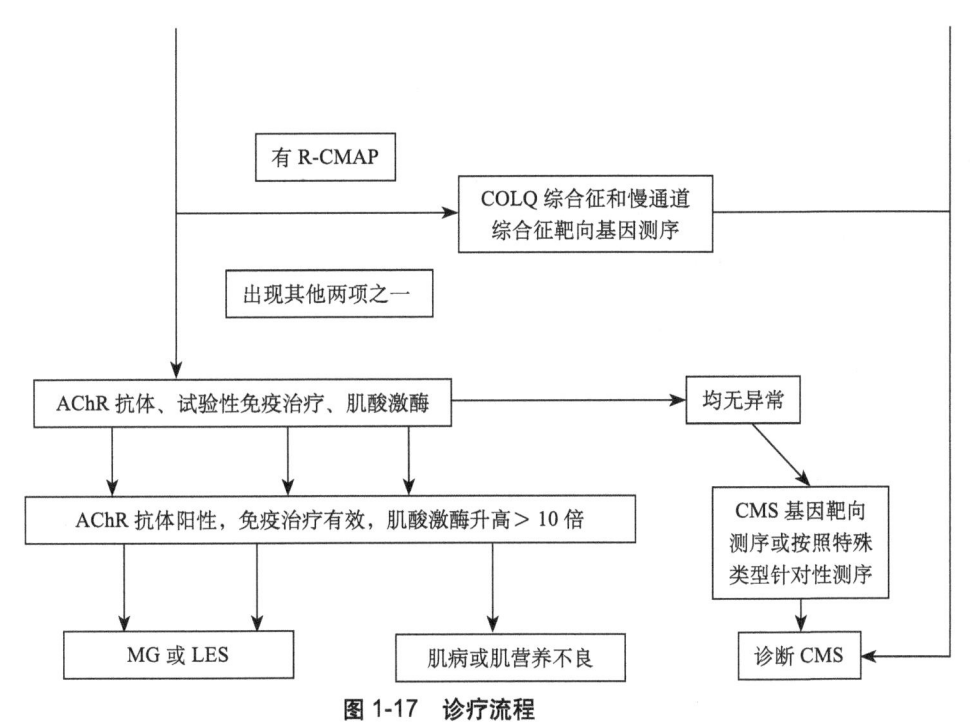

R-CMAP. 重复复合动作电位；MG. 重症肌无力；LES. 兰伯特 - 伊顿综合征

第2章 周围神经病

第一节 腓骨肌萎缩症

【概述】

腓骨肌萎缩症（Charcot-Marie-Tooth disease，CMT）又称遗传性运动感觉神经病，是因1886年由Jean-Martin Charcot、Pierre Marie和Howard Tooth首先报道而命名。该病是最常见的同时累及周围运动神经和感觉神经，具有高度的临床和遗传异质性的遗传性周围神经病。临床主要特征是四肢远端进行性肌无力和肌萎缩伴感觉障碍。根据临床和电生理特征，CMT分为3种类型：CMT1/CMT4型（脱髓鞘型），神经传导速度减慢（正中神经传导速度 < 38m/s）；CMT2型（轴突型），神经传导速度正常或轻度减慢（正中神经传导速度 > 38m/s）；中间型CMT，正中神经传导速度为25～45m/s，病理上同时存在脱髓鞘和轴突病变；另外，CMT3型（临床罕见）：又称Dejerine-Sottas病（DSS），被认为是CMT1型的变异型。目前鉴定超过100个基因的致病变异被认为可导致CMT，该病尚无特异性治疗方法，以对症支持治疗为主，在疾病修饰疗法中大量研究是针对最常见的4个基因致病性变异（*GJB1*、*PMP22*、*MPZ*和*MFN2*）。

【病因】

CMT的发病率为（9.7～82.3）/100 000，其中以常染色体显性遗传最常见，还有常染色体隐性遗传和X连锁遗传。CMT的发病机制十分复杂，与多种分子病理机制有关，包括蛋白质合成和翻译后加工（mRNA加工异常、内体分选和信号转导功能障碍、蛋白酶体/蛋白质聚集异常和髓鞘组装异常）、细胞内运输（轴突转运/细胞骨架异常）、离子通道功能障碍（离子通道病）或线粒体功能障碍，其中大部分对髓鞘和轴突的形成和维持起重要作用（如*PMP22*、*GJB1*和*MPZ*），还有部分基因参与细胞内物质运输过程（如*SH3TC2*和*MFN2*）。

【临床表现】

CMT典型的临床表现为运动障碍、远端感觉障碍、肌萎缩和骨骼畸形，出现"高弓足"，临床异质性非常高，部分患者合并声带麻痹、耳聋、震颤和脊柱侧弯等症状。肌电图主要表现为四肢对称性多发性周围神经病变，呈长度依赖性改变，运动和感觉神经传导速度和（或）波幅明显下降。基于正中神经运动传导速度为主的神经电生理发现，其分为3种临床类型（表2-1），大部分为脱髓鞘型，1/3为轴突型。其不同临床特征和基因的相关性见表2-2。

表 2-1 腓骨肌萎缩症（CMT）的临床分型

CMT 分型	肌电图	神经病理
脱髓鞘型（CMT1/CMT4）	神经传导速度减慢（正中神经运动传导速度 < 38m/s）	显著的髓鞘异常（节段性脱髓鞘，呈"洋葱头"样改变）
轴索型（CMT2）	神经传导速度正常或轻度减慢（正中神经运动传导速度 > 38m/s）	慢性轴索变性和再生（轴索变性和有髓纤维减少）
中间型 CMT	正中神经运动传导速度为 25～45m/s	兼具脱髓鞘和轴索变性特点

表 2-2 腓骨肌萎缩症（CMT）临床表型的异质性

临床特征	基因
脑白质异常	GJB1、NDRG1、MFN2、INF2
锥体束受累	MFN2、GDAP1、BSCL2、REEP1、SETX、DYNC1H1、NEFL、KIF5A
智力缺陷	AIFM1
耳聋	MPZ、PMP22、NEFL、MPZ、GJB1、NDRG1、SH3TC2、PRPS1
视神经炎	MFN2
视神经萎缩	MFN2、PRPS1、AIFM
瞳孔异常	MPZ
青光眼	SBF2
声带麻痹	TRPV4、GDAP1、MPZ、MTMR2、MFN2、IGHMBP2
主要累及上肢	GARS、HSPB8、TFG、BSCL2
感觉异常和溃疡	RAB7
脊柱侧弯	SH3TC2、FGD4、PRX、GARS、GDAP1、HSPB8
肌酸激酶升高、高血脂、糖尿病	TFG、NEFL
白内障	CTDP1、DNM2
刀刺样疼痛	SBF2、RAB7、MPZ
年龄相关黄斑变性	FBLN5

【辅助检查】

1. 实验室检查 血常规、肝肾功能、血糖、肌酶、甲状腺激素及抗体、免疫指标、肿瘤标志物及副肿瘤抗体、血清肌酸激酶、维生素 B_{12}、同型半胱氨酸、免疫蛋白电泳、毒物筛查均未见异常。

2. 脑脊液检查 常规和生化均正常，抗神经节苷脂抗体阴性。

3. 头颅及腰椎 MRI 均未见异常。

4. 肌电图 上下肢周围神经损害，感觉运动纤维均受累，明显脱髓鞘为主伴轴索损害。

【诊断】

1. 根据临床特点、电生理特点及家族史可做出临床诊断。

2. 一般有明确家族史，但无家族史不能排除诊断。

3. 有典型的临床特征，儿童或青春期起病的肢体远端缓慢进行性肌无力和肌萎缩，远端感觉减退或丧失，可见特征性猿手、鹤腿、弓形足、锤状趾等。

4. 电生理检查显示广泛性周围神经脱髓鞘或轴索损害，运动和感觉神经同时受累。

5. 通过血清学、脑脊液、神经活检等检

查，排除其他获得性周围神经病。

6. CMT的最终确诊和分型依靠基因检测。征得患者知情同意后，可首先应用多重连接探针扩增技术检测患者 *PMP22* 基因大片段重复/缺失变异。如无阳性发现，进一步行针对性相关基因靶向捕获测序、全外显子组测序或全基因组测序等高通量测序。CMT主要相关致病基因和分型可见表2-2和表2-3。

【鉴别诊断】

CMT的鉴别诊断包括各种病因导致的获得性周围神经病及其他具有周围神经病临床表现的遗传病（表2-4）。

CMT与获得性周围神经病的鉴别需要完善血常规、血生化、肿瘤及免疫指标、血清蛋白电泳、血和尿重金属、感染性病原体（梅毒螺旋体、HIV等）、脑脊液常规、脑脊液生化及相关抗体、神经传导与肌电图检查等。与遗传性病因鉴别时，在征得患者知情同意后，可选择多重连接探针扩增技术、全外显子组测序，甚至动态突变及全基因组测序等协助确诊。

【治疗】

本病尚无有效治疗，可给予甲钴胺、维生素 B_1 营养神经及硫辛酸抗氧自由基对症治疗。主要是对症和支持疗法，垂足和足畸形可穿着矫形鞋。现如今临床对CMT尚无有效治疗手段，对患者主要是采取一些对症和支持疗法，从药物到基因疗法，未来仍面临许多挑战，包括自然史研究、更有效的临床评分及治疗反应性生物标志物鉴定，相信在不久的将来，几种形式的CMT的有效治疗方法将问世。

外科矫形手术：CMT患者足部畸形是逐步进展的过程，儿童期和青春期患儿表现为柔性高弓内翻足畸形，随着年龄增长进展为固定畸形。早期以穿戴矫形鞋联合物理治疗为主，尽量避免外科手术；而对于足踝畸形致功能障碍严重患者，可采取外科手术治疗。

表2-3 最常见的遗传性腓骨肌萎缩症（CMT）突变的频率及与临床关联

CMT	遗传模式、传导速度、临床特征	确诊的突变发生率
CMT1A（*PMP22*）	常染色体显性遗传，最常见的CMT亚型，最常见的脱髓鞘形式（89%的患者具有CMT样型，上肢运动传导速度为15～35m/s）	60.5%
CMTX1（*GJB1*）	X连锁遗传，中等运动传导速度、卒中样发作或白质变化、分裂手综合征	16.7%
CMT1B（*MPZ*）	常染色体显性遗传，脱髓鞘运动传导速度，强直性瞳孔	9.4%
CMT2A（*MFN2*）	常染色体显性遗传，最常见的CMT2形式，轴索运动传导速度，视神经萎缩	4.4%

表2-4 腓骨肌萎缩症（CMT）的鉴别诊断

CMT的鉴别诊断谱	鉴别要点
慢性炎症性脱髓鞘性多发性神经病	脑脊液蛋白细胞分离，神经传导测定显示传导阻滞或异常波形离散，激素治疗有效
POEMS综合征	多系统受累症状，M蛋白血症、器官增大
远端型遗传性运动神经病	无感觉障碍，肌电图显示感觉神经传导正常
远端型肌营养不良	肌肉活检和肌电图显示肌源性损害
遗传性感觉和自主神经病	感觉障碍突出，有溃疡、骨坏死和远端截肢
遗传性压迫易感性神经病	反复发作，自行缓解，肌电图显示易卡压的神经受累
家族性淀粉样多发性神经病	发病年龄较晚，感觉症状突出，多系统受累

手术目的包括纠正所有固定畸形、建立足踝部肌力平衡或限制肌力不平衡、防止畸形复发。常用软组织平衡处理：跟腱延长，胫后肌腱（PTT）松解、延长或前置，Spring 韧带松解，三角韧带（DL）松解，关节囊松解，跖腱膜松解，外侧韧带修补或重建，腓骨长肌（PL）离断、止点重建，胫前肌腱（ATT）外置、跗长屈肌（FHL）/跗短屈肌（FDL）延长、止点重建（可做背侧止点重建使足趾整体活动 EHL 上抬，FHL 压低），跗长伸肌/趾长伸肌延长、止点重建。常用骨性结构处理：跟骨截骨，第 1 跖骨基底背侧闭合楔形截骨，BRT 截骨，中足背侧闭合楔形截骨，距骨关节面成形，跟距、跟骰、距舟三关节融合，足趾趾间关节融合、成形，距骨头成形，踝关节踝上截骨，踝关节融合。CMT 导致的马蹄内翻高弓足是足踝部复杂的三维畸形，需要根据疾病不同阶段、不同表现选择不同手术方式组合。

由于病程进展缓慢，后期患者仍然可保持行走能力，预期寿命通常不受影响，大多数患者可存活数十年，对症治疗可提高患者生活质量。

【诊疗流程】

诊疗流程见图 2-1。

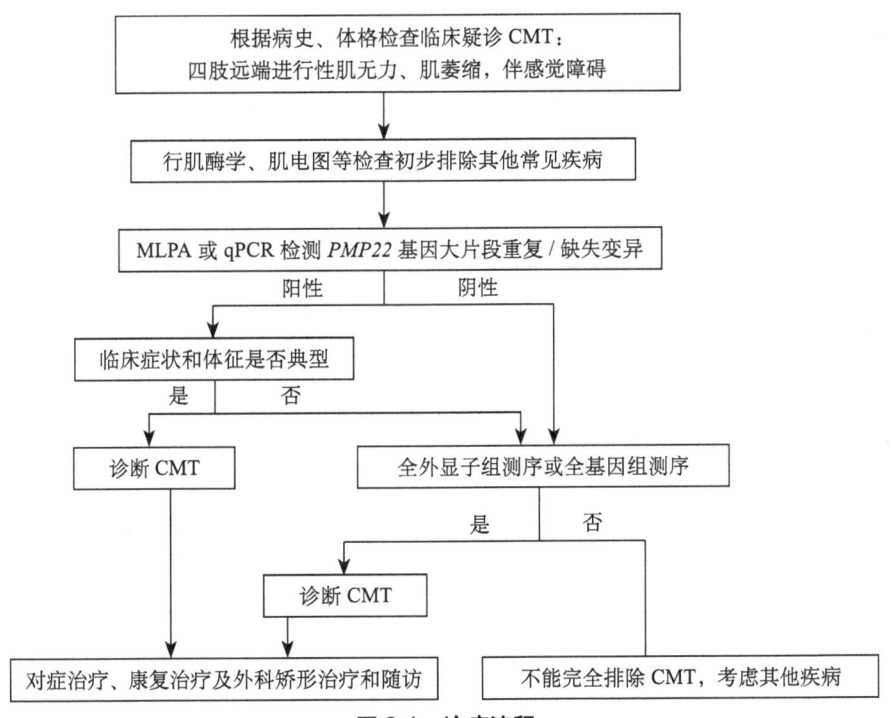

图 2-1 诊疗流程

MLPA. 多重连接探针扩增；qPCR. 荧光定量 PCR

第二节 远端型遗传性运动神经病

【概述】

远端型遗传性运动神经病（distal hereditary motor neuropathy，dHMN）是一组临床和遗传异质性很强的神经变性疾病，主要表现为肢体远端进行性、对称性肌无力和肌萎缩。该病可幼年至中年起病，以下肢起病多见，可出现延髓麻痹症状，个别存在轻度感觉障碍。体格检查发现腱反射减弱或消失，肌电图检查提示神经源性损害，肌肉活检提示神经源性肌萎缩。目前至少有30个致病基因或位点被发现与dHMN相关，但60%～70%的dHMN病例仍致病基因不明。*HSPB1*、*GARS*、*BICB2*和*DNAJB2*是最常见的dHMN致病基因。

【病因】

dHMN的发病率为（2.14～2.3）/100 000。dHMN是一组单基因遗传病，在遗传模式方面，大多数呈常染色体显性遗传，部分存在常染色体隐性遗传和X连锁遗传。目前已报道的致病基因编码的蛋白参与细胞内各种生化活动，如轴突运输（*HSPB1*、*HSPB3*、*HSPB8*、*DNAJB2*、*DCTN1*、*SYT2*、*PLEKHG5*）、tRNA氨基酰化（*AARS1*、*GARS1*、*HARS1*、*WARS1*）、RNA代谢和DNA完整性（*FBXO38*、*SETX*、*IGHMBP2*）、离子通道和转运体组分（*TRPV4*、*SLC5A7*、*SLC12A6*、*ATP7A*）及内质网应激（*REEP1*、*BSCL2*、*SIGMAR1*）等。dHMN与腓骨肌萎缩症（Charcot-Marie-Tooth，CMT）的致病基因有很多交叉。部分dHMN致病基因与肌萎缩侧索硬化（amyotrophic lateral sclerosis，ALS）、遗传性痉挛性截瘫（hereditary spastic paraplegia，HSP）和脊肌萎缩症（spinal muscular atrophy，SMA）有重叠，提示不同疾病之间可能存在潜在的共同致病通路。

【临床表现】

dHMN具有显著的临床异质性和遗传异质性，部分先证者与CMT2、青少年型ALS、HSP具有较大的重叠性，同一致病基因可能导致不同的临床表型，如*SETX*基因突变既可导致伴有锥体束征的dHMN，也可以导致ALS，这使疾病的诊断变得更加复杂、困难。目前根据临床表型和基因表型，可将dHMN分为单纯性dHMN、dHMN伴轻微感觉受累、dHMN伴其他神经系统受累3种亚型。不同基因类型的临床表现可见表2-5。

【辅助检查】

1. 实验室检查　血常规、肝肾功能、血糖、肌酶、甲状腺激素及抗体、免疫指标、肿瘤标志物及副肿瘤抗体、血清肌酸激酶、维生素B_{12}、同型半胱氨酸、免疫蛋白电泳、毒物筛查均无明显异常。

2. 脑脊液检查　常规和生化均正常，抗神经节苷脂抗体阴性。

3. 头颅及腰椎MRI　均无明显异常。

4. 神经电生理　神经传导检测显示下肢对称性运动神经CMAP波幅明显降低，速度正常，复合肌肉动作电位波幅降低提示运动神经轴索损害，而运动神经传导速度正常可排除脱髓鞘性神经病。dHMN失神经损害较为缓慢，健存运动纤维对失神经肌纤维的再支配在一定程度上代偿了受损的功能。

【诊断】

根据临床特点、电生理特点及家族史可做出临床诊断。

1. 一般有明确家族史，但无家族史不能排除诊断。

2. 有典型的临床特征，儿童或青春期起病的肢体远端缓慢进行性肌无力和肌萎缩，远端感觉减退或丧失。

3. 神经电生理检查对dHMN的诊断与鉴别诊断具有重要价值。神经电生理表现符合长度依赖性运动轴索性神经病特点，即下肢远端神经先于下肢近端及上肢神经受累，且受累程度更重。

4. 肌肉活检提示神经源性肌萎缩。

5. 通过血清学、脑脊液、神经活检等检查，排除其他获得性周围神经病。

6. dHMN的最终确诊和分型依靠基因检测。征得患者知情同意后，由于dHMN致病基因较多且难以区分，建议采用全外显子组测序进行基因检测，若发现候选致病变异，进一步行家系Sanger测序验证，若未能发现致病基因，还可进行全基因组测序。dHMN相关基因、临床表型和发病机制可见表2-5。

表 2-5　dHMN 临床表型、基因型及可能的病理机制

基因型	遗传方式	临床表型	可能的病理机制
AARS1	AD	经典的 dHMN/CMT2	tRNA 氨基酰化活性
AIFM1	X 连锁隐性遗传	早发 dHMN、Cowchock 综合征、线粒体脑肌病、听力丧失	错误折叠的 OXPHOS 复合物
ATP7A	X 连锁显性遗传	经典的 dHMN、自主神经功能紊乱、Menkes 病、枕骨角综合征	离子内稳态/铜的转运
ATXN2	AD	dHMN+ 小脑受累、SCA2	RNA 代谢和 DNA 完整性
BICD2	AD	下肢明显型脊髓性肌萎缩 2 型（SMALED2）、关节置换/经典 dHMN	轴突运输
BSCL2	AD	dHMN 上肢为主、经典的 dHMN、Silver-Russell 综合征、先天性脂肪营养不良	内质网应激
CHCHD10	AD	下运动神经元综合征、脊肌萎缩症关节型	线粒体功能
DCTN1	AD	dHMN-ⅦB（dHMN，上肢为主，伴声带麻痹），Perry 综合征，ALS 易感	轴突运输
DHTKD1	AD	dHMN、CMT2	线粒体功能
DNAJB2	AR	进展的 dHMN（晚期类似 ALS），随疾病进展感觉受累，帕金森样症状及锥体束征出现	轴突运输/分子伴侣
DYNC1H1	AD	下肢明显型脊髓性肌萎缩 1 型（SMALED1）关节挛缩，感觉神经传导可能受到影响	轴突运输
FBXO38	AD	以小腿肌肉受累为主的 dHMN	异常信号转导
	AR	与听力损失和器官畸形相关的先天性 dHMN 的典型模式	
GARS1	AD	dHMN 上肢优势（dHMN-Ⅴ）CMT2D SMAi	tRNA 氨基酰化活性
GBF1	AD	经典的 dHMN/晚发性运动 CMT2	高尔基体碎片
GNE	AR	dHMN/肌病（myopathy）	内质网应激
HARS1	AD	dHMN、CMT2、运动型 CMT2、脱髓鞘或中间 CMT（AD）。其他：共济失调、多系统（AR）	tRNA 氨基酰化活性
HINT1	AR	经典的 dHMN/晚发性运动 CMT2	tRNA 氨基酰化活性
HSPB1	AD（很少 AR）	肌肉活检中 dHMN 和运动 CMT2 伴高 CK 水平（> 1000U/L）的 CMT2"神经肌病"	轴突运输/分子伴侣
HSPB3	AD	经典 dHMN，发病：30 年或 40 年后 CMT2，肌病	轴突运输/分子伴侣
HSPB8	AD	经典的 dHMN、成年早期发病、CMT2，肌纤维肌病	轴突运输/分子伴侣
IGHMBP2	AR	dHMN 和 CMT2，儿童期发病伴或不伴呼吸系统受累	RNA 代谢和 DNA 完整性
KBTBD13	AR	经典的 dHMN，线粒体肌病 6 型（AD）	细胞骨架稳定性
LAS1L	X 连锁遗传	脊肌萎缩症和呼吸窘迫 2 型（SMARD2）	核糖体的生物发生和翻译
MYH14	AD	典型的 dHMN（+/- 远端肌病）、声音嘶哑和听力损失。神经感觉性听力损失性肌病	线粒体功能障碍
NOTCH2NLC	AD	dHMN 和空泡性肌病，部分患者表现为震颤和小脑受累	伴侣活动

续表

基因型	遗传方式	临床表型	可能的病理机制
PLEKHG5（*PNPK*）	AR	dHMN、脊肌萎缩症（SMA），大多数患者CMT1（CMT1型）	轴突运输
REEP1	AD	dHMN上肢为主（dHMN-Ⅴ）、经典dHMN、先天性轴突神经病变伴关节挛缩和呼吸窘迫（AR）	内质网应激
SCO2	AR	早发dHMN、一些患者有白质改变、早发CMT2	线粒体呼吸链
SETX	AD	伴有上运动神经元体征的dHMN/幼年ALS（ALS4）、共济失调和动眼肌失用症2型（AR）	RNA代谢和DNA完整性
SIGMAR1	AR	dHMN伴锥体束征，约旦杰拉什地区dHMN，ALS-额颞叶痴呆（AR）	内质网应激
SLC25A21	AR	dHMN从儿童时期开始，进展严重，肌肉活检中线粒体特征（变异K232R），多指症（AD）	离子通道和转运体
SLC5A7	AD	具有上肢优势和声带麻痹的dHMN（dHMN-Ⅶ），一些患者反射活跃，先天性肌无力综合征（AR）	离子通道和转运体
SLC12A6	AD	早发性dHMN，迅速扩散到近端肌肉（变异T99IA），胼胝体发育不全和CMT（AR）	离子通道和转运体
SOD1	AD	经典的dHMN（p.E22G变体）	蛋白质折叠
SORD	AR	经典的dHMN、CMT2和中间CMT，传导阻滞可能存在于电生理研究中	山梨醇代谢
SPTAN1	AD	经典的dHMN表型，癫痫性脑病，遗传性痉挛性截瘫（AR）	轴突运输
SYT2	AD	电生理研究中典型的伴有突触前神经肌肉接头（NMJ）功能障碍的dHMN	轴突运输
TDRKH	AD	典型的dHMN表型伴面部和颈部屈肌损伤	与运动神经元的存活有关
TRPV4	AD	其他：CMT2、肩胛骨肌萎缩、先天性肌脊髓萎缩伴关节挛缩	离子通道和转运体
VRK1	AR	经典的dHMN系统，dHMN和锥体束征	细胞增殖
VWA1	AR	具有非长度依赖性模式的HMN	轴突发育和突触形成
WARS	AD	经典的dHMN	tRNA的氨基酰化活性

注：dHMN.远端型遗传性运动神经病；AD.常染色体显性遗传；AR.常染色体隐性遗传；CMT2D.甘氨酰-tRNA合成酶基因突变引起的疾病；SMAi.婴儿脊肌萎缩症；SCA.脊髓小脑性共济失调。运动型CMT2是指主要累及运动的CMT2。

【鉴别诊断】

dHMN是一组临床和遗传异质性比较明显的疾病，其临床与神经电生理有长度依赖性运动轴索损害的特异性表现。神经电生理检查在定位诊断与鉴别诊断的优势有助于dHMN与一些临床表现相似的疾病鉴别。如dHMN以远端为主，而SMA患者因下肢近端受累较早，故患者下肢近端股四头肌的损害常重于远端腓骨肌群，电生理可在近端肌肉发现明显的失神经损害，受累部位不同可作为两者的鉴别点之一。与dHMN下肢起病不同，运动神经元病的起病部位不定，可在上肢、下肢、球部、躯干等不同部位，最终多节段受累。运动神经元病患者针极肌电图多见广泛失神经损害，除四肢肌肉，胸锁乳突肌和胸椎旁肌常因脑干运动核和脊髓胸段前角运动神经元受累而出现异常自发电位。

dHMN 与获得性周围神经病的鉴别需要完善血常规、血生化、肿瘤及免疫指标、血清蛋白电泳、血和尿重金属、感染性病原体（梅毒螺旋体、HIV 等）、脑脊液常规、脑脊液生化及相关抗体、神经传导与肌电图检查等。与遗传性病因鉴别时，在征得患者知情同意后，可选择全外显子组测序、Sanger 测序甚至动态突变及全基因组测序等协助确诊。

【治疗】

目前本病尚无有效的治疗方法。给予甲钴胺、维生素 B_1 营养神经及硫辛酸抗氧自由基对症治疗，主要是对症和支持疗法，垂足和足畸形可穿着矫形鞋。一些化合物正在研究中，这一领域的困难之一是 dHMN 涉及的遗传多样性和不同的病理机制。在某些情况下，找到一种特定的靶向治疗似乎是可行的，在遗传性神经病变引起的基因突变，醛缩酶还原酶抑制剂显示能使患者成纤维细胞内山梨醇水平正常化，并改善果蝇疾病模型的运动表型，另一种方法是寻找对涉及不同类型 dHMN 的共同病理机制有影响的治疗方法，如轴突运输 α-微管蛋白的乙酰化促进了轴突运输，组蛋白去乙酰化酶 6 是 α-微管蛋白的主要去乙酰化酶。

由于本病进展缓慢，多数患者可存活数十年，对症治疗可提高患者生活质量。

【诊疗流程】

诊疗流程见图 2-2。

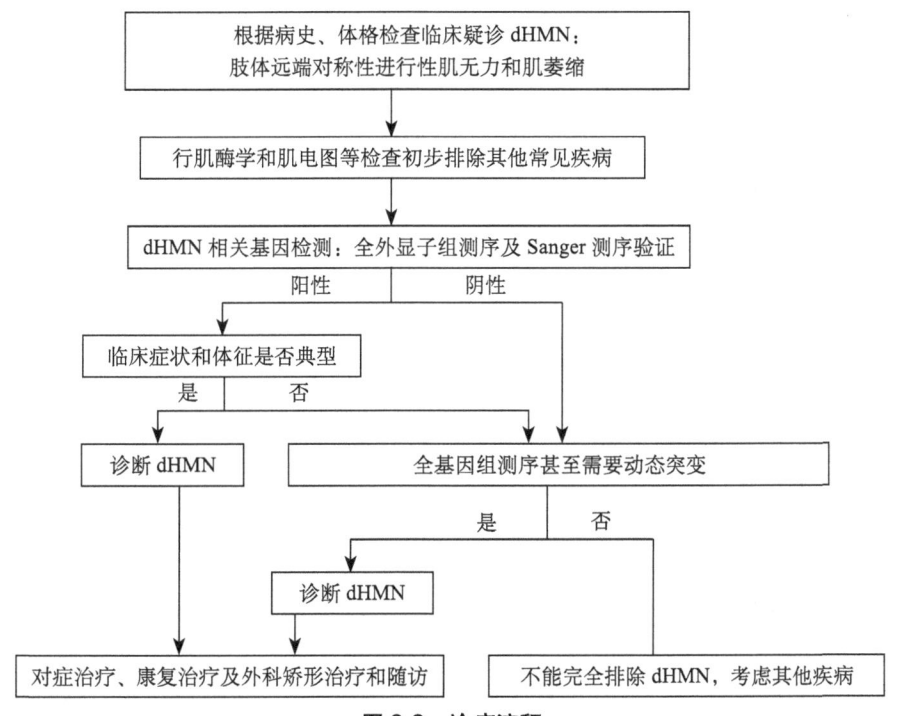

图 2-2 诊疗流程

第3章 运动异常

第一节 脊髓小脑性共济失调

【概述】

脊髓小脑性共济失调（spinocerebellar ataxia，SCA）是一组高度临床和遗传异质性的神经系统退行性病变，是遗传性共济失调最主要的类型。SCA多成年起病，主要呈常染色体显性遗传（autosomal dominant inheritance，AD），偶可表现为常染色体隐性遗传、X连锁遗传或线粒体遗传。其特征是缓慢进展的小脑性共济失调，伴认知障碍及锥体系、锥体外系、视神经、周围神经症状，症状因亚型不同而异。该病发病率低，致残率及致死率较高，目前尚无特异性治疗方法，药物治疗及康复治疗旨在缓解症状，提高生活质量，基因治疗可作为未来SCA治疗研究的靶点。

【病因与流行病学】

SCA确切的病理生理机制不明，基因中编码多聚谷氨酰胺链的CAG重复扩增引起的蛋白质结构功能失调是主要的致病机制，CAG重复扩增导致的毒性蛋白片段聚集在神经元细胞核内形成包涵体，从而产生细胞毒性，引起蛋白质变化、离子通道功能障碍、核完整性受损等。不同位点的CAG重复扩增导致不同的亚型，重复数越多，患者发病年龄越早，症状越严重。目前已知的亚型有40余种（表3-1），其中SCA3是最常见的亚型。除CAG重复扩增外，点突变、重复、插入和缺失等传统致病性变异同样可引起SCA，但较CAG重复扩增罕见。

因SCA的遗传异质性及分型较多，对SCA的流行病学调查研究有限。研究显示，SCA的全球患病率约为3/10万，不同亚型、不同地区SCA的发病率不同。

SCA3是全世界最常见的SCA，占20%～50%，其次是SCA2，占13%～18%，SCA6，占13%～15%。但仍有大比例的SCA患者（30%～48%）致病基因尚未确定。SCA的发病与人种有关，在中国以SCA3最常见。

【临床表现】

SCA临床表现复杂多样，主要是小脑性进行性共济失调，随着疾病进展，患者逐渐出现书写困难、精细活动障碍、言语含混、吞咽困难、眼震、复视、视力丧失（SCA7）等，除共济失调外，SCA还有各种非共济失调症状，如癫痫、肌张力障碍、认知障碍、睡眠障碍、帕金森综合征、舞蹈症等。非共济失调症状可能发生于共济失调之前，甚至是疾病的主要表现。非共济失调症状在SCA1、SCA2、SCA3/MJD、SCA7、SCA17和齿状核红核苍白球路易体萎缩症（Dentatorubral-

表 3-1 常染色体显性遗传性共济失调的分型及临床特点

亚型	染色体定位/基因	突变方式	主要临床表现
SCA1	6q23/*ATXN1*	CAG 重复	见下述（详见临床表现）
SCA2	12q24/*ATXN2*	CAG 重复	见下述
SCA3	14q24.3—q31/*ATXN3*	CAG 重复	见下述
SCA4	16q22.1/*PLEKHG4*	未知	进行性共济失调，感觉性周围神经病，复视，吞咽困难，较罕见
SCA5	11q13.2/*SPTBN2*	错义突变	缓慢进展的共济失调，构音障碍，眼球震颤
SCA6	19p13.2/*CACNA1A*	CAG 重复	见下述
SCA7	3p21.1—p12/*ATNXN7*	CAG 重复	见下述
SCA8	13q21/*ATXN8*	CTG 或 CAG 重复	构音障碍，吞咽困难，步态不稳，振动觉减退，反射亢进，病情进展缓慢
SCA10	22q13.31/*ATXN10*	ATTCT 重复	缓慢进行性小脑共济失调、构音障碍、吞咽困难、癫痫发作、认知和情感功能障碍、周围神经病
SCA11	15q15.2/*TTBK2*	移码突变	轻度、单纯性小脑性共济失调，水平及垂直眼球震颤，锥体束征及锥体外系征，罕见
SCA12	5q32/*PPP2R2B*	CAG 重复	震颤，认知功能障碍，感觉运动性神经病
SCA13	19q13.33/*KCNC3*	错义突变	共济失调、精神运动发育迟缓，不同家系间存在变异
SCA14	19q13.42/*PRKCG*	错义突变	构音障碍、肌阵挛、帕金森病、肌无力、认知功能障碍，非常罕见
SCA15/16	3p26.1/*ITPR1*	缺失突变	单纯性小脑性共济失调及震颤，轻度执行功能障碍
SCA17	6q27/*TBP*	CAG 重复	见下述
SCA18	7q31—32/*IFRD1*	错义突变	感觉运动神经病伴共济失调
SCA19/22	1p21—q21/*KCND3*	错义突变	吞咽困难、构音障碍、腱反射减弱、震颤、肌痉挛
SCA20	11q12（多种，如 *DAGLA*）	错义突变	单纯性小脑共济失调、构音障碍、震颤
SCA21	7p15.1—21.3/*TMEN240*	错义突变	锥体外系症状、认知障碍
SCA23	20p13/*PDYN*	错义突变	小脑性共济失调、感觉神经病变、锥体束征、锥体外系症状
SCA24	1p36	未知	隐性遗传，共济失调、锥体束征
SCA25	2p15—21/*PNPT1*	剪切位点突变	共济失调，感觉性神经病，部分患者可出现眼球震颤
SCA26	19p13.3/*EEF2*	错义突变	单纯性小脑性共济失调
SCA27	13q33.1/*FGF14*	错义突变/移码突变	震颤，认知功能障碍
SCA28	18p11.21/*AFG3L2*	错义突变/移码突变	痉挛性共济失调
SCA29	3p26/*ITPR1*	错义突变	单纯性小脑性共济失调
SCA30	4q34.3—35.1	未知	构音障碍、锥体束征
SCA31	16q22/*BEAN*	ATTTT 重复	单纯性小脑性共济失调
SCA32	7q32—33	未知	认知障碍，男性无精症

续表

亚型	染色体定位/基因	突变方式	主要临床表现
SCA34	6q14.1/*ELOV4*	错义突变	多系统萎缩（小脑型）
SCA35	20p13/*TGM6*	错义突变	反射亢进
SCA37	1p32.2/*DAB1*	插入突变	构音障碍、眼球震颤
SCA38	6p12.1/*ELOVL5*	错义突变	单纯性小脑性共济失调，感觉性神经病
SCA40	14q32/*CCDC88C*	错义突变	痉挛性共济失调
SCA41	4q27/*TRPC3*	错义突变	单纯性小脑性共济失调
SCA42	17q21.33/*CACNA1G*	错义突变	认知功能障碍
SCA43	3q25.2/*MME*	错义突变	肢体共济失调、周围神经病
SCA44	6q24.3/*GRM1*	错义突变	儿童期共济失调、认知障碍
SCA45	5q33.1/*FAT2*	错义突变	单纯性小脑性共济失调
SCA46	19q13.2/*PLD3*	错义突变	感觉障碍、共济失调
SCA47	1p35.2/*PUM1*	错义突变	成人单纯性小脑性共济失调
SCA48	16p13.3/*STUB1*	错义突变/移码突变	小脑性共济失调、认知功能障碍、情感障碍
DRPLA	12p13.31/*ATN1*	CAG重复	精神发育迟滞、癫痫、肌阵挛、舞蹈手足徐动症和痴呆

pallidoluysian atrophy，DRPLA）中尤为突出，而SCA6是具有单纯性共济失调表型的SCA亚型。遗传早现是SCA最主要的特征表现，表现为同一家系发病年龄逐渐提前，症状逐渐加重。SCA3为最常见的亚型，其次为SCA1、SCA2、SCA6、SCA7及SCA17。以下将对上述亚型进行详细阐述，其余SCA分型见表3-1。

SCA根据基因位点的发现顺序进行分类。

1. SCA1　遗传方式为AD，患者多成年起病，发病年龄为30～40岁，SCA1症状与发病年龄及CAG重复扩增相关，发病年龄越早、CAG重复扩增越多，症状越严重。SCA1以进行性共济失调、言语障碍、吞咽困难、肌肉痉挛和眼肌运动障碍为主要临床表现，随着疾病进展，患者晚期可出现肌萎缩及认知功能障碍，患者常因延髓功能障碍所致的呼吸衰竭死亡。发病后平均生存期约为15年。青少年患者临床表现除小脑症状外，还可以表现为严重的脑干功能障碍，通常在4～8年死亡，预后较差。关于SCA1的流行病学调查研究有限，全世界范围内，SCA1的发病率约2/10万。

2. SCA2　是AD的神经系统退行性疾病，童年到成年均可发病，婴儿期发病的SCA2症状重，预后差，通常在2岁前死亡，成年患者可在起病后10～20年出现残疾，日常生活需要依靠轮椅。SCA2的CAG重复扩增次数越多，患者肌张力障碍、肌肉痉挛症状越严重。SCA2主要累及小脑、脑干、基底节、丘脑、脊髓及周围神经等。SCA2临床表现与SCA1类似，但小脑症状更重，主要表现为共济失调、构音障碍、震颤、眼球运动障碍、认知功能障碍、肌肉痉挛、腱反射减弱、周围神经病等，约11.8%的患者还可表现为帕金森综合征。SCA2是第二常见的亚型，仅次于SCA3，约占全部病例的15%。

3. SCA3　又称马查多-约瑟夫病（Machado-Joseph disease，MJD），是SCA最常见的亚型，在我国约占病例总数的62.2%。SCA3幼年及成年均可发病，平均发病年龄约为40岁，平均生存期约为21年。SCA3症状严重程度与CAG重复扩增次数有关，重复扩增次数越多，症状越严重。SCA3主要累及小脑、脑桥、黑质、纹状体，临床表现为缓慢进展的小脑性共济失调，伴脑干功能障碍、眼球运动障碍、周围神经病、锥体及锥体外系症状，如眼肌麻痹、吞咽困难、饮水呛咳、构音障碍、嗅觉减退、疲劳、肌肉抽搐、慢性疼痛、复视、书写困难、发作性眩晕、听力下降等，部分患者还可出现认知及情感障碍、体温调节紊乱等自主神经症状。目前流行病学研究显示，SCA3的全球患病率为1/10万～5/10万。

4. SCA6 是一种缓慢进展的迟发性遗传性共济失调，单纯性小脑性共济失调是该亚型特征。SCA6主要表现为进行性共济失调、构音障碍、吞咽困难、复视，以及眼球运动异常，如眼球震颤、追踪障碍和前庭眼反射异常，通常认知功能损害轻。SCA6发病年龄为40～50岁，全球范围内SCA6发病率较低，约为1/10万，常见于澳大利亚、日本、韩国和德国。头颅MRI显示孤立性小脑萎缩是该亚型典型的影像学表现。

5. SCA7 临床异质性较大，儿童及成年均可发病，儿童患者症状严重，病情进展快，死亡率高。SCA7的特征是小脑共济失调及由黄斑变性导致的色觉和视力异常。在成年患者中，视觉症状可能先于小脑症状，但并非所有SCA7患者都可表现出视力丧失。成年患者病情相对较轻，生存率高于儿童患者。SCA7相对罕见，患病率低于1/10万。视力丧失是该亚型特征性表现，对于共济失调合并视力下降患者，可针对性进行*ATXN7*基因检测。

6. SCA17 主要特征是临床表现多样，其中以共济失调最常见，占约95%，90%的患者可出现痴呆，70%的患者可表现为不自在运动，其余症状包括舞蹈症、肌张力障碍、眼睑痉挛、精神行为异常、锥体束征、帕金森综合征和癫痫发作等。SCA17相对罕见，

与其他神经退行性疾病如亨廷顿病、帕金森病临床表现相似，故其易被漏诊或误诊。

【辅助检查】

1. 影像学检查 SCA影像学检查无特异性，不同亚型SCA，影像学表现不同，如SCA3以第四脑室扩大为主要特点，SCA1 MRI显示桥小脑及脑干萎缩，SCA6表现为孤立性小脑萎缩。利用正电子发射计算机体层显像（PET/CT）或单光子发射计算机断层成像（SPECT）可了解葡萄糖代谢率及氧利用率，部分亚型可见小脑、脑干代谢降低。

2. 基因检测 一般情况下行SCA动态突变检测，可检测出现SCA1、SCA2、SCA3、SCA7、SCA17等常见亚型，若动态突变检测结果为阴性，则可进行全外显子测序、全基因组测序等。由于SCA临床表现多样，不同亚型间存在症状重叠，故只有在特殊情况下，才可以考虑根据关键临床特征指导基因检测选择，如共济失调和视力丧失的患者可行*ATXN7*基因检测。如果患者有特定SCA基因型的家族史，则可进行特定靶向基因检测。某地区高度流行的表型，可以进行有针对性的基因检测。

3. 神经电生理检查 可出现体感诱发电位、脑干听觉诱发电位、眼震电图异常。

4. 实验室检查 SCA患者实验室检查多无异常，某些特殊类型患者可能出现血糖、血脂等异常。

5. 量表评估 可用于评估SCA病情的严重程度及疾病进展情况，还可以评估治疗疗效。最常用的量表之一是共济失调评定量表，该量表共有8个部分，分别测量步态、坐姿、姿势、语言、手指追踪、指鼻试验、快速轮替试验及跟-膝-胫试验，该量表使用广泛，可靠性较高。

【诊断】

SCA的诊断主要依据进行性共济失调的临床表现，伴或不伴眼部症状、锥体束征、锥体外系症状及周围神经损害等。因SCA临

床表现复杂多样，故应详细询问患者临床症状，症状首发时间，进展情况等，进行详细的体格检查。确诊为共济失调后应详细了解患者家族史，家族史阴性并不能排除SCA。头颅影像学检查、神经电生理检查及实验室检查可以协助确定临床表型并排除其他疾病。现SCA临床与基因分型的流行病学调查研究有限，故详尽的临床表现与家族史在表型诊断方面极其重要。

【鉴别诊断】

1. 多系统萎缩　是一组成年后起病散发的神经系统疾病，主要累及锥体外系、小脑及自主神经，患者可表现出小脑共济失调症状，应与SCA鉴别。但多系统萎缩为散发的，无明显家族聚集现象，可出现自主神经受累症状，出现尿频、尿急、尿失禁及性功能障碍等。头颅MRI检查提示小脑、脑桥、壳核等明显萎缩，T_2加权像可看到脑桥基底部"十字征"。因此根据临床表现、辅助检查、家族史及基因检测结果进行鉴别。

2. 韦尼克脑病　是一种慢性酒精中毒代谢性脑病，典型的临床表现是共济失调、精神异常及眼外肌麻痹，需要与SCA相鉴别。但韦尼克脑病有长期饮酒史，无明显家族聚集现象，头颅MRI可见双侧丘脑及脑干对称性病变，故根据临床表现、影像学检查及家族史可鉴别诊断。必要时可行基因检测进一步鉴别。

【治疗】

目前SCA无特异性治疗，治疗的主要目的是改善患者症状，提高生活质量，延缓病情进展，现有的治疗方法有药物治疗，针对运动障碍的支持治疗和物理治疗。

1. 药物治疗　目前尚无特异性药物，治疗以缓解症状，提高患者生活质量为主，因SCA临床表现复杂多样，故涉及多学科综合治疗，目前常用的药物治疗如下：

（1）共济失调症状治疗

1）利鲁唑：是一种用于治疗肌萎缩侧索硬化的药物，可被用于治疗共济失调患者，能改善各种类型共济失调患者的小脑症状。研究表明，服用利鲁唑100mg/d，或每次50mg，每天2次，与对照组相比，可改善患者共济失调症状，但仍需要大量试验进一步验证。利鲁唑不良反应较少，但服药期间需要定期监测肝功能。

2）丁螺环酮：为5-羟色胺受体激动剂，是一种抗焦虑和抗抑郁药，主要作用于小脑，可以减轻不同类型患者的步态和腿部共济失调症状，以及改善疼痛及睡眠障碍。

3）促甲状腺激素释放激素（thyrotropin-releasing hormone，TRH）：可促进垂体促甲状腺激素及催乳素分泌。研究显示，与安慰剂组相比，TRH可改善患者共济失调症状，如改善患者步态、言语、写作及站立功能。TRH治疗的作用机制尚不清楚，可能与小脑区域脑血流增加有关。

4）其他：坦度螺酮对部分SCA3患者有效。N-甲基-D-天冬氨酸受体激活剂同样可改善部分患者躯体共济失调及构音障碍症状，但对四肢共济失调及眼球震颤效果较差。亮氨酸等支链氨基酸能改善小脑症状，SCA6患者治疗效果更加显著。乙酰唑胺是一种碳酸酐酶抑制剂，研究表明，乙酰唑胺可有效缓解和预防发作性共济失调症状。辅酶Q10和维生素E作为治疗共济失调的潜在药物，目前尚无确凿证据证实其对SCA的有效性。

（2）锥体外系及痉挛症状治疗：金刚烷胺是一种非竞争性N-甲基-D-天冬氨酸受体激动剂，已被证明可治疗帕金森病和退行性共济失调，对SCA7患者可能有效。左旋多巴可经多巴脱羧酶转化为多巴胺，从而缓解肌肉强直，改善运动症状。苯海索对M胆碱受体有拮抗作用，可缓解平滑肌痉挛症状，故可用于缓解肌强直。共济失调伴肌痉挛患者首选氯硝西泮。加巴喷丁可改善肌痉挛及神经疼痛。

（3）抗癫痫治疗：卡马西平可较好地控制SCA患者的癫痫症状，抗惊厥药物丙戊酸钠具有神经保护作用，可用于治疗癫痫发作及情感障碍。

（4）认知及情感障碍治疗：目前尚无特异性针对SCA所致的认知障碍的药物治疗方法。合并抑郁症首选选择性5-羟色胺再摄取抑制剂，如帕罗西汀、舍曲林、西酞普兰等。合并幻觉可选用喹硫平、丙戊酸钠、碳酸锂缓解躁狂症状。

2.基因治疗　因SCA高度遗传异质性，基因分型较多，每种基因型均需要特异性药物治疗，故基因治疗研究缓慢。虽然现已对SCA的各种发病机制有了一定的了解，但目前并没有特异性基因治疗，治疗策略包括基因编辑技术、寻找合适的治疗靶点、干细胞移植等技术，基因治疗有巨大的潜力，是未来SCA治疗的趋势及目标。

3.对症支持治疗　以康复为主，提倡在疾病早期针对患者临床表现制订康复计划，以维持肢体功能，防跌倒，提高生活质量。研发新的辅助康复技术，如重复经颅磁刺激（rTMS）作为非侵入性脑刺激技术可能会成为潜在的治疗方法。

【诊疗流程】

诊疗流程见图3-1。

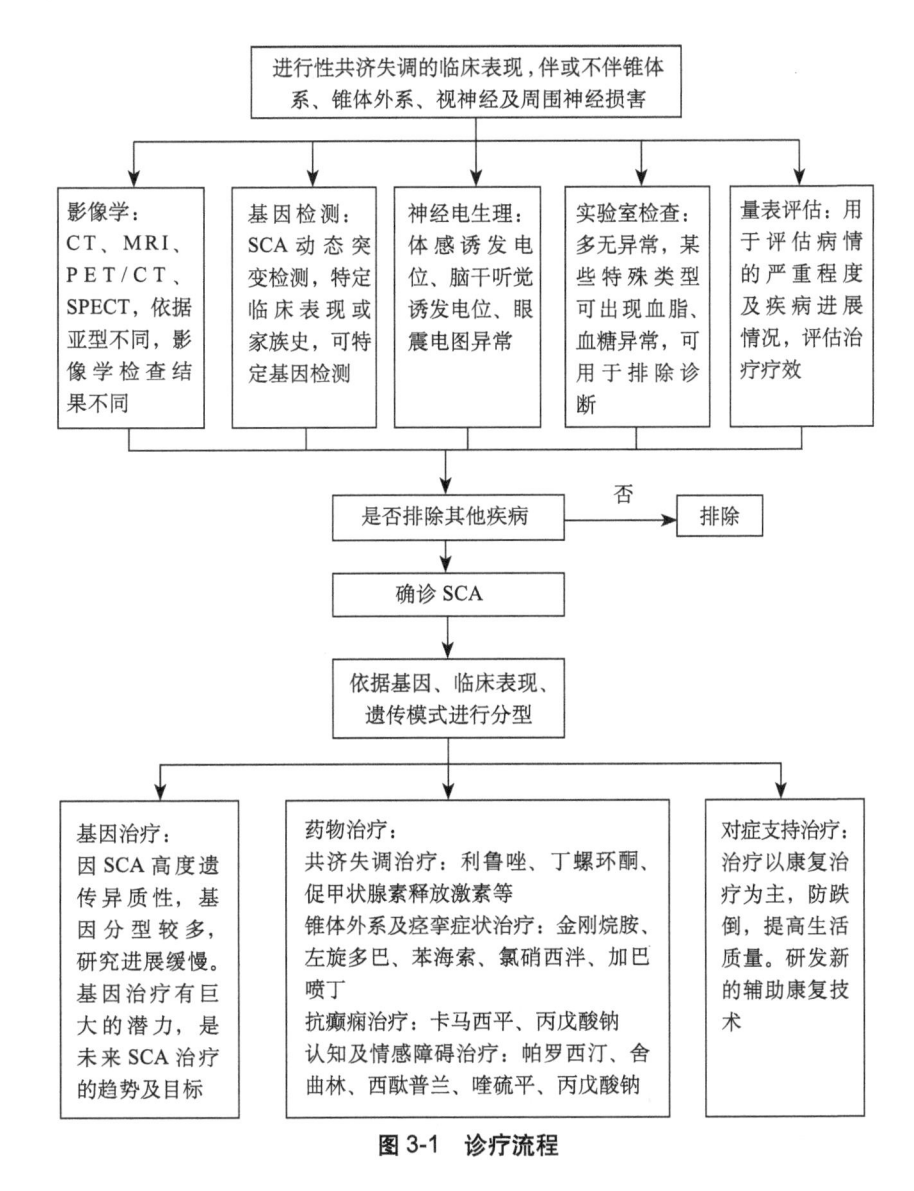

图3-1　诊疗流程

第二节 遗传性痉挛性截瘫

【概述】

遗传性痉挛性截瘫（hereditary spastic paraplegia，HSP）又称 Strimpell-Lorrain 病，是一组临床及遗传高度异质性的神经系统退行性疾病。HSP 发病机制不明，相关致病基因及表型被陆续报道，随着基因检验技术的发展，目前已发现上百个与 HSP 相关的遗传学位点。根据致病基因可分为不同亚型，各亚型间临床表现异质性较大，主要表现为缓慢进展的双下肢痉挛和无力。目前 HSP 诊断主要依据临床表现、阳性家族史及基因检测结果，目前尚无特异性治疗方法，药物治疗、康复治疗及矫形器辅助等治疗主要用于改善症状和预防并发症等，以提高患者生活质量。

【病因与流行病学】

HSP 的遗传学机制复杂，遗传模式包括常染色体显性遗传（autosomal dominant，AD）、常染色体隐性遗传（autosomal recessive，AR）、X 连锁遗传（X-linked，XL）和线粒体遗传（mitochondrial inheritance，MT）。目前已发现约 103 个与 HSP 相关的遗传学位点，已明确的致病基因约 90 个，基因致病性变异的形式包括移码突变、错义突变和缺失突变等（表 3-2）。AD-HSP 约 19 种亚型，AR-HSP 约 57 种亚型，兼有 AD-HSP 和 AR-HSP 约 5 种亚型，XL-HSP 约 5 种亚型，线粒体及其他未分型 HSP 约 17 种亚型，但仍有 30%～50% 的 HSP 没有明确的分子诊断。HSP 发病机制复杂，涉及多种病理生理机制，最常见的病理特征是脊髓内上、下行纤维束远端轴索变性或脱髓鞘，其分子机制包括线粒体功能障碍、轴突运输和膜运输异常、细胞器形成及髓鞘形成异常，脂质代谢紊乱等。

HSP 极罕见，总体患病率为 1/10 万～10/10 万，AD-HSP 患病率为 0.5/10 万～5.5/10 万，AR-HSP 患病率为 0.3/10 万～5.3/10 万，其他亚型的患病率为 4.3/10 万～9.8/10 万。

表 3-2 HSP 亚型和致病基因

亚型	遗传方式	染色体定位	致病基因
SPG1	XL	Xq28	*L1CAM*
SPG2	XL	Xq22.2	*PLP1*
SPG3A	AD/AR	14q22.1	*ATL1*
SPG4	AD	2p22.3	*SPAST*
SPG5	AR	8q12.3	*CYP7B1*
SPG6	AD	15q11.2	*NIPA1*
SPG7	AD/AR	16q24.3	*SPG7*（*TPARAPLEGIN*）
SPG8	AD	8q24.13	*WASHC5*（*KIAA0196*）
SPG9	AD/AR	10q24.1	*ALDH18A1*
SPG10	AD	12q13.3	*KIF5A*
SPG11	AR	15q21.1	*SPG11*（*KIAA1840*）
SPG12	AD	19q13.32	*RTN2*
SPG13	AD	2q33.1	*HSPD1*
SPG14	AR	3q27—q28	-
SPG15	AR	14q24.1	*ZFYVE26*
SPG16	XL	Xq11.2	*MTMR8/ZC4H2*
SPG17	AD	11q12.3	*BSCL2*
SPG18	AR	8p11.23	*ERLIN2*
SPG19	AD	9q	-
SPG20	AR	13q13.3	*SPART*
SPG21	AR	15q22.31	*ACP33*
SPG22	XL		
SPG23	AR	1q32.1	*DSTYK*
SPG24	AR	13q14	-
SPG25	AR	6q23—24.1	-
SPG26	AR	12q13.3	*B4GALNT1*
SPG27	AR	10q22.1—q24.1	-
SPG28	AR	14q22.1	*DDHD1*
SPG29	AD	1p31.1	*NERG1*
SPG30	AD/AR	2q37.3	*KIF1A*

续表

亚型	遗传方式	染色体定位	致病基因
SPG31	AD	2p11.2	REEP1
SPG32	AR	14q12-21	-
SPG33	AD	10q24.2	ZFYVE27
SPG34	XL	Xq24—25	GLUD2
SPG35	AR	16q23.1	FA2H
SPG36	AD	12q23—24	CKAP4
SPG37	AD	8p21.1—q13.3	FBXO16
SPG38	AD	4p16—15	SPG38
SPG39	AR	19p13.2	PNPLA6
SPG41	AD	11p14.1—p11.2	BDNF
SPG42	AD	3q25.31	SLC33A1
SPG43	AR	19q12	C19orf12
SPG44	AR	1q42.13	GJC2
SPG45/65	AR	10q24.31—10q24.33	NT5C2
SPG46	AR	9p13.3	GBA2
SPG47	AR	1p13.2	AP4B1
SPG48	AR	7p22.1	AP5Z1
SPG49	AR	14q32.31	TECPR2
SPG50	AR	7q22.1	AP4M1
SPG51	AR	15q22.31	AP4E1
SPG52	AR	14q12	AP4S1
SPG53	AR	8p22	VPS37A
SPG54	AR	8p11.23	DDHD2
SPG55	AR	12q24.31	MTRFR (C12orf65)
SPG56	AR	4q25	CYP2U1
SPG57	AR	3q12.2	TFG
SPG58	AR	17p13.2	KIF1C
SPG59	AR	15q21.2	USP8
SPG60	AR	3p22.2	WDR48
SPG61	AR	16p12.3	ARL6IP1
SPG62	AR	10q24.31	ERLIN1
SPG63	AR	1p13.3	AMPD2
SPG64	AR	10q24.1	ENTPD1
SPG66	AR	5q32	ARSI

续表

亚型	遗传方式	染色体定位	致病基因
SPG67	AR	2q33.1	PGAP1
SPG68	AR	12q13.3	MARS1
SPG69	AR	1q41	RAB3GAP2
SPG70	AR	12q13.3	MARS1
SPG71	AR	5p13.3	ZFR
SPG72	AD/AR	5q31.2	REEP2
SPG73	AD	19q13.33	CPT1C
SPG74	AR	1q42.13	IBA57
SPG75	AR	19q13.12	MAG
SPG76	AR	11q13.1	CAPN1
SPG77	AR	6p25.1	FARS2
SPG78	AR	1p36.13	ATP13A
SPG79	AR	4p13	UCHL1
SPG80	AD	9p13.3	UBAP1
SPG81	AR	2p23.3	SELENOI
SPG82	AR	17q25.3	PCYT2
SPG83	AR	1p34.1	HPDL
SPG84	AR	22q11.21	PI4KA
SPG85	AR	8p11.21	RNF170
SPG86	AR	6p21.33	ABHD16A
SPG87	AR	14q24.3	TMEM63C
SPG88	AD	13q14.2	KPNA3

注：XL. X连锁遗传；AD. 常染色体显性遗传；AR. 常染色体隐性遗传。

【临床表现】

HSP患者发病年龄跨度较大，从婴儿期到成年均可发病，临床表现高度异质性，不同亚型甚至同一亚型不同患者间临床表现可能不同，但主要表现为缓慢进展的痉挛步态，依据亚型不同还可表现为癫痫、膀胱功能障碍、小脑功能障碍、锥体外系症状等。

HSP根据发病年龄可分为早发型和晚发型，根据临床特点可分为单纯型和复杂型，根据遗传方式可分为AD-HSP、AR-HSP、XL-HSP及MT-HSP，大部分病例为AD，复杂型病例常为AR。HPS基因分类使用痉挛性截瘫基因（spastic paraplegia type，SPG）进行命名。

1. 根据发病年龄
（1）早发型：发病年龄＜35岁。
（2）晚发型：发病年龄≥35岁。

2. 根据临床特点
（1）单纯型：单纯型HSP主要遗传方式为AD，临床表现为局限于下肢的进行性痉挛无力。主要症状如下：①双下肢痉挛无力致行走困难，日常生活依赖拐杖、轮椅等，上肢肌力及感觉多无异常；②下肢感觉异常及震动觉减弱；③膀胱功能障碍，出现尿急等；④患者言语、吞咽功能一般不受影响。神经系统体格检查多提示双下肢肌肉痉挛及肌无力，双下肢腱反射亢进，上肢反射亢进较轻，巴宾斯基征阳性等。单纯型HSP患者预后可，寿命多不受影响。

（2）复杂型：复杂型HSP主要遗传性方式为AR，但约40%的病例为散发病例。幼年及成年均可发病，临床表现除双下肢痉挛无力外，还可表现为：①小脑功能障碍、共济失调、震颤及眼球震颤；②癫痫；③周围神经症；④精神障碍；⑤锥体外系症状、舞蹈症、帕金森综合征及肌张力障碍。其他非神经系统症状包括视神经萎缩、视网膜变性、脊柱侧弯及身材矮小、畸形等。

（3）其他：SPG5A、SPG7、SPG10、SPG30和SPG80患者兼有单纯型和复杂型临床表现。

3. 根据遗传方式分型　大部分HSP患者存在家族遗传史，但仍有13%～40%为散发病例。

（1）AR-HSP：较罕见，近亲结婚人群中发生率较高。SPG11为AR-HSP最常见的亚型，占比为20%～50%，占所有HSP病例的8%，是HSP伴胼胝体变薄第一常见亚型，其致病基因为SPF11（KIAA1840），发病年龄为4～36岁，该亚型主要表现为认知障碍或步态障碍，下肢痉挛出现较晚，超过50%的患者出现构音障碍、共济失调、运动轴索性神经病或严重的泌尿系统症状。随着疾病进展，痉挛可累及上肢，出现左旋多巴反应性帕金森病，口下颌肌张力障碍，癫痫，继发于视神经萎缩的视力减退等。SPG15与ZFYVE26基因致病性变异有关，该亚型临床症状与SPG11相似，但左旋多巴反应性帕金森综合征更常见。

SPG5是HSP伴胼胝体变薄第二常见亚型，由CYP7B1基因致病性变异引起，占比约为10%，主要表现为认知功能减退，该亚型多为早发型，临床症状重，疾病进展快，头颅MRI常提示白质异常。

SPG7是AR-HSP的常见亚型之一，与SPG7（PARAPLEGIN）基因致病性变异有关，主要表现为双下肢进行性痉挛性瘫痪，可伴视神经受累、肌肉萎缩、智力发育迟缓、构音障碍、周围神经病变、皮质和小脑萎缩等，部分患者可出现癫痫发作及帕金森样症状。

（2）AD-HSP：AD是HSP最常见的遗传方式，SPG4为最常见的亚型，与SPAST基因致病性变异有关，占AD-HSP的33%～40%，占所有HSP病例的1/3。SPG4起病年龄早，可在婴儿期发病，患者平均发病年龄为31.7岁，少数患者发病年龄为70岁，症状严重程度与发病年龄无关。SPG4主要表现为单纯型HSP，孤立的下肢痉挛伴或不伴膀胱感觉功能障碍，部分患者晚期可出现认知功能减退、构音障碍等，影像学检查一般无异常，但也可能发现脑桥角蛛网膜囊肿、皮质萎缩、胼胝体变薄、小脑蚓部轻度萎缩和脊髓轻度萎缩。

SPG3A是AD-HSP第二常见亚型，与ATL1基因致病性变异有关，占AD-HSP患者的6%～10%，该亚型通常在儿童早期发病，但儿童晚期、青少年期或成年期均可发病。典型的临床表现包括早发性痉挛性截瘫，伴有肢体瘫痪和括约肌功能障碍，脊柱侧弯、轻度智力减退和视神经萎缩也有被报道。

神经影像学检查一般无异常，可出现胼胝体变薄。

SPG31是第三常见的AD-HSP，与*REEP1*基因致病性变异有关，占比为4%~6%。临床表现与SPG3A类似，50%的病例与周围神经病变有关。发病年龄呈双峰分布，10岁和40岁是2个发病高峰。

（3）XL-HSP：非常罕见，包括SPG1、SPG2、SPG16、SPG22、SPG34亚型。SPG1由*L1CAM*基因致病性变异引起，主要表现为严重的下肢痉挛、智力障碍和运动性失语，还伴有身材矮小、脊柱后凸、小头畸形、大头畸形、拇指内收等。神经影像学检查显示胼胝体发育不全、脑室扩大，有时还会出现梗阻性脑积水。

（4）MT-HSP：极为罕见，包括*MT-ATP6*、*MT-TI*、*MT-CO3*、*MT-ND4*基因致病性变异。MT-HSP的表现形式多种多样，包括多系统损伤的复杂型HSP，可呈现家族聚集现象。

【辅助检查】

1. 影像学检查　大多数HSP患者影像学检查无特异性表现，但某些亚型患者可表现出特征性影像学改变，如SPG11和SPG15病例均出现胼胝体变薄和脑室周围白质高信号，SPG11患者还可出现脑萎缩，SPG5患者可表现出脑白质信号异常，SPG4患者可出现丘脑体积减小。39%~95%的SPG7患者可出现小脑蚓部轻度萎缩等。

2. 基因检测　是诊断的金标准，AD-HSP是最常见的亚型，通过筛选*SPAST*（SPG4）和*ATL1*（SPG3A）基因可以诊断约50%的HSP患者。目前常用的方法为二代测序（next generation sequencing，NGS），NGS是一种高通量、低成本的基因诊断技术，可明显提高诊断率和确诊率，常用于大量筛选与HSP基因相关的外显子。但NGS存在局限性，它无法识别拷贝数变异、结构变异、启动子或深度内含子致病性变异及三联体异常重复，若NGS结果正常，建议对该基因进行多重连接探针扩增（multiplex ligation-dependent probe amplification，MLPA）分析。目前临床上针对由大片基因缺失或重复导致的亚型，建议将MLPA与NGS技术相结合进行检测。基因检测还可为患者提供产前诊断和遗传咨询。

3. 神经电生理检查　对HSP分型诊断特异性不强，神经电生理检查可评估运动传导通路，体感诱发电位，远端运动神经轴突及周围神经受损情况。不同亚型的HSP患者神经电生理检查结果不一致，如SPG4、SPG11患者可出现下肢运动传导时间延迟或缺失，SPG3A、SPG4、SPG15患者可出现远端运动神经源性改变等。

4. 实验室检查　如叶酸、维生素B_{12}、血清铜及铜蓝蛋白和血清梅毒螺旋体、HIV抗体检测等多用于排除其他疾病。

【诊断】

HSP诊断应详细询问起病年龄、临床表现、疾病进展情况及家族史，基因检测是疾病诊断的金标准，若发现*SPG*基因致病性变异，则可诊断该病。HSP因临床表现复杂多样，分型较多，诊断应注意以下几点。

1. 双侧下肢痉挛和无力为主的临床表现，可伴有尿急或其他神经系统症状，与其他继发性痉挛截瘫不同，HSP患者肌力无明显减退。

2. 神经系统检查显示皮质脊髓束受累，患者可出现下肢痉挛、反射亢进和巴宾斯基征阳性，部分患者双下肢远端震动觉受损。

3. 家族史是评估有无HSP的重要标准，详细的家族史可以为HSP的诊断提供重要线索，但家族史阴性不能排除HSP。对于AR-HSP，询问家族史时应注意是否存在近亲结婚。

4. 基因检测，主要是通过NGS、MLPA等方法，基因检测是诊断金标准。

5. 排除其他可引起下肢痉挛无力的神经

系统疾病。

【鉴别诊断】

1. 肌萎缩侧索硬化 原发性侧索硬化可出现双下肢痉挛性截瘫，肌张力增高，腱反射亢进，病理征阳性，与HSP临床症状相似。但HSP患者一般无上肢痉挛、无力，且肌萎缩侧索硬化起病时间晚，疾病进展快，后期可出现上下运动神经元同时受累。肌电图及基因检测可协助鉴别。

2. 脊髓炎 感染性或自身免疫性脊髓炎均可造成双下肢截瘫，如梅毒螺旋体感染、人类嗜T淋巴细胞病毒-1（HTLV-1）所致热带痉挛性截瘫、视神经脊髓炎等，可造成脊髓横贯性或部分横贯性损伤，但感染性或自身免疫性脊髓炎起病急，常合并其他脑神经及视神经受损，血清学及脑脊液相关抗体检测及影像学检查可协助鉴别。

【治疗及预后】

目前HSP尚无特异性治疗，主要通过药物治疗、康复治疗、器械辅助改善患者痉挛症状，减少尿急、肌肉痉挛、步态异常和提高肢体力量。要仔细分析每例患者临床表现，从而确定适用药物，选择合适的康复器械，为康复训练提供建议。

1. 药物治疗 缓解双下肢痉挛用药。

（1）巴氯芬：解痉药物，改善患者痉挛步态。治疗应从小剂量开始，口服5~10mg/d，而后逐渐加量至40~80mg/d，不良反应为嗜睡、眩晕、恶心、呕吐、头痛、低血压及腹泻。鞘内注射巴氯芬可改善遗传性痉挛性截瘫患者的痉挛状态和行走能力。

（2）盐酸替扎尼定：为骨骼肌松弛药，主要用于缓解疼痛性肌痉挛，替扎尼定与巴氯芬作用相似，巴氯芬治疗效果差或无法耐受巴氯芬的患者可选择替扎尼定。初始剂量为每天2mg，睡前口服，而后逐渐加量至每次2mg，每天3次。替扎尼定不良反应与剂量有关，低剂量应用时不良反应较少见，常见的症状有低血压，其他如头晕、恶心、嗜睡、口干、胃肠道功能紊乱、皮疹及发热等均有报道。

（3）加巴喷丁：为抗痉挛药物，已被用于治疗多发性硬化症和脊髓损伤导致的肌肉痉挛，但在HSP治疗方面疗效存在争议。成人初始剂量为300mg/d，睡前服用；随后每天增加300mg，分次服用。推荐剂量为每次300mg，每天3次。

（4）肉毒杆菌毒素：A型肉毒杆菌能缓解肌肉痉挛状态，可选择性对痉挛的肌肉进行注射。通过小腿局部注射降低小腿肌张力，保持腿部力量和维持平衡，提高步态速度，对髋关节、膝关节和踝关节附近的肌肉同样有效。

2. 康复治疗 经颅重复电刺激是一种非侵入性神经调节治疗，可改善患者痉挛和无力症状。矫形器的使用也极大地提高了HSP患者的生活质量。一般建议在康复医师的指导下进行锻炼，可利用矫形器、助行器、机器人等辅助训练，保持和增强下肢力量，改善患者的平衡能力，增加患者活动范围。

3. 基因治疗 随着研究的深入，目前针对HSP的治疗从对症治疗转向了基因靶向治疗。长春新碱、诺斯卡平、紫杉醇、线粒体复合物Ⅰ抑制剂、肝X受体激动剂和糖原合酶激酶3抑制剂等可能通过增加微管的稳定性、恢复稳定微管数量和促进微管组装达到治疗目的。还有针对特定目标基因的特异性治疗。但由于HSP临床及遗传异质性、复杂的发病机制，基因疗法进展缓慢。

4. 预后 大部分HSP患者预后不佳，单纯型患者寿命一般不受影响，但总体致残率高，约13%的患者完全丧失劳动能力。在首发症状出现20年后，48%的患者需要使用助行器，12%的患者依靠轮椅。在首发症状出现40年后使用助行器患者增加至72%，29%的患者需要使用轮椅。

【诊疗流程】

诊疗流程见图3-2。

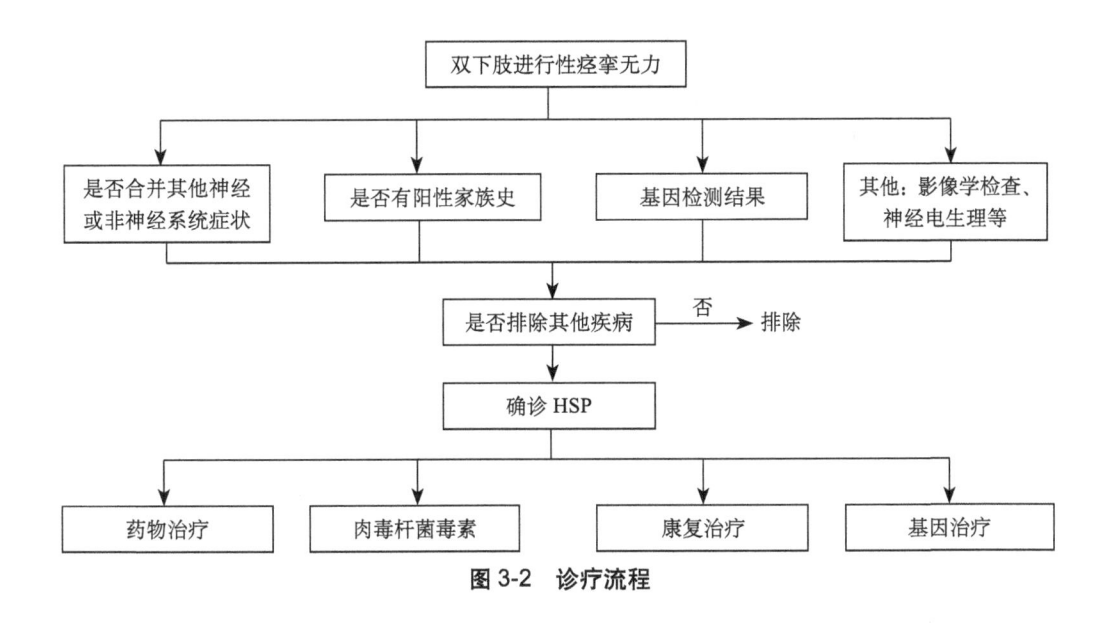

```
                    双下肢进行性痉挛无力
                             │
      ┌──────────┬──────────┼──────────┬──────────┐
  是否合并其他神经   是否有阳性家族史   基因检测结果    其他：影像学检查、
  或非神经系统症状                                   神经电生理等
                             │
                     是否排除其他疾病 ──否──> 排除
                             │
                         确诊 HSP
                             │
      ┌──────────┬──────────┼──────────┬──────────┐
   药物治疗      肉毒杆菌毒素      康复治疗        基因治疗
```

图 3-2　诊疗流程

第三节　原发性遗传性肌张力不全

【概述】

原发性遗传性肌张力不全是一种肌肉收缩异常所致的运动障碍性疾病，又称原发性遗传性肌张力障碍，是继帕金森病和原发性震颤后第三常见的运动障碍性疾病，主要呈常染色体显性遗传，偶可表现为常染色体隐性遗传或 X 连锁遗传。其特征是肌肉持续、间歇性收缩或肌肉收缩不协调导致的异常动作或重复性运动及姿势异常。目前肌张力障碍诊断主要依靠临床表现及基因检测结果，尚无特异性治疗方法，治疗以缓解临床症状为主，主要治疗方法为康复治疗、口服药物、注射肉毒杆菌毒素及手术治疗。

【病因与流行病学】

肌张力障碍遗传方式主要为常染色体显性遗传、常染色体隐性遗传、X 连锁遗传及线粒体遗传。该病表型较多，按国际肌张力障碍数字编号分类可分为 DYT1～DYT21、DYT23～DYT29 等，随着检测方法的更新，越来越多的致病基因和位点被发现，主要的致病基因有 *SGCE*、*ADCY5*、*KCTD17*、*CACNA1B*、*RELN*、*KCNN2*、*FOXG1*、*TUBB2B*、*TOR1A*、*THAP1*、*KMT2B* 等。肌张力障碍病理生理机制不明，可能与基底神经节 - 小脑 - 丘脑 - 皮质回路有关，涉及多巴胺能、胆碱能、γ - 氨基丁酸能和谷氨酸能神经递质系统，内质网稳态、基因转录调控、纹状体多巴胺能神经元信号转导和突触可塑性异常及抑制性神经元回路缺失同样可能参与疾病的发生发展。

肌张力障碍发病率受亚型、年龄、种族、人群及地理位置影响，故相关的流行病学调查研究有限。目前研究发现，随着年龄增长，肌张力障碍的发病率逐渐增高。各类型的肌张力障碍发病率不同，局灶型发病率略高于全身型，女性发病率略高于男性。发病率最高的是 DYT1，为 18/10 万～26/10 万，局灶型患病率为 16.4/10 万，发病率相对较高。不同种族发病率各异，DYT1 以犹太人种发病率最高，为 1/2 万～1/1.6 万，非犹太人种发病率约为 1/20 万。

【临床表现】

肌张力障碍临床表现多样，分类较多，根据发病年龄可分为早发型及晚发型，根据肌肉损伤区域可分为局灶型、全身型等，根据伴随症状可分为单纯型及复杂型。发病类型不同，预后不同。该病进展缓慢、预后不佳，部分患者可合并肌肉疼痛，影响患者生活质量，约13%的患者完全丧失劳动能力。

1. 根据发病年龄分型

（1）早发型肌张力障碍：指婴儿期、儿童期或青春期发病的肌张力障碍，症状多从一侧肢体开始，逐渐进展至其他肢体、躯干及颈部，易发展成全身型，但早发型肌张力障碍较少累及头面部肌肉。

（2）晚发型肌张力障碍：指成年发病的肌张力障碍，与早发型相比，该类型病变仅累及颈部及躯干，表现为局灶型或节段型，头面部受累较为罕见。

2. 根据肌肉损伤区域分型

（1）局灶型：只有一个区域受损，如眼睑痉挛、口下颌肌张力障碍、书写痉挛、喉肌张力障碍、颈肌张力障碍等。

（2）节段型：2个或2个以上连续的区域受损，如颅颈肌张力障碍累及上肢等。

（3）多灶型：2个或2个以上不连续的区域受损，如上肢与下肢肌张力障碍等。

（4）全身型：指躯干任一部位和其他至少2个部位肌张力障碍。

（5）偏身型：偏侧身体受累，较罕见。

3. 根据伴随症状分型

（1）单纯型：单纯型肌张力障碍遗传方式多为常染色体显性遗传，该类型以肌张力障碍症状为主，主要为局限于下肢的进行性痉挛无力。该类型的主要临床症状如下：①双下肢乏力导致的行走困难，日常生活依赖拐杖、轮椅等，上肢肌肉力量及感觉无异常；②下肢感觉异常及震动觉减弱；③高渗性膀胱功能障碍，出现尿急等临床表现。患者言语、吞咽功能一般不受影响。神经系统体格检查多提示双下肢腱反射亢进、踝阵挛和髌阵挛阳性、巴宾斯基征阳性。但患者寿命未受影响。

（2）复杂型：复杂型肌张力障碍除肌张力障碍外常合并其他神经系统症状，如共济失调、癫痫发作、痴呆、肌肉萎缩、周围神经病、眼球震颤、眼肌麻痹、视神经萎缩、视网膜变性及帕金森综合征等。

4. 肌张力障碍持续状态 也称为肌张力障碍风暴，是一种严重而罕见的肌张力障碍急症，病死率约为10%，可能由感染、治疗中断、手术或创伤等诱发。主要表现为肌张力障碍症状快速进行性恶化，患者还可合并疼痛或姿势异常，以及心动过速、多汗、横纹肌溶解症、肾衰竭等，严重呼吸衰竭可导致患者死亡。肌张力障碍持续状态是一种紧急而危急的情况，对于肌张力障碍持续状态患者，需要入住重症监护室治疗。

5. 特殊类型肌张力障碍

（1）多巴反应性肌张力障碍：又称Segawa病，是一种由多巴胺合成通路遗传缺陷引起的选择性黑质纹状体多巴胺缺乏综合征。最常见的是常染色体显性遗传，少见常染色体隐性遗传。常儿童或青少年起病，典型表现为进行性肌张力障碍，症状具有昼夜波动特点，对左旋多巴治疗反应持续而显著。

（2）肌阵挛性肌张力障碍：又称特发性家族性肌阵挛、良性特发性肌阵挛，主要的致病基因有 *SGCE*、*ADCY5*、*KCTD17*、*CACNA1B*、*RELN*、*KCNN2*、*FOXG1*、*TUBB2B*。其通常在童年及青春期发病，但成年期亦可发病，累及头颈部、面部、上肢、下肢及躯干肌肉，临床表现高度异质性，不同个体间症状存在差异，临床特征是快速、短暂的肌肉收缩和重复性运动，可表现为颈斜、书写痉挛、不自主运动、震颤、小脑症状等，还可合并焦虑、抑郁、强迫症、酗酒等精神症状。患者饮酒后肌张力障碍症状得到改善，患者寿命一般不受影响，预后可。

（3）早发单纯型肌张力障碍：又称原发性扭转性肌张力障碍、原发性肌张力障碍、变形性肌张力障碍和Oppenheim肌张力障碍。其主要由 *TOR1A*、*THAP1*、*KMT2B* 基因致病性变异所致，遗传方式为常染色体显性遗传，极罕见个体呈常染色体隐性遗传。*TOR1A*所致的肌张力障碍又称为DYT1型，多儿童期起病，表现为全身性肌张力障碍，药物治疗效果较差。*THAP1*基因所致的肌张力障碍又称DYT6型，遗传方式为常染色体显性遗传，主要是青少年起病的混合型肌张力障碍，其特点为早发型颅颈肌张力障碍。*KMT2B*基因所致的DYT28型肌张力障碍是一种儿童期肌张力障碍，一般由一侧肢体扩散至全身。

（4）发作性运动障碍伴肌张力障碍：①运动诱发性肌张力障碍，是发作性肌张力障碍最常见的类型，其特征是反复发作的、非随意性的短暂性肌张力障碍，与*PRRT2*基因致病性变异有关；②发作性非运动诱发性肌张力障碍，是由*PNKD*基因致病性变异所致的非运动诱发性肌张力障碍，可能由应激、咖啡因、酒精等诱发；③家族性阵发性动态性运动障碍，是一种以轻微到严重的运动障碍为特征的疾病，表现为身体的一侧或两侧出现运动障碍症状，临床异质性较大，呈常染色体显性遗传，有阳性家族史。

（5）任务特异性肌张力障碍：发病率低，较罕见，是一类以不自主的、持续的肌肉收缩、震颤和其他不受控制的运动为特征的肌张力障碍，在执行特定任务时出现，最常见的是书写痉挛，由书写动作诱发，出现手、手腕或前臂肌肉痉挛，其他任务特异性肌张力障碍还包括音乐家肌张力障碍、高尔夫球员肌张力障碍、跑步者肌张力障碍等。

（6）快发病性肌张力障碍-帕金森综合征：是由*ATP1A3*基因致病性变异导致的临床罕见的运动障碍性疾病，呈急性或亚急性发作，可由酗酒、发热及运动诱发，主要表现为肌张力障碍和帕金森病综合征症状。

【辅助检查】

1. **影像学检查** 头颅CT、头颅MRI及血管检查是主要的影像学检查，但肌张力障碍患者影像学检查多无特异性表现，主要是用于排除其他可导致肌张力障碍的疾病。

2. **肌电图** 能够检测到肌肉静息状态、自主收缩状态、被动牵伸状态及神经受刺激后收缩等情况下的电生理活动，可进一步鉴别肌张力障碍与其他运动障碍疾病。肌张力障碍的肌电图表现：①插入电位正常；②静息时有不规律的群化电位发生和经活动后运动单位电位不立即消失；③小收缩时的运动单位时限、波幅和相位大致正常；④最大用力收缩时募集不完全。

3. **基因检测** 目前最常用的基因检测方法是二代测序，但目前并不推荐常规进行基因检测。对于发病年龄小于30岁的原发性肌张力障碍患者，可推荐行基因检测；对于发病年龄大于30岁，但有早发病亲属的患者，也可进行诊断性基因检测。若患者疾病特征与已知表型不符合，可进行全基因组检测。对肌阵挛累及上肢或颈部的患者，尤其呈常染色体显性遗传者，应检测*DYT-11*基因。

4. **量表评定** 对于肌张力障碍患者，应进行详细的临床评定量表评定，因肌张力障碍患者症状程度受姿势及受累区自主活动的影响，量表评定存在困难，目前常用的量表有Fahn-Marsden分级量表、统一肌张力障碍分级量表和全面肌张力障碍分级量表。对于颈肌张力障碍患者，常使用多伦多西部痉挛性斜颈评定量表、Tsui量表及颈肌张力障碍严重程度量表。

5. **实验室检查** 血常规、肝功能、血生化、甲状腺功能、垂体激素、皮质醇等检查用于排除其他继发性肌张力障碍疾病。

【诊断】

对于肌张力障碍的诊断，目前仍存在困难，异质性的临床表现如姿势异常、运动异常、感觉异常等增加诊断难度。需要详细了解患者的临床表现、起病情况、发病过程，结合影像学检查、肌电图检查及基因检测等，目前主要根据临床表现、基因检测结果进行诊断，影像学检查用于排除继发性肌张力障碍。诊断原发性遗传性肌张力障碍需要排除其他继发性肌张力障碍病因。若患者仅出现基因检测阳性，无其他临床表现，并不能诊断肌张力障碍。对所有早发、诊断不明的肌张力障碍患者，应用左旋多巴诊断性治疗。

【鉴别诊断】

1. 帕金森病相关性肌张力障碍　帕金森病患者可表现出肌张力障碍，部分患者肌张力障碍症状早于帕金森病。但帕金森病患者可出现静止性震颤、运动迟缓、肌强直和姿势平衡障碍等症状，还会伴有包括便秘、睡眠障碍、自主神经功能障碍等非运动症状，结合影像学检查、肌电图及基因检测可进行鉴别。

2. 亨廷顿病　又称舞蹈病或亨廷顿舞蹈病，是一种常染色体显性遗传性神经退行性疾病，该病可表现为运动障碍，主要表现为进行性发展的运动障碍，如四肢、面、躯干突然、快速地跳动或抽动。但患者可表现出认知障碍及精神障碍，头颅影像学表现可出现双侧尾状核萎缩，亨廷顿病主要是 CAG 三核苷酸重复扩增导致 Huntington 蛋白产生而导致病变，利用基因检测可与肌张力障碍进行鉴别。

【治疗】

由于原发性遗传性肌张力障碍的病因不明，临床表现多样，发病机制复杂，患者的症状受多种因素影响，病情变化较大，部分患者可自行缓解，目前暂无特异性治疗方法。目前主要治疗手段以改善患者症状、减轻疼痛、提高生活质量为主，主要是药物治疗、康复治疗、手术治疗等。

1. 康复治疗　主要是为了改善姿势异常和运动障碍症状，防止肌肉挛缩。加强患者心理疏导治疗，减轻患者焦虑、抑郁情绪，提高生活质量。经颅重复电刺激可明显改善肌张力障碍、痉挛性倾斜及书写痉挛症状。

2. 药物治疗

（1）抗胆碱能药物：包括苯海索、普罗吩胺、苯扎托品等。其主要用于治疗全身性和节段性肌张力障碍，儿童及青少年疗效较成人好，对于急性肌张力障碍同样有治疗效果，目前常用药物为苯海索，起始剂量为每天 1~2mg，每 7 天增加 1~2mg，直到出现副作用或达到 60~100mg 的日剂量。抗胆碱能药物的主要不良反应是视物模糊、口干、尿潴留、便秘和认知障碍，这些不良反应在老年人中常见，但抗胆碱能药物不良反应发生率与血药浓度无关。给药方式主要是低剂量给药，并在数周内缓慢滴定，通常可以最大限度减少不良反应，提高耐受性。

（2）苯二氮䓬类药物：包括地西泮、氯硝西泮、劳拉西泮和咪达唑仑等，是肌张力障碍最常用的口服药物，但缺乏大规模临床研究证据。苯二氮䓬类药物可改善肌张力障碍患者震颤及肌阵挛症状，如眼睑痉挛、肌张力障碍伴痉挛及阵发性肌张力障碍等。目前最常用的药物是氯硝西泮和地西泮，氯硝西泮的起始剂量为 0.5mg，缓慢增加至平均 1~4mg/d，建议晚上服用，适应后可增加至每天 2 次。主要不良反应为嗜睡、成瘾、抑郁、平衡障碍等，突然停药可能导致戒断综合征和癫痫发作，用药期间避免快速减量及突然停药。

（3）抗多巴胺能药物：可用于缓解肌张力障碍症状，包括氯氮平、吩噻嗪类、氟哌啶醇等，氯氮平的典型起始剂量为每天 12.5mg，然后每周增加 12.5~25mg，直到症状缓解或出现副作用。对于全身性肌张力障碍患者，可增加至 900mg。使用氯氮平期间需要进行血液学监测，因为存在粒细胞减少症的风险。此外，抗多巴胺能药物还存在镇静、药物性帕金森病综合征、抑郁等不良反应。

（4）巴氯芬：是一种 γ- 氨基丁酸受体（GABA）激动剂，巴氯芬对各种形式的局灶型或节段型肌张力障碍有效，尤其是口下颌肌张力障碍和肌张力障碍型脑瘫患者，儿童及发病早期用药是影响疗效的关键。巴氯芬起始剂量为5mg/d，每天3次，每3～5天增加5mg，直到症状明显缓解或出现副作用，有效剂量为每天30～75mg，根据病情需要增加至100～120mg。巴氯芬的主要不良反应是头晕、恶心等，用药期间忌突然停药，突然停药会导致严重的戒断反应，如癫痫发作、谵妄、横纹肌溶解症、高热和器官衰竭等。除口服巴氯芬外，鞘内注射巴氯芬可改善难治性全身型肌张力障碍临床症状。一般来说，巴氯芬被认为是肌张力障碍的二线药物，其疗效不如抗胆碱能药物。

（5）唑吡坦：是GABA-α α_1 亚单位的选择性激动剂，其对孤立性局灶型和全身型肌张力障碍有效，服药后15～45min迅速改善肌张力障碍症状，在1～2h达到峰值，并持续3～4h。唑吡坦还有催眠、抗焦虑、抗惊厥及肌肉松弛的作用。初始剂量建议为5mg，根据症状改善情况可加量至10mg。主要副作用是镇静和嗜睡。

（6）左旋多巴：主要用于治疗多发反应性肌张力障碍，可显著改善患者临床症状。儿童期发病的全身型及节段型肌张力障碍患者同样可选择左旋多巴进行治疗。治疗应从小剂量开始，逐渐加量至2～5mg/kg，最大剂量不超过1000mg/d，儿童最大剂量为20mg/kg，持续治疗至少4周，若效果欠佳，可停药。

（7）其他药物：其他治疗肌张力障碍的药物有抗癫痫药，如卡马西平、苯妥英钠等，对发作性运动诱发性运动障碍有效；酒精，可改善肌阵挛肌张力障碍综合征症状，但有成瘾性风险。此外，据报道，局部应用阿普洛尼定（滴眼液）对眼睑痉挛患者有益。

（8）肉毒杆菌毒素：注射肉毒杆菌毒素是肌张力障碍的关键治疗方法，是治疗肌张力障碍最广泛使用的方法，可治疗大多数局灶型或节段型肌张力障碍，尤其是对于颈部肌张力障碍和眼睑痉挛，注射肉毒杆菌毒素为一线治疗方法。对于难治性患者，可联合使用抗胆碱药、肌松药及多巴胺受体拮抗剂。肉毒杆菌毒素治疗一般在注射后3～14d起效，持续3～6个月，部分患者在停止注射肉毒杆菌毒素后仍获得临床症状长期缓解，部分患者可完全缓解。但是对于大多数患者而言，首次注射肉毒杆菌毒素后需要再次注射肉毒杆菌毒素维持疗效，两次注射时间应大于3个月，避免大剂量频繁注射。仍有部分患者在后续的治疗中出现效果减退。肉毒杆菌毒素治疗最常见的副作用是吞咽困难，这是由大剂量应用于颈部前肌和颈部伸肌无力引起的。

3. **手术治疗** 对于口服药物治疗效果不明显，或无法耐受药物副作用的患者，可选择手术治疗。目前主要的手术治疗方法如下。

（1）脑深部电刺激（deep brain stimulation，DBS）：对于药物难治性的肌张力障碍患者，DBS可作为一个有效的治疗手段。经DBS治疗后，患者可在数月至1年内出现症状持续性改善。DBS对全身型、节段型肌张力障碍治疗有效，患者病程越短，获得的疗效越佳。

（2）射频毁损：单侧或双侧丘脑或苍白球立体定向射频毁损一直是难治性肌张力障碍首选的外科治疗方法，因手术不良反应风险较高，现已被DBS取代。

（3）选择性痉挛肌肉切除术：该治疗主要是针对颈部肌张力障碍患者，通过切除痉挛的肌肉改善患者头颈部姿势异常，但由于手术创伤大及疗效欠佳，现已很少使用。

（4）周围神经切断术：主要包括硬脊膜下神经根切断术和硬脊膜外周围神经切断术。传统的Bertrand选择性神经切断术可出现吞咽困难、颈部活动受限等不良反应，改良术降低了手术风险并提高疗效。

4. **肌张力障碍危象的治疗** 肌张力障碍危象是一种罕见，但症状较重，病死率较高的急症。早期及时识别肌张力障碍危象至关重要。患者一旦出现肌张力障碍危象，应立即收入重症监护室治疗。主要治疗方法如下。

（1）寻找并去除诱因：治疗并控制感染，以及调整自行停止或改变的药物治疗方案，立即恢复用药。

（2）对症支持治疗：镇静，保持呼吸道通畅，减轻患者疼痛症状。可静脉注射咪达唑仑、丙泊酚等药物，用药期间注意监测呼吸、心率，可联合应用口服抗胆碱药等。条件允许者还可以考虑鞘内注射巴氯芬。

（3）手术治疗：若患者经上述治疗后症状改善欠佳，综合评估后可行 DBS 手术治疗。

【诊疗流程】

诊疗流程见图 3-3。

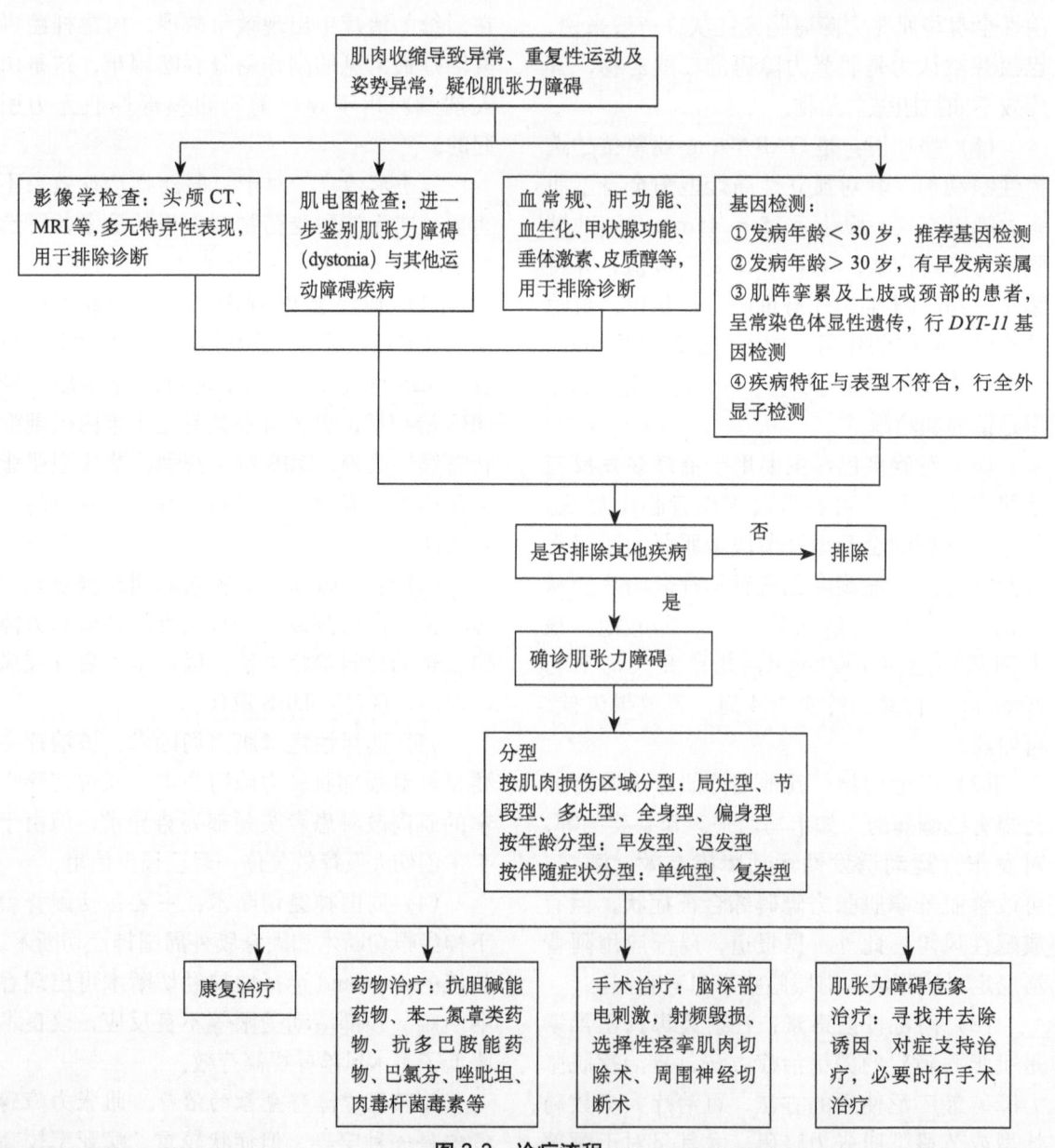

```
肌肉收缩导致异常、重复性运动及姿势异常，疑似肌张力障碍
    │
    ├─── 影像学检查：头颅 CT、MRI 等，多无特异性表现，用于排除诊断
    ├─── 肌电图检查：进一步鉴别肌张力障碍（dystonia）与其他运动障碍疾病
    ├─── 血常规、肝功能、血生化、甲状腺功能、垂体激素、皮质醇等，用于排除诊断
    └─── 基因检测：
         ①发病年龄 < 30 岁，推荐基因检测
         ②发病年龄 > 30 岁，有早发病亲属
         ③肌阵挛累及上肢或颈部的患者，呈常染色体显性遗传，行 DYT-11 基因检测
         ④疾病特征与表型不符合，行全外显子检测
              │
         是否排除其他疾病 ──否──> 排除
              │是
         确诊肌张力障碍
              │
         分型
         按肌肉损伤区域分型：局灶型、节段型、多灶型、全身型、偏身型
         按年龄分型：早发型、迟发型
         按伴随症状分型：单纯型、复杂型
              │
    ┌────────┼─────────────┬──────────────┐
  康复治疗  药物治疗：抗胆   手术治疗：脑深部    肌张力障碍危象
           碱能药物、苯二   电刺激、射频毁损、  治疗：寻找并去除
           氮䓬类药物、抗   选择性痉挛肌肉切    诱因、对症支持治
           多巴胺能药物、   除术、周围神经切    疗，必要时行手术
           巴氯芬、唑吡坦、 断术               治疗
           肉毒杆菌毒素等
```

图 3-3　诊疗流程

第四节 青年型帕金森病

【概述】

帕金森病（Parkinson's disease，PD）是一种以黑质纹状体多巴胺能神经元丢失及突触核蛋白沉积为主要病理表现的复杂的神经系统退行性疾病。临床特征包括以运动迟缓、静止性震颤、肌强直和姿势平衡障碍为主的运动症状，以及嗅觉减退、认知障碍、精神障碍、睡眠障碍及自主神经功能障碍等非运动症状。尽管PD多见于老年人群，但5%～10%的PD患者在50岁之前发病，临床定义为早发型帕金森病（early-onset Parkinson's disease，EOPD），其中发病年龄在21～50岁的称为青年型帕金森病（young-onset Parkinson's disease，YOPD），发病年龄在20岁以下的称为青少年型帕金森综合征（juvenile parkinsonism，JP）。EOPD的发病大多受遗传因素的影响，其发病年龄早，病程长，临床表现异质性大，症状相对不典型，易被忽视和误诊，早期诊断比较困难，全面而详细的病史询问、细致的体格检查及必要的辅助检查对诊断及鉴别诊断极为重要。药物治疗为主要手段，另外还包括手术治疗、运动疗法、心理干预、照料护理等，但该病目前尚无治愈方法。EOPD虽对小剂量左旋多巴制剂反应好，但更容易出现运动并发症，也更容易出现情绪障碍，甚至还会出现一些刻板行为或强迫性行为。因此，EOPD更需要尽早诊断、个体化治疗及管理，以提高患者生活质量和改善预后。

【病因与流行病学】

EOPD的病因尚未完全清楚，目前认为其主要与遗传因素和环境因素相关。

1. **遗传因素** EOPD大多具有明确的遗传易感性和家族聚集性，多数具有阳性家族史，这提示遗传因素在其中起到重要作用。至今已鉴定克隆了20余个致病基因，包括常染色体显性遗传和常染色体隐性遗传两种遗传方式。常染色体显性遗传基因：*SNCA*、*UCH-L1*、*LRRK2*、*POLG*、*HTRA2*、*GIGYF2*、*EIEF4G1*、*VPS35*、*DNAJC13*、*TMEM230*、*LRP10*。常染色体隐性遗传基因：*PRKN*、*PAPK7*、*PINK1*、*ATP13A2*、*FBXO7*、*PLA2G6*、*DNAJC6*、*SYNJ1*、*VPS13C*。另外，易感基因如*GBA*、*MAPT*、*SNCA*等，虽然不直接致病，但其增加了PD的发生风险，且多个易感基因携带者发病风险显著增高。

2. **环境因素** 与EOPD的关系尚有争议。但有研究发现，1-甲基-4-苯基-1,2,3,6-四氢吡啶（1-methyl-4-phenyl-1,2,3,6-tetrahydropyridine，MPTP）可通过线粒体功能通路导致多巴胺能神经元死亡；除草剂、杀虫剂、有机磷、重金属及长期饮用井水也是危险因素。

环境因素还可以与遗传因素交互作用，增加EOPD的罹患风险。

EOPD较少见，占PD的5%～10%，在欧美国家中约为5%，在日本约占10%。我国EOPD患者约占PD人群的8.7%，据不完全统计，我国现有约27万EOPD患者。

【临床表现】

发病年龄较早的患者，临床表现相对不典型，病程长且疾病进展缓慢；发病年龄越晚的患者，临床表现越趋近于LOPD。

1. **运动症状** 与LOPD基本相似，包括运动迟缓、静止性震颤、肌强直及姿势步态异常等，症状可有晨轻暮重、睡眠休息后减轻现象。与LOPD相比，EOPD首发症状多为运动迟缓和肌张力障碍，而较少出现静止性震颤，多数患者有肢体僵硬，其中最典型的为足部或下肢局灶型肌张力障碍。EOPD还有一个特点，大多对左旋多巴制剂反应良好，但更容易出现多巴诱导的运动并发症，出现异动，尤其以舞蹈样动作较为常见。

2. 非运动症状　包括神经精神症状、睡眠障碍、认知功能障碍、便秘等。认知障碍相对出现较晚，但更容易发生情绪障碍（如抑郁、焦虑、易激惹等）及行为障碍（如强迫性增加药量、冲动控制障碍、刻板行为等）；而神经精神症状、幻觉等相对少见，嗅觉功能相对保留较好。

3. 基因型-临床表型　除上述基本特征外，EOPD常具有一些与特定基因相关的特征（表3-3）。

【辅助检查】

1. 血清学检查　血清铜、血清铜蓝蛋白等检查有助于与肝豆状核变性（hepatolenticular degeneration，HLD）鉴别诊断。

2. 神经影像学检查　结构性颅脑CT和MRI常规序列检查、PET、PET/CT、SPECT及超声检查有助于进行鉴别诊断。

（1）颅脑CT和MRI常规序列检查在EOPD患者中虽然无特征性改变，但是对EOPD与HLD、脊髓小脑性共济失调（spinocerebellar ataxia，SCA）、亨廷顿病（Huntington's disease，HD）、脑组织铁沉积神经变性病（neurodegeneration with brain iron accumulation，NBIA）等鉴别具有一定价值。

（2）PET对EOPD有重要的诊断价值，尤其是特异放射性示踪剂的应用，可以探查多巴胺能通路突触前后功能有无异常，有助于EOPD的诊断与鉴别诊断，如多巴胺转运体（dopamine transporter，DAT）示踪剂成像显示基底节区摄取下降提示EOPD。

（3）黑质超声检查：黑质回声异常增强（>20mm^2）有助于EOPD诊断与鉴别诊断；黑质超声显示出更大的黑质回声体积、显著增强的黑质回声更提示为EOPD。

3. 神经电生理检查　肌电图震颤检测有助于震颤频率、振幅、类型的分析与评估。

4. 嗅觉评估　Sniffin's Sticks测试评估嗅觉功能。

5. 心脏间碘苄胍（metaiodobenzylguanidine，MIBG）闪烁显像　可显示心脏去交感神经支配，有助于临床诊断，但在EOPD中的提示作用可能不如LOPD。

6. 临床评分量表　有助于了解EOPD的临床症状及其严重程度，可选用某一类专门

表3-3　早发型帕金森病基因型-临床表型

致病基因	临床表现
*LRRK2*基因致病性变异	具有明显的外显不全现象，病程进展缓慢，嗅觉功能减退等非运动症状相对少见，对左旋多巴制剂反应良好
*SNCA*基因致病性变异	发病年龄较早，存在明显的临床异质性，病程进展快，多数伴有快速进展的认知功能障碍（特别是*SNCA*拷贝数变异患者），少数患者可伴有锥体束征、神经精神症状等
*GBA*基因易感变异	部分发病年龄较早，运动迟缓与肌强直较重，易伴有认知功能障碍、抑郁、嗅觉障碍、快速眼动期睡眠行为障碍等非运动症状
PRKN、*PINK1*和*DJ-1*基因致病性变异	发病年龄早，首发症状为运动迟缓或肌张力障碍，可出现腱反射活跃或亢进，运动症状进展相对较慢，有晨轻暮重、睡眠休息后改善现象，对左旋多巴制剂反应好，但易早期出现严重的症状波动和异动症，认知功能障碍等非运动症状少见
*ATP13A2*基因致病性变异	发病年龄更早，存在明显的临床异质性，病情进展快速，常伴有肌张力障碍、锥体束征、神经精神症状、认知功能障碍等症状，对左旋多巴制剂反应好，也易出现症状波动和异动症，MRI可显示脑萎缩
*PLA2G6*基因致病性变异	可表现为单纯PD型和肌张力障碍-帕金森综合征型；单纯PD型与EOPD类似，但进展相对较快，易出现症状波动和异动症；肌张力障碍-帕金森综合征型的发病年龄早，常合并肌张力障碍、锥体束征、神经精神症状等，MRI可显示铁沉积

的评分量表对某一特定方面进行详细评估。

（1）国际运动障碍学会帕金森病综合评定量表（MDS unified-Parkinson disease rating scale，MDS-UPDRS）、Hoehn-Yahr分级评分量表等可以评估患者的运动症状、运动并发症及病情严重程度等。

（2）非运动症状评定量表（non-motor symptoms scale，NMSS）、简明精神状态检查量表（mini-mental state examination，MMSE）、蒙特利尔认知量表（Montreal cognitive assessment，MoCA）、汉密尔顿抑郁量表（Hamilton depression scale，HAMD）等可评估患者的非运动症状。

7. **基因检测** 可协助诊断与鉴别诊断，但目前仅有20%～30%散发型EOPD检测到明确的致病基因。国外以 PRKN 基因（即 PARK2 基因）、LRRK2 基因、PINK1 基因和 DJ-1 基因多见。国内以 PRKN 基因最为常见，约为12.6%。

（1）基因检测之前应进行遗传咨询，制订个体化基因检测方案，包括有无家族史、发病年龄、临床表型等。

（2）检测方法与策略包括 Sanger 测序、二代测序；对 PRKN、SNCA 等基因必须应用多重连接探针扩增（multiplex ligation-dependent probe amplification，MLPA）等技术完成基因拷贝数检测；采用变性聚丙烯酰胺凝胶电泳及毛细管电泳等技术检测多核苷酸重复扩增致病性变异，可排除 SCA、HD 等。

（3）依据中国人群中 EOPD 患者的基因致病性变异频率，依次进行 PRKN、GBA、LRRK2、PLA2G6、PINK1、SNCA、VPS13C、ATP13A2、VPS35、DJ-1 等基因检测。

【诊断】

根据发病年龄≤50岁，可有家族史，必备运动迟缓及至少具备静止性震颤或肌强直中的一项，参照《中国帕金森病的诊断标准（2016版）》（表3-4）诊断，配合基因诊断技术辅助明确基因类型。

【鉴别诊断】

首先需要排除具有明确病因导致继发性帕金森综合征的疾病。但由于EOPD临床症

表3-4 中国帕金森病的诊断标准（2016版）

1. 首先帕金森综合征的确立是诊断帕金森病的先决条件
诊断帕金森综合征必须满足：运动迟缓、静止性震颤或肌强直（注：以上症状评估必须统一按照MDS-UPDRS进行）
2. 一旦患者被明确存在帕金森综合征，可按照下列标准进行
（1）临床确诊的帕金森病
1）不存在绝对排除标准
2）至少存在2条支持标准
3）没有警示现象
（2）临床很可能的帕金森病
1）不符合绝对排除标准
2）如果出现警示现象，则需要通过支持标准抵消：如果出现1条警示现象，必须要至少1条支持标准抵消；如果出现2条警示现象，必须要至少2条支持标准抵消；如果出现2条以上警示现象，则诊断不能成立
3. 支持标准、绝对排除标准及警示现象
（1）支持标准
1）患者对多巴胺能药物治疗明确且有效，表现为多巴胺能药物治疗后MDS-UPDRS-Ⅲ评分改善超过30%或主观描述确定；或者存在明确的开关现象及剂末现象
2）出现左旋多巴诱导的异动症
3）单个肢体的静止性震颤

续表

4）嗅觉减退；或黑质超声增强；或心脏间碘苄胍闪烁显像显示心脏去交感神经支配

（2）绝对排除标准：出现下列任何1项即可排除帕金森病的诊断（但不应将有明确其他原因引起的症状算入其中，如外伤等）

1）存在明确的小脑性共济失调，或者小脑性眼动异常（持续的凝视诱发的眼球震颤、巨大方波跳动、超节律扫视）

2）出现向下的垂直性核上性凝视麻痹，或者向下的垂直性扫视选择性减慢

3）在发病后5年内，患者被诊断为高度怀疑的行为变异型额颞叶痴呆或原发性进行性失语

4）发病3年后仍局限于下肢的帕金森样症状

5）多巴胺受体阻滞剂或多巴胺耗竭剂治疗诱导的帕金森综合征，其剂量和时程与药物性帕金森综合征相一致

6）尽管病情为中等严重程度（即根据MDS-UPDRS，评定肌强直或运动迟缓的计分大于2分），但患者对高剂量（不少于600mg/d）左旋多巴治疗缺乏显著的治疗应答

7）存在明确的皮质复合感觉丧失（如在主要感觉器官完整的情况下出现皮肤书写觉和实体辨别觉损害），以及存在明确的肢体观念运动性失用或进行性失语

8）分子神经影像学检查突触前多巴胺能系统功能正常

9）存在明确可导致帕金森综合征或疑似与患者症状相关的其他疾病，或者基于全面诊断评估，由专业医师判断其可能为其他综合征，而非帕金森病

（3）警示征象

1）发病后5年内出现快速进展的步态障碍，以至于需要经常使用轮椅

2）运动症状或体征在发病后5年内或5年以上完全不进展，除非这种病情的稳定与治疗相关

3）发病后5年内出现球麻痹症状，表现为严重的发音困难、构音障碍或吞咽困难（需要进食较软的食物，或通过鼻胃管、胃造瘘进食）

4）发病后5年内出现吸气性呼吸功能障碍，即在白天或夜间出现吸气性喘鸣或者频繁的吸气性叹息

5）发病后5年内出现严重的自主神经功能障碍，包括：

A．直立性低血压，即在站起后3min内，收缩压下降至少30mmHg（1mmHg=0.133kPa）或舒张压下降至少20mmHg，并排除脱水、药物或其他可能解释自主神经功能障碍的疾病

B．发病后5年内出现严重的尿潴留或尿失禁（不包括女性长期存在的低容量压力性尿失禁），且不是简单的功能性尿失禁（如不能及时如厕）。对于男性患者，尿潴留必须不是由前列腺疾病所致，且伴发勃起障碍

6）发病后3年内由于平衡障碍导致反复（>1次/年）跌倒

7）发病后10年内出现不成比例的颈部前倾或手足挛缩

8）发病后5年内不出现任何一种常见的非运动症状，包括嗅觉减退、睡眠障碍（睡眠维持性失眠、日间过度嗜睡、快动眼期睡眠行为障碍）、自主神经功能障碍（便秘、日间尿急、症状性直立性低血压）、精神障碍（抑郁、焦虑、幻觉）

9）出现其他原因不能解释的锥体束征

10）起病或病程中表现为双侧对称性帕金森综合征症状，没有任何侧别优势，且客观体格检查亦未观察到明显的侧别性

状的特殊性，结合发病年龄和遗传因素的特点，特别注意以下鉴别。

1. HLD　可以有PD样表现，常伴有肝脏受损征象、眼部异常、精神行为异常、锥体束征等，根据角膜色素（Kayser-Fleischer ring, K-F环）、血清铜蓝蛋白、肝脏检查、MRI及基因检测等可与之鉴别。

2. HD　以慢性进行性舞蹈样不自主运动精神症状和痴呆为特征性表现，可伴有肌张力障碍及帕金森综合征，MRI可显示大脑皮质、尾状核、壳核、苍白球等部位萎缩。该病是由*HTT*基因内的CAG重复异常扩增所致，

基因检测可明确诊断。

3. SCA 可有 PD 样表现（特别是 SCA2、SCA3、SCA17），但常以肢体共济失调为首发症状，表现为走路摇晃、步基宽、易跌倒，伴有构音障碍、眼球震颤、意向性震颤、锥体束征，MRI 可显示小脑萎缩，SCA 相关致病基因检测有助于诊断及鉴别诊断。

4. NBIA 其中由 PANK2 基因致病性变异导致的泛酸激酶相关性神经变性病，除了有锥体外系症状外，常伴有锥体束征、认知发育迟滞、视网膜色素变性等，MRI 可见"虎眼征"，基因检测有助于诊断与鉴别诊断。

【治疗】

EOPD 起病早，进展慢，病程长，多伴随情绪障碍，治疗原则是通过改善临床症状提高患者生活质量，力求"尽可能以最小剂量达到满意临床效果"的用药原则。治疗没有绝对的固定模式，不同患者对治疗的需求不同，同一患者在不同病情阶段对治疗的需求也不尽相同，需要医师结合自己的治疗经验，制订个体化治疗方案。建议药物治疗、康复治疗、心理辅导及手术治疗等综合性治疗和管理。

1. **药物治疗**

（1）抗 PD 药物治疗（表 3-5）：由于 EOPD 患者对左旋多巴敏感，发生运动并发症更早、更严重，故建议先使用非左旋多巴类药物进行治疗，如多巴胺受体激动剂、单胺氧化酶 B 抑制剂（monoamine oxidase-B inhibitor，MAO-BI）等药物。为减少药物不良反应，目前主张小剂量多种药物联合治疗。

1）左旋多巴制剂：如多巴丝肼（左旋多巴/苄丝肼）、卡左双多巴控释片、左旋多巴/卡比多巴肠内凝胶等。多数患者对左旋

表 3-5 抗帕金森病药物的应用及注意事项

药物种类	药物名称	用法用量	注意事项
左旋多巴制剂	左旋多巴/苄丝肼、左旋多巴/卡比多巴缓释片	初始用量为 62.5～125mg，2～3 次/天，根据病情逐渐增加剂量至疗效满意和不出现不良反应的适宜剂量维持，餐前 1h 或餐后 1.5h 服药 现有证据提示早期应用小剂量（≤400mg/d）并不增加异动症发生。建议复方左旋多巴单药治疗时剂量不超过 400mg/d（以左旋多巴含量计）	避免突然停药。对左旋多巴过敏、消化道溃疡、严重心律失常和心力衰竭、严重精神疾病、有惊厥史、闭角型青光眼患者及孕妇与哺乳期女性禁用
多巴胺受体激动剂	普拉克索	其包括常释片和缓释片 （1）常释片的用法：初始剂量为 0.125mg，3 次/天；个别易产生不良反应的患者则为 1～2 次/天；每周增加 0.125mg，3 次/天；一般有效剂量为 0.50～0.75mg，3 次/天；最大剂量不超过 4.5mg/d （2）缓释片的用法：每天的剂量与常释剂相同，但为 1 次/天服用	小剂量开始，逐渐增加剂量，避免突然撤药。与左旋多巴联用时，应根据运动症状控制效果，调整左旋多巴剂量。不良反应与复方左旋多巴相似，症状波动和异动症发生率低，而直立性低血压、足踝水肿和精神异常的发生率较高。其与抗精神病药物合用易引起帕金森综合征，降压药利血平、（H$_2$）受体拮抗剂及三环和四环类抗抑郁药联用会降低疗效
	吡贝地尔缓释剂	初始剂量为 50mg，1 次/天；易产生不良反应的患者可改为 25mg，2 次/天；第 2 周增至 50mg，2 次/天；有效剂量为 150mg/d，分 3 次口服；最大剂量不超过 250mg/d	

续表

药物种类	药物名称	用法用量	注意事项
	罗匹尼罗	其包括常释片和缓释片 (1) 常释片的用法：初始剂量为0.25mg，3次/天；每服用1周后每天增加0.75mg至3mg/d；有效剂量为3～9mg/d，分3次口服；最大剂量为24mg/d (2) 缓释片的用法：初始剂量为2mg，1次/天；有效剂量为6～12mg/d；最大剂量为24mg/d	
	罗替高汀贴片	经皮肤吸收，初始剂量为2mg，贴于皮肤之上，1次/天；每使用1周后每天增加2mg；有效剂量：早期患者为4～8mg/d，中晚期患者为8～16mg/d；最大剂量：早期患者为8mg/d，中晚期患者为16mg/d	
MAO-BI	司来吉兰	用法为2.5～5.0mg，1～2次/天，在早晨、中午服用；有效剂量：5～10mg/d；最大剂量：10mg/d	勿在傍晚或晚上应用，以免引起失眠。胃及十二指肠溃疡、不稳定高血压、心律失常、心绞痛或精神病患者慎用；禁止与其他MAO抑制剂联用；禁止与选择性5-羟色胺再摄取抑制剂、5-羟色胺去甲肾上腺素再摄取抑制剂及三环类抗抑郁药联用
	雷沙吉兰	用量为1mg，1次/天，早晨服用；有效剂量：1mg/d；最大剂量：1mg/d	胃溃疡患者慎用。禁止与其他MAO抑制剂联用；避免与氟西汀或氟伏沙明联用；停用氟西汀与开始服用雷沙吉兰应至少间隔5周；停用雷沙吉兰与开始应用氟西汀或氟伏沙明应至少间隔14d
COMT抑制剂	恩他卡朋	用量为每次100～200mg，需要与复方左旋多巴同服，单用无效，服用次数与复方左旋多巴相同，若每天服用复方左旋多巴次数较多，也可少于复方左旋多巴次数	在疾病早期与复方左旋多巴合用，可以增强复方左旋多巴疗效，但可能增加异动症发生。在疾病中晚期，复方左旋多巴疗效减退时，添加该药可达到进一步改善症状的作用。肝功能异常者慎用或不用，不可与非选择性单胺氧化酶抑制剂联用
金刚烷胺	金刚烷胺	本药物能够促进纹状体多巴胺合成和释放，减少神经细胞对多巴胺再摄取 剂量为50～100mg，2～3次/天，末次应在下午4：00前服用。其对少动、强直、震颤均有改善作用，并且对改善异动症有帮助	肾功能不全、癫痫、严重胃溃疡、肝病患者慎用，哺乳期女性禁用
抗胆碱能药	苯海索	剂量为1～2mg，3次/天，其主要适用于伴有震颤的患者	对于年龄<60岁的患者，要告知长期应用本类药物可能会导致其认知功能下降，需要定期复查认知功能；>60岁的患者应慎用；闭角型青光眼、心动过速及前列腺肥大患者禁用

多巴类药物疗效较好，其可显著改善运动症状，但相对容易出现运动并发症。针对伴有智力减退的患者，一般首选左旋多巴制剂进行治疗；针对力求显著改善运动症状的患者，一般选择左旋多巴制剂或左旋多巴制剂联合儿茶酚-O-甲基转移酶（catechol-O-methyl transferase，COMT）抑制剂进行治疗。左旋多巴/卡比多巴肠内凝胶可有效治疗异动症。夜间给予控释的左旋多巴制剂可以帮助患者改善夜间和清晨的运动不能。对于25岁以下，特别是青少年期及儿童期患者，由于左旋多巴制剂会影响骨骼发育，不推荐使用。

对于伴有认知障碍者，复方左旋多巴制剂可作为首选。

2）多巴胺受体激动剂：如吡贝地尔、普拉克索、罗匹尼罗、罗替高汀等，可作为不伴智力减退的患者的单药治疗药物，非麦角类多巴胺受体激动剂可有效控制患者的症状，更适用于病程初期的患者，但患者较易出现与非麦角类多巴胺受体激动剂相关的发作性睡眠及冲动控制障碍。但对于青少年期患者，应慎用，儿童期患者不推荐使用。

3）MAO-BI：如司来吉兰和雷沙吉兰，可作为不伴智力减退患者的单药治疗药物；也可作为左旋多巴制剂的联合药物，特别是对于症状波动的患者。但不推荐将其应用于青少年期及儿童期患者。

4）COMT抑制剂：与多巴丝肼等左旋多巴制剂联合用药，可提高左旋多巴的生物利用度，延长左旋多巴的临床疗效，改善患者的运动症状。对于青少年期及儿童期患者，不推荐使用。

5）金刚烷胺：适用于以肌强直、运动迟缓为主要症状的患者。但对于青少年期患者，应慎用，儿童期患者不推荐使用。

6）抗胆碱能药：若以震颤为主要表现，可以选择盐酸苯海索。对于青少年期患者，应慎用。

（2）其他对症治疗药物

1）肌张力障碍的治疗：可选用苯海索、地西泮、硝西泮、氯硝西泮、丙戊酸钠、巴氯芬、乙哌立松等药物，也可应用肉毒杆菌毒素注射治疗。

2）抑郁焦虑的治疗：可应用选择性5-羟色胺再摄取抑制剂（serotonin selective re-uptake inhibitor，SSRI）治疗，也可应用多巴胺受体激动剂如普拉克索治疗。

3）精神症状的治疗：除抗PD药物的调整或停用外，可选用氯氮平（可导致粒细胞缺乏症，需要监测血细胞计数）或喹硫平进行治疗。

4）睡眠障碍的治疗：主要有失眠、快速眼动期睡眠行为障碍（rapid eye movement sleep behavior disorder，RBD）、白天过度嗜睡（excessive daytime sleepiness，EDS）等，抗PD药物的合理使用有助于睡眠障碍的治疗，氯硝西泮有助于RBD的治疗。

5）认知功能障碍的治疗：可应用胆碱酯酶抑制剂，如多奈哌齐等。

（3）靶向治疗药物：对于部分由基因致病性变异所致的EOPD，基因靶向药物治疗是其精准治疗的方向。针对携带*LRRK2*、*SNCA*、*GBA*、*PRKN*等基因致病和易感性变异的患者，相关基因靶向药物目前尚处于临床试验阶段。

2. 康复治疗与运动锻炼　语言及吞咽功能训练、步态训练、姿势平衡训练等康复治疗，以及太极拳、瑜伽、舞蹈、水疗等运动锻炼，均有助于EOPD患者运动症状和非运动症状改善，提高生活自理能力、延缓病情发展。

3. 心理治疗　对于伴有抑郁、焦虑等患者，可以进行心理疏导。

4. 手术治疗　对于病程较长或病程已到中晚期，且经过最佳药物治疗，出现严重的运动并发症的患者，可考虑脑深部电刺激（deep brain stimulation，DBS）治疗。

【预后】

本病病情发展较缓慢，易出现运动并发

症，晚期可能会致残。但是药物治疗效果较好，治疗后可减轻症状、提高生活质量。

【诊疗流程】

诊疗流程见图 3-4。

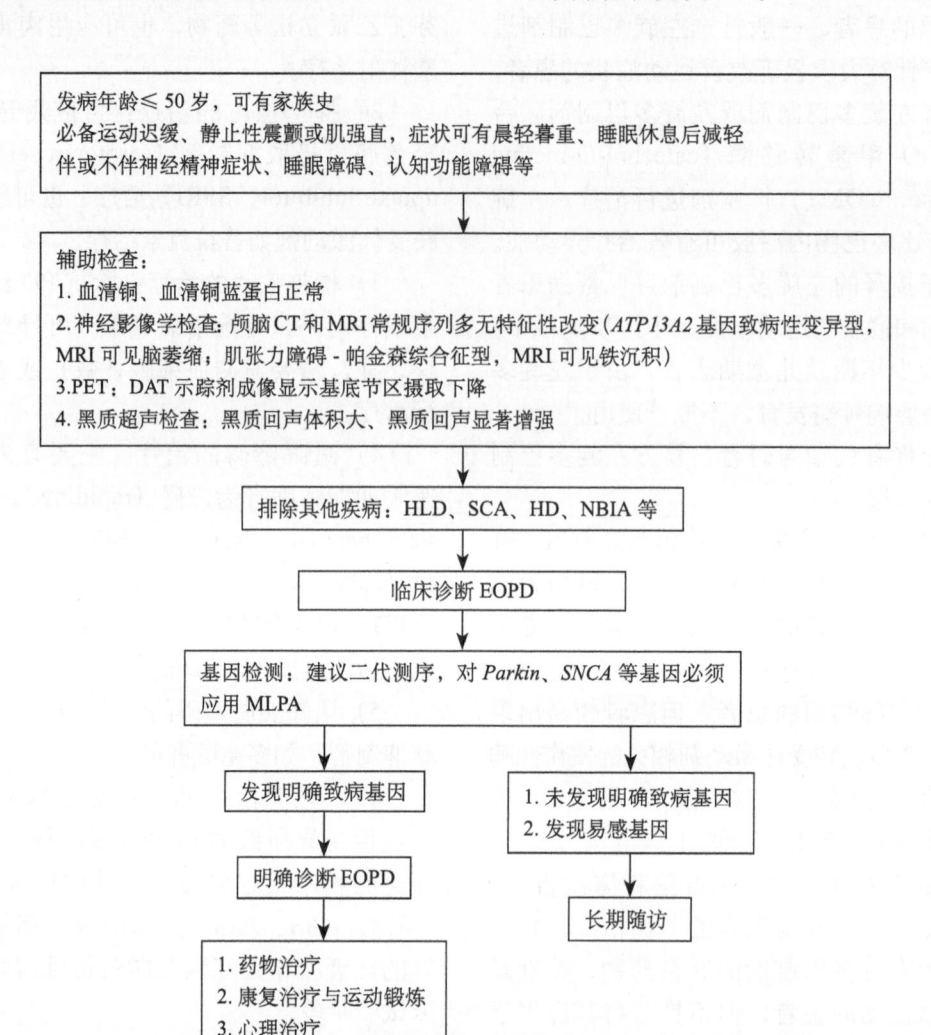

```
┌─────────────────────────────────────────┐
│ 发病年龄≤50岁，可有家族史                │
│ 必备运动迟缓、静止性震颤或肌强直，症状可有 │
│ 晨轻暮重、睡眠休息后减轻                  │
│ 伴或不伴神经精神症状、睡眠障碍、认知功能障碍等│
└─────────────────────────────────────────┘
                    ↓
┌─────────────────────────────────────────┐
│ 辅助检查：                                │
│ 1. 血清铜、血清铜蓝蛋白正常               │
│ 2. 神经影像学检查：颅脑CT和MRI常规序列多无 │
│    特征性改变（*ATP13A2*基因致病性变异型， │
│    MRI可见脑萎缩；肌张力障碍-帕金森综合征型，│
│    MRI可见铁沉积）                        │
│ 3. PET：DAT示踪剂成像显示基底节区摄取下降  │
│ 4. 黑质超声检查：黑质回声体积大、黑质回声显著增强│
└─────────────────────────────────────────┘
                    ↓
        ┌───────────────────────────┐
        │ 排除其他疾病：HLD、SCA、HD、NBIA等 │
        └───────────────────────────┘
                    ↓
              ┌─────────────┐
              │ 临床诊断 EOPD │
              └─────────────┘
                    ↓
        ┌───────────────────────────┐
        │ 基因检测：建议二代测序，对 *Parkin*、*SNCA* 等基因必须应用 MLPA │
        └───────────────────────────┘
            ↓                    ↓
    ┌──────────────┐      ┌──────────────────┐
    │ 发现明确致病基因 │      │ 1. 未发现明确致病基因 │
    └──────────────┘      │ 2. 发现易感基因     │
            ↓              └──────────────────┘
    ┌──────────────┐              ↓
    │ 明确诊断 EOPD │          ┌────────┐
    └──────────────┘          │ 长期随访 │
            ↓                  └────────┘
    ┌──────────────────┐
    │ 1. 药物治疗       │
    │ 2. 康复治疗与运动锻炼│
    │ 3. 心理治疗       │
    │ 4. 手术治疗（DBS）│
    │ 5. 长期随访       │
    └──────────────────┘
```

图 3-4 诊疗流程

第五节 肌萎缩侧索硬化

【概述】

肌萎缩侧索硬化（amyotrophic lateral sclerosis，ALS）又称路易·格里格病（Lou Gehrig's disease），也称"渐冻症"，是一种病因未明、主要累及大脑皮质的锥体细胞和锥体束、脑干的运动神经核及脊髓前角细胞的进行性、致死性神经系统变性疾病。临床上以进行性骨骼肌无力、萎缩及肌束颤动、延髓麻痹和锥体束征为主要特征，部分患者可伴有不同程度的认知和（或）行为障碍等额颞叶受累的表现。ALS 的早期临床表现多样，缺乏生物学确诊指标，精准诊断十分困难，但详细的病史询问、体格检查、神经电生理检查和影像学检查等对早期诊断及鉴别诊断具有重要价值。ALS目前仍然无法治愈，早期诊治的目的是最大程度改善症状、提高生活质量及延长生存期。ALS的病程进展变化极大，从确诊到死亡或严重残疾的时间从几个月到几年不等，预后取决于病程进展，呼吸肌受累起病的ALS通常进展较快，生存期明显较短，虽然ALS中位生存时间仅为3～5年，但患者个体生存率分布广泛，10%左右的患者生存期可达10年以上。我国ALS患者发病年龄早于欧美，生存期长于欧美，随着经济发展和治疗水平提高，生存期仍有增加趋势。

【病因与流行病学】

病因尚不清楚，国内外学者普遍认为，ALS的发病是基因与环境共同作用的结果。较为常见的ALS致病基因包括 *SOD1*、*TARDBP*。其他可能导致ASL发病及运动神经元损伤的机制是氧化应激、兴奋性毒性、神经炎症反应、线粒体功能紊乱、DNA和RNA损伤、蛋白稳态受损及轴突损伤等多种病理生理机制相互作用。

遗传因素是目前ALS发病的主要原因，约10%的ALS患者存在家族遗传史，通常表现为常染色体显性遗传模式。ALS可分为家族性肌萎缩侧索硬化（familial amyotrophic lateral sclerosis，fALS）和散发性肌萎缩侧索硬化（sporadic amyotrophic lateral sclerosis，sALS），60%～70%的fALS患者的致病因素已得到阐明。迄今为止，已发现超过30个基因被认定与ALS的发生和发展有关，其中*C9orf72*（西方人多见）、*SOD1*（国内多见）、*TARDBP*和*FUS*诱导的家族性ALS占据总病人数的70%。还发现120多个基因致病性变异（如*ANG*、*ATXN2*和*DCTN1*）可能会增加患ALS或改变其表型的风险。

ALS的发病率为每年1.68/10万人，因地区而异，亚洲人口的发病率较低，从南亚的0.73/10万到西亚的0.94/10万。发病率也因性别而异，总体标准化男女比例为1.35，受发病年龄的影响。ALS的发病率随着年龄增长而升高，60～79岁人群发病率最高，高加索人的发病年龄多为60岁以上，而我国的发病高峰在52岁左右，少数患者可在20岁左右发病，发病年龄有年轻化趋势。

【临床表现】

1. 上、下运动神经元受累的表现

（1）下运动神经元（lower motor neuron，LMN）损害的症状和体征主要包括：肌无力、肌萎缩和肌肉跳动（束颤）；肌张力低，腱反射减弱或消失和病理征阴性。在肌无力和肌萎缩的分布方面，早期应注意分裂手现象，ALS患者病变早期可表现为拇短展肌和第1骨间背侧肌受累程度明显重于小指展肌，这种与周围神经和神经根支配矛盾的现象称为分裂手现象，晚期不明显。

（2）上运动神经元（upper motor neuron，UMN）损害的症状和体征主要包括：肢体僵硬、动作缓慢不灵活（非无力和锥体外系病变所致）、抖动（阵挛）；肌张力增高、腱反射亢进、踝阵挛和病理征阳性（巴宾斯基征、查多克征、霍夫曼征、吸吮反射、掌颌反射及下颌反射等）。值得注意的是，若肢体肌萎缩和肌无力较严重，锥体束征（尤其腱反射亢进和病理征）有可能被LMN病变的症状所掩盖。

2. 表型异质性 ALS为UMN和LMN功能障碍的组合 主要影响延髓、颈段、胸段或腰段脊髓，导致参与肢体运动困难、吞咽困难、构音障碍和呼吸肌进行性无力。常见的是以解剖学上连续的方式扩散，表现为多种表型，其中延髓发作和脊髓型（颈髓和腰髓）是最常见的表现，各占病例的1/4。

3. 认知、行为和精神变化 35%～50%的ALS患者在病程早期发生认知和行为改变，主要表现为丧失正常的语言和执行功能，但长期记忆和空间域保持不变，其他行为变化包括冷漠、易怒、忽视卫生和饮食习惯改变。此外，ALS患者还会出现抑郁、焦虑和睡眠中断，同时伴有假性延髓效应，导致情绪不稳定。这些认知和行为变化支持 ALS 是一种与额颞叶痴呆症相同的整体性神经退行性疾病。此外，认知功能障碍和行为异常可能预测疾病预后，认知能力下降的患者临床进展更快，生存期更短。

【辅助检查】

1. 神经电生理检查　当临床考虑为 ALS 时，需要进行神经电生理检查，以确认临床受累区域为 LMN 病变，并发现在临床未受累区域也存在的 LMN 病变，同时协助排除其他疾病。该检查应该由合格的肌电图医师或技师完成，并依据明确的标准进行判断。

(1) 神经传导测定：主要用来诊断或排除周围神经病。运动和感觉神经传导测定应至少包括上、下肢各 2 条神经。

1) 运动神经传导测定：远端运动潜伏期和神经传导速度通常正常，无运动神经部分传导阻滞或异常波形离散等髓鞘病变表现。随疾病发展，CMAP 波幅可以明显降低，传导速度也可以有轻微减慢。

CMAP 波幅降低与该神经所支配肌肉的无力、萎缩程度一致，如果患者有明显肌无力，而远端 CMAP 波幅降低并不明显，需要鉴别是否存在近端传导阻滞。特别是在以 LMN 损害为主要表现者，运动神经传导检查时应包括近端刺激，如上肢的 Erb's 点刺激。

2) 感觉神经传导测定：一般正常。当存在嵌压性周围神经病或同时存在其他周围神经病时，感觉神经传导可以异常。

3) F 波测定：可见 F 波出现率下降，单个 F 波的波幅可明显增高，相同形态的 F 波出现率增加。F 波传导速度相对正常。在肌力较好的肌肉进行检查时，F 波可以正常。

(2) 同芯针电极肌电图检查：可以较体格检查更早发现 LMN 病变。肌电图检查内容主要包括活动性失神经支配和慢性神经再生支配两个方面。当肌电图显示某一区域存在 LMN 受累时，其诊断价值和临床发现肌无力、肌萎缩的价值相同。

1) 活动性失神经支配的表现：主要包括纤颤电位、正锐波。当所检测肌肉同时存在慢性神经再生支配表现时，束颤电位与纤颤电位、正锐波具有同等的临床意义。

2) 慢性神经再生支配的表现：①运动单位电位的时限增宽、波幅增高，通常伴有多相波增多；②大力收缩时运动单位募集减少，波幅增高，严重时呈单纯相；③大部分 ALS 可见发放不稳定、波形复杂的运动单位电位。

3) 同一肌肉肌电图检查表现为活动性失神经支配和慢性神经再生共存时，对诊断 ALS 有更强的支持价值。在病程中的某一个阶段，某些肌肉可以仅有慢性神经再生表现，或仅有纤颤电位或正锐波。如果所有检测肌肉均无活动性失神经支表现，或所有肌肉均无慢性神经再生支配的表现，诊断 ALS 需要慎重。

4) 肌电图诊断 ALS 时的检测范围：应对 4 个区域进行肌电图检查，其中脑干区域可以检测 1 块肌肉，如胸锁乳突肌、舌肌、面肌或咬肌。胸段可在第 6 胸椎水平以下的脊旁肌或腹直肌进行检测。对于颈段和腰骶段，应至少检测不同神经根和不同周围神经支配的 2 块肌肉。

5) 在 ALS 早期，肌电图检查时可以仅发现 1 个或 2 个区域的 LMN 损害，此时对于临床怀疑 ALS 的患者，可间隔 3 个月进行随访复查。由于针电极肌电图不可能对所有肌肉进行检测，临床细致的体格检查有可能较日常模式化的肌电图检测更早发现肢体无力，提供 LMN 受累的证据。

6) 肌电图发现 3 个或以上区域 LMN 损害时，并非都是 ALS。对检查结果应该密切结合临床进行分析，不应孤立地根据肌电图结果做出临床诊断。

(3) 运动诱发电位：有助于发现 ALS 亚临床的 UMN 病变，但敏感度不高。针对皮质兴奋的诱发电位研究，也可提供 UMN 受累的证据，但目前尚未能推广。

(4) 重复神经电刺激检查：在ALS患者中，可以出现低频刺激波幅递减10%以上，这一现象有助于避免将ALS误诊为重症肌无力。但该检查并非诊断ALS所必需。

2. 神经影像学检查

(1) 影像学检查虽然不能提供确诊ALS的依据，但有助于ALS与其他疾病相鉴别，排除结构性损害。例如，颅底、脑干、脊髓或椎管结构性病变导致UMN和（或）LMN受累时，相应部位的MRI可提供帮助。

(2) 在部分ALS患者，MRI T_2WI、液体抑制反转恢复（FLAIR）序列和弥散加权成像（DWI）可以发现脑内锥体束部位的对称性高信号。少数患者磁敏感加权成像序列可见沿运动皮质走行的含铁血黄素沉积。

(3) 某些常见疾病，如颈椎病、腰椎病等，常与ALS合并存在，注意鉴别，避免对ALS合并颈椎病、腰椎病的患者进行不必要的手术治疗。

(4) 周围神经和肌肉的影像学检查：肌肉超声对检测肌束颤动更为敏感，发现多部位、大量肌束颤动，有助于ALS的诊断。在LMN受累为主的患者，可以进行周围神经超声或MRI检查，如发现神经较正常人明显增粗，对排除ALS有一定帮助。ALS患者的肌肉MRI检查可见明显萎缩表现，部分肌肉可见片状脂肪化信号或水肿信号。周围神经和肌肉影像学检查并无特异性，并非诊断所必需。

(5) 通过功能磁共振成像、大脑运动皮质厚度分析、磁共振波谱成像、锥体束弥散张量成像等技术，可反映UMN受累的表现，有可能在随诊中有一定作用，但仍处于研究阶段，尚无法用于临床诊断。

3. 基因检测 尽管目前国内外对于是否对ALS进行基因检测还存在一定的争议，但大量研究证实，无论是fALS，还是sALS，均存在一定的遗传学基础。因此，对ALS患者开展遗传学检测，不仅为早期诊断、治疗及预后判断提供一定的帮助，同时筛查相关基因突变的患者及其亲属也为今后基因治疗能应用于早期患者奠定基础。

(1) 目前已明确的ALS致病基因有 *SOD1*、*FUS*、*TARDBP*、*C9orf72*、*VAPB*、*ANG*、*FIG4*、*VCP*、*TBK1*、*NEK1*、*OPTN*、*ATXN2*、*UBQLN2*、*CHMP2B*、*PFN1*、*SETX*、*DCTN1*、*SQSTM1*、*C21orf2*、*ALS2*、*SPG11*、*SIGMAR1*、*CHCHD10*、*NEFH*、*ELP3*、*TUBA4A*、*CCNF*、*TIA1*及*KIF5A*等。

(2) 基因检测并非诊断ALS所必需，不建议对所有ALS患者常规进行基因筛查。建议充分、详细询问ALS患者和其兄弟姐妹的病史及患者父母、祖父母的详细病史和其兄弟姐妹的病史。

(3) 对于fALS，可先检测已知的ALS相关致病基因及风险位点，尤其是*C9orf72*、*SOD1*、*TARDBP*、*FUS*等主要致病基因，一旦发现阳性结果，应对家系中全部直系亲属进行验证，并结合基因型与临床表型之间的关系，明确疾病的诊断。对于检测结果呈阴性的fALS患者，最好行全外显子或全基因组测序筛查，并且通过家系共分离寻找家系可能的新的致病基因。

(4) 对于sALS，尤其是早发性sALS及一些临床表现异质性较大的sALS，可行全外显子测序以辅助疾病诊断，*SOD1*基因和*C9orf72*基因均应作为常规筛查。

(5) 由于ALS的遗传结构很复杂，因此建议专业的ALS中心进行基因检测，以避免过度诊断或缺失遗传性ALS。对于检测报告阴性的患者，也不能完全排除遗传因素在该患者中的作用，毕竟目前已知的致病基因及风险位点仍占少数，专业人员应该结合患者的临床症状综合考虑。

4. 其他检查 目前尚缺乏用于ALS诊断的生物学标志物。

(1) 生化检查：血清肌酸激酶可有轻中度升高，通常不超过1000U/L。脑脊液蛋白可有轻微升高，通常不超过 1g/L。

（2）神经丝轻链：脑脊液和血清神经丝轻链增高，在 ALS 可提示 UMN 病变的线索。但其并无特异性，并非诊断 ALS 所必需。

（3）根据临床不同表型，从鉴别诊断角度，有时需要进行相关化验，寻找有无可治性疾病或其他原因，如叶酸、维生素 B_{12}、同型半胱氨酸、甲状腺功能、抗神经节苷脂抗体、红细胞沉降率、C 反应蛋白、免疫固定电泳等。

（4）肺功能检查和血气分析：可用于 ALS 患者呼吸功能的评估。

（5）对于临床并无特殊提示肿瘤线索的 ALS 患者，常规筛查肿瘤并无必要。

【诊断】

ALS 的早期临床表现多样，缺乏特异性生物学确诊指标，临床早期精准诊断十分困难。详细的病史询问、细致的体格检查和规范的神经电生理检查对早期诊断具有关键性作用，影像学等其他辅助检查在鉴别诊断中具有重要价值。另外，其他迹象包括不明原因的体重减轻、认知或执行功能改变，以及 ALS 或其他神经退行性疾病的家族史，均可为诊断提供有力的价值。

目前最广泛使用的是经修订的 El Escorial 标准（表 3-6，世界神经病学联盟于 1994 年在西班牙首次提出该病的 El Escorial 标准，2000 年又发表此标准的修订版）。Gold Coast 标准（表 3-7）于 2020 年已被提出，以简化并可能取代修订后的 El Escorial 标准，并提高评估者之间的可靠性。

【鉴别诊断】

ALS 临床表型多样，在早期诊断过程中，根据症状和体征的不同，需要与多种疾病进行鉴别，常见的有颈椎病、多灶性运动神经病、平山病、脊髓延髓性肌萎缩、遗传性痉挛性截瘫、副肿瘤综合征、晚发型脊髓性肌萎缩、ALS 叠加综合征等。

1. 颈椎病　为颈段退行性脊髓神经根病，可以表现为上、下运动神经元病变的体征，需要与 ALS 进行鉴别，而且在 ALS 患者中常伴有颈椎病。颈椎病不可能出现手部

表 3-6　El Escorial 标准修订版

1. 诊断 ALS 必须符合以下 3 点
（1）临床检查、神经电生理或病理检查显示下运动神经元病变的证据
（2）临床检查显示上运动神经元病变的证据
（3）病史或检查显示上述症状或体征在一个部位内扩展或从一个部位扩展到其他部位
2. 同时必须排除以下 2 点
（1）神经电生理或病理检查提示有可能存在导致上下运动神经元病变的其他疾病
（2）神经影像学提示有可能存在导致上述临床或电生理变化的其他疾病
3. 进一步根据临床证据的充足程度，可以对 ALS 进行分级诊断（1994 年 El Escorial 标准分为 4 个级别）
（1）确诊型（definite）：临床上 3 个部位存在上、下神经元损害，而且包括球部受累
（2）很可能或拟诊型（probable）：两个部位上下运动神经元受累
（3）可能型（possible）：1 个部位上、下运动神经元受累或 2 个部位上运动神经元受累，其中包括原发性侧索硬化，也不能完全排除痉挛性截瘫患者
（4）疑诊型（suspected）：两个或更多部位下运动神经元受累，主要是指进行性肌萎缩（progressive muscular atrophy，PMA），但应除外其他原因的下运动神经元综合征
2000 年的修订标准仍为 4 个级别，保留了前 2 种类型，可能型 + 肌电图纤颤和正锐波可以作为实验室辅助拟诊型；1 个部位上、下运动神经元受累 + 基因致病性变异为确诊型家族性 ALS；删除了疑诊型

注：将 ALS 神经元变性的部位分为 4 个，即延髓、颈髓、胸髓和腰骶髓。

表 3-7　Gold Coast 标准

1. 通过病史或反复临床评估可以证明患者既往运动功能正常，后来出现了进行性运动功能损害
2. 至少 1 个体区[a]出现上运动神经元[b]和下运动神经元[c]受累的表现（如果只有 1 个体区受累，上、下运动神经元受累需要在同 1 个体区），或者至少 2 个体区出现下运动神经元受累的表现
3. 通过检查[d]排除其他疾病

注：a. 体区（身体区域）分为延髓段、颈段、胸段、腰骶段。如果病变区域有下运动神经元受累，必须通过临床体格检查或肌电图证实有不同神经根和不同周围神经支配的 2 块肢体肌肉出现异常，或 1 块延髓支配的肌肉出现异常，或 1 块胸髓支配的肌肉出现异常

b. 上运动神经元受累至少需具备以下表现之一
- 腱反射亢进，包括在明显无力和萎缩的肌肉中出现了反射或反射泛化至邻近的肌肉
- 出现病理反射，包括霍夫曼征、巴宾斯基征、掌颌反射和吸吮反射
- 速度依赖性肌张力增高（痉挛）
- 随意运动减慢、欠协调，无法用下运动神经元病变所致的无力或帕金森病的特点来解释

c. 某块肌肉下运动神经元受累需要满足
- 肌无力和肌萎缩的临床体格检查的证据/肌电图异常，异常必须同时包括：①慢性神经源性改变的证据，定义为运动单位时限增宽和（或）波幅增高，即大的运动单位电位（伴有多相波和不稳定的运动单位电位是支持性证据，但并非必需的证据）；②进行性失神经的证据，包括纤颤电位或正锐波或束颤电位

d. 根据临床表现开展合适的检查，可能包括神经传导检查和针极肌电图、MRI 或其他影像学检查、血液或脑脊液检查，或者临床必需的其他类型检查

的 LMN 体征或广泛性肌束颤动，延髓不受累，通常伴有感觉异常和尿便障碍。颈椎 MRI 异常改变的程度、脊髓是否受压、髓内有无变性信号也是鉴别诊断的重要依据。肌电图符合根性分布的神经源性损害，胸锁乳突肌、胸段脊旁肌正常。另外，球部和腰骶部肌束颤动可排除 ALS。

2. 多灶性运动神经病　是一种伴有传导阻滞的 ALS 样综合征，其临床表现为上肢远端局灶性力弱，伴有肌束颤动及痉挛，常见于中青年男性患者（发病年龄平均为 40 岁），男女比例约为 3∶1，病程发展缓慢，常持续数月甚至数年，症状可仍较局限。患者尽管显著力弱但直到疾病晚期仍无肌萎缩是其重要的诊断线索，节段性运动神经传导测定发现传导阻滞是其特点。肌电图在临床未受累肌肉通常正常，与 ALS 所表现的广泛性失神经和神经再生不同。部分患者抗神经节苷脂抗体阳性，静脉注射免疫球蛋白有效。

3. 平山病　又称青少年上肢远端肌萎缩症，是一种良性自限性下运动神经元病，男性多见，主要症状为一侧或双侧手及前臂无力，单侧多见，随后出现手部肌肉萎缩，以小肌肉（大小鱼际肌、骨间肌）显著，但进展缓慢，多数呈自限性，不会出现 UMN 受累体征。通常肌电图检查显示萎缩肌呈神经源性损害。屈颈位颈椎 MRI 表现为颈髓前移、变平，硬脊膜外腔增宽，并可见异常流空信号。颈椎 MRI 典型表现结合神经生理学表现为临床诊断该病必备条件。

4. 脊髓延髓性肌萎缩　是 X 连锁隐性遗传的神经系统变性病，表现为不同程度的 LMN 损害、感觉障碍及内分泌系统异常。典型表现为 30～40 岁起病，面肌、延髓肌和四肢肌肉的萎缩和无力（下肢比上肢明显），大多不对称，可伴有感觉异常，姿位性震颤，口周明显的肌束颤动，吞咽困难症状轻；内分泌系统异常可表现为雄激素抵抗所致的乳房发育和生殖能力下降；病情进展缓慢，预后较好。肌酶中度升高，肌电图提示广泛神经源性损害伴感觉神经损害，可以协助诊治。其确诊需要进行雄激素受体基因测序检测出 CAG 重复序列异常扩增。

5. 遗传性痉挛性截瘫　是一组以渐进性双下肢痉挛性截瘫、步态异常为主要表现的神经系统遗传变性病。括约肌障碍及缺乏

LMN、球部和呼吸受累的症状和体征，基因检测发现 SPAST 基因致病性缺陷可确诊。

6. 副肿瘤综合征　神经系统临床症状、体征可以与 ALS 完全相同，但是患者体重下降通常较明显，全身检查可以发现恶性肿瘤。肿瘤及时切除后，部分患者症状可以改善；对于老年患者，尤其需要注意筛查，排除合并肿瘤的可能性。

【治疗】

虽然 ALS 目前仍然无法治愈，但治疗重点是改善症状和最大程度提高生活质量。应早期诊断，早期治疗，延长生存期。治疗中除了使用延缓病情发展的药物外，还包括营养管理、呼吸支持、对症治疗和心理治疗等综合治疗。尤其重视营养支持和呼吸支持等综合治疗，对于提高 ALS 患者生活质量和延长生存期至关重要。

1. 药物治疗　主要是延缓病情进展，而不是缓解或减轻症状。

(1) 利鲁唑：是 1995 年美国 FDA 批准的第一个用于治疗 ALS 的药物。推荐剂量为 50mg，每天 2 次，长期服用。常见不良反应为疲乏和恶心，个别患者可出现丙氨酸转氨酶升高，需要注意监测肝功能。目前剂型除了原来的片剂，新增了利鲁唑口服混悬液。当病程晚期患者已经使用有创呼吸机辅助呼吸时，不建议继续服用。

(2) 依达拉奉注射液：依达拉奉是一种自由基清除剂，具有抗氧化应激作用，我国于 2020 年批准其用于 ALS 的治疗。推荐使用方法：60mg 依达拉奉，100ml 生理盐水稀释，60min 内静脉滴注，每天 1 次；给药期与停药期组合 28d 为 1 个周期，共 6 个周期；第 1 周期连续给药 14d，停药 14d；第 2 周期起 14d 内给药 10d（5 天/周）；之后停药 14d，以此重复（第 2~6 周期）。

2. 营养管理

(1) 基础研究发现高热量的饮食对 ALS 是保护因素。球部未受累进食正常者，应采用均衡饮食；球部受累的患者，宜采用高蛋白、高热量饮食以保证营养摄入。

(2) 患者有明显吞咽困难、体重减轻、脱水或存在呛咳误吸风险时，应尽早行经皮内镜胃造瘘术（percutaneous endoscopic gastrostomy，PEG），保证营养摄取和维持体重稳定，对延长生存期非常重要。建议 PEG 应在用力肺活量降至预计值 50% 以前尽早进行，否则需要评估麻醉风险、呼吸机支持下进行。对于拒绝或无法完成 PEG 的患者，可采用鼻胃管进食，还可选择胃空肠造瘘术、外科胃造瘘等肠内营养方式作为替代治疗。

(3) 对于病情较重、呼吸功能差的晚期患者，肠外营养也可作为肠内营养的替代方法。

3. 呼吸支持

(1) ALS 患者应定期检查肺功能。

(2) 注意患者呼吸肌无力的早期表现，尽早采用双水平正压通气。开始无创通气的指征：端坐呼吸，或用力吸气鼻内压 < 40cmH$_2$O（1cmH$_2$O=0.098kPa），或最大吸气压力 < 60cmH$_2$O，或夜间血氧饱和度降低，或用力肺活量 < 70%。

(3) 患者咳嗽无力或排痰费力时，应使用吸痰器或采取人工辅助咳嗽，排除呼吸道分泌物。

(4) 采用双水平正压通气后血氧饱和度仍低于 90%、二氧化碳分压 < 50mmHg（1mmHg=0.133kPa）而且伴有排痰困难的患者，可以选择有创呼吸机辅助呼吸，但通常难以脱机。

4. 综合治疗　应根据 ALS 患者不同的病程阶段及个体情况进行对症治疗，如肌张力增高导致的肢体痉挛和疼痛，可根据临床医师评估予以口服巴氯芬、加巴喷丁、盐酸乙哌立松片等；伴有抑郁、焦虑者可服用抗抑郁、焦虑的药物和采取心理治疗；失眠患者一般治疗无效时可以口服半衰期较短的镇静催眠药物，如酒石酸唑吡坦、佐匹克隆等，若服用艾司唑仑，一定注意呼吸功能；如流涎或口腔内唾液多，调整头部的位置，不能过低或过高，特别注意避免呛咳，抗胆碱能药物和三环类抗抑郁药物可以减少唾液分泌，但需要注意副作用。并且注重多学科协作，选择适当的药物、辅助设施，根据不同的病程阶段选择适合的康复治疗方法，加强护理和生活照料，尽可能避免和减少并发症发生，提高 ALS 患者生活质量。

【预后】

ALS 尚不能根治，疾病进展仅可延缓，不能避免，预后不良，多数患者于 3～5 年死于呼吸肌麻痹或肺部感染。

【诊疗流程】

诊疗流程见图 3-5。

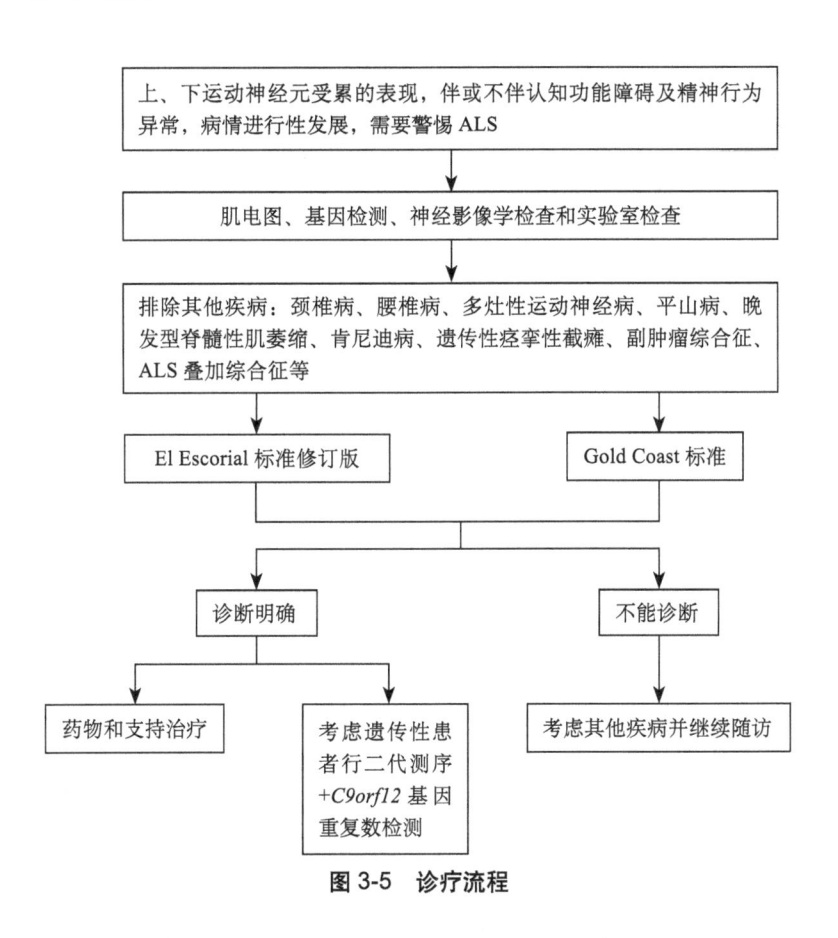

图 3-5 诊疗流程

第六节 脊髓性肌萎缩

【概述】

脊髓性肌萎缩（spinal muscular atrophy，SMA）是一种高发生率、高致死和致残性的常染色体隐性遗传的运动神经元疾病。其主要是由运动神经元存活基因 1（survival motor neuron 1，*SMN1*）纯合或复合杂合致病变异导致脊髓前角 α- 运动神经元及低位脑干运动神经核退行性变，进而出现所支配肌肉进行性无力和萎缩的下运动神经元疾病。本病以严重的进行性、对称性肢体近端为主的肌无力和肌萎缩为临床特点，随着疾病进展，可出现多个系统受累，但智力及感觉系统始终正常。

【病因与流行病学】

SMA 为常染色体隐性遗传，父母双方为

携带者，新发突变少见，通常无核心家系同胞兄妹以外的家族史。95%的SMA病例是由5q13染色体上*SMN1*双等位基因纯合缺失变异所致，即［0+0］基因型；5%由*SMN1*复合杂合突变所致，即一个等位基因缺失变异，另一个等位基因发生微小致病性变异，为［0+1^d］基因型。*SMN1*双等位基因均为微小致病性变异，即［1^d+1^d］基因型，非常罕见，目前仅有高加索人近亲婚配病例报道。

*SMN*基因位于染色体5q11.2—5q13.3区域，区域中有两个同源性大于99.9%的基因——*SMN1*基因与*SMN2*基因，两者仅存在5个碱基的差异，分别位于第7、8外显子和第6、7内含子中。*SMN1*表达的全长SMN蛋白是运动神经元生存所必需的蛋白。*SMN1*双等位基因发生致病性变异通常导致SMA发生。而高度同源的*SMN2*基因由于在第7外显子中的一个单一功能编码变异c.840C＞T使外显子剪接增强子失活，同时产生外显子剪接沉默子，导致90%的*SMN2*基因mRNA外显子7被选择性剪接，仅10%的*SMN2*表达出全长有功能SMN蛋白。*SMN2*基因拷贝数与SMA患者功能性SMN蛋白水平相关，与SMA疾病严重程度呈负相关，即拷贝数越多，表型越轻。因此，*SMN1*是致病基因，决定疾病发生；*SMN2*是修饰基因，影响疾病的严重程度和进展。这也使SMA的遗传学诊断不同于绝大多数单基因遗传病。

SMA在全球各个国家和人种中的携带率和发病率差别不大，人群携带者频率为1/40~1/60，新生儿发病率为1/6000~1/10 000。我国基于大规模人群筛查的数据显示，目前SMA致病变异的总体人群携带率为1.2%~2.2%，即约3000万SMA携带者，在新生儿中的发病率为1/9788，男女患病概率均等。

【临床表现】

SMA患者主要表现为以四肢近端为主的进行性、对称性肌无力和肌萎缩，面部和眼部肌肉通常不受影响，随着疾病进展，患者可出现呼吸、消化、骨骼等多系统受累。

SMA表型复杂，起病年龄和病情进展差异大，从出生前至成年期均可发病，进展速度快慢也有较大差异。根据起病年龄、能达到的最大运动里程碑及病情进展程度，将SMA分为5型：0型为出生前发病，通常1个月内死亡；1型在出生6个月内发病，通常不能独坐，个别可存活至成年；2型为6~18月龄发病，能独坐，不能独立行走，超过70%存活至25岁以上；3型为18月龄至成年前发病，可独立行走，寿命轻度下降；4型为成年后发病，病情缓慢进展，寿命一般不受影响。SMA国际分型受到广泛认可，但在涉及青少年和成人的分型上却较为模糊，未能将病情严重程度和功能状态不同的患者分开。2023年我国发布的《青少年成人脊髓性肌萎缩症临床诊疗指南》对SMA国际分型中的3型进行必要说明和细化。

【辅助检查】

1. 血清肌酸激酶（creatine kinase，CK） 正常或轻度升高，通常在正常上限3倍以内，青壮年疾病进展较快或合并肌肉抽搐时，可达正常上限5倍以上。

2. 神经电生理检查 提示广泛神经源性损害，神经传导速度通常正常，复合肌肉动作电位波幅明显降低。部分患者肌电图可见少量自发电位。如患者处于病程晚期，电生理检查在区分运动神经轴索、髓鞘受累或神经源性、肌源性损害时可能存在困难。凭借准确的电生理检查结果，可临床确定下运动神经元综合征，脊髓前角或运动轴索受累。

3. 肌肉活检 可见典型的肌肉病理改变。

【诊断】

1. 临床评估 根据患者病史、体格检查拟诊，主要临床特点为进行性、对称性四肢和躯干肌无力，近端重于远端，下肢重于上肢，有时可见舌肌纤颤、手震颤。

2. 完善临床检测 血肌酶谱可见CK值

正常或轻度升高，绝大多数患者不超过正常值的10倍，肌电图提示神经源性损害。

3. 基因诊断　SMA诊断依靠基因检测，检测的目标基因为 SMN1 和 SMN2。其中 SMN1 拷贝数和致病性变异的检测结果用于疾病诊断或排除诊断，SMN2 拷贝数的检测结果作为患者诊断后的治疗、临床管理和预后评估的参考指标。由于95%的SMA患者为 SMN1 基因外显子7纯合缺失，应首先采用荧光定量PCR进行 SMN1 基因外显子7拷贝数定量分析，或者采用多重连接探针扩增技术进行 SMN1 基因多个外显子重复/缺失变异检测。若发现 SMN1 基因纯合缺失，即可诊断为SMA患者。当受检者为 SMN1 基因杂合缺失时，需要采用PCR、巢氏PCR或逆转录克隆测序（RT-PCR）等方法进行另一个 SMN1 等位基因序列分析。亦可采用高通量测序以同时鉴别其他神经肌肉遗传性疾病。

【鉴别诊断】

1. 婴幼儿、儿童时期起病者，主要鉴别诊断如下：

（1）先天性肌病：是一组非进展或缓慢进展的遗传性肌病，于婴幼儿期或儿童期发病，为X连锁遗传、常染色体显性遗传或常染色体隐性遗传。这类疾病临床表现相似，主要依靠病理检查诊断。常见的有中央轴空病、杆状体肌病、中央核肌病等。共同的临床特点主要为运动发育迟缓、肌无力、肌张力降低，可以伴有眼肌、面肌无力，深反射常减弱或消失。长期肌无力可合并关节畸形或挛缩。血清CK在正常范围或轻度升高，肌电图检查常表现为正常或部分肌源性或部分神经源性损害。最重要的诊断方法是肌肉病理检查和基因检测。

（2）先天性甲状腺功能减退症：可以导致新生儿期及婴儿期运动发育落后，肌张力低下。特别是新生儿期的甲状腺功能减退症，症状和体征缺乏特异性，更应注意鉴别。在年龄小的松软儿 SMN1 基因检测阴性时，应进行甲状腺功能检查。甲状腺功能减退症患儿除上述症状外，还可出现黄疸、水肿、食欲缺乏、嗜睡等表现。幼儿和儿童时期呈现智力低下、听力减退、黏液性水肿，SMA患儿无这些表现。甲状腺功能检查可以确诊。

（3）线粒体病：本类疾病是由遗传基因突变引起线粒体酶功能缺陷导致ATP合成障碍而出现的一组多系统疾病。临床表现复杂多样，特点为多系统病变。可以出现以下情况：①中枢神经系统表现，如认知障碍、共济失调、肌张力障碍；②肌肉病，如肌无力、骨骼肌溶解；③周围神经病，如感觉神经病、交感神经病；④眼外肌麻痹或视力听力丧失；⑤系统性损害，如身材矮小、糖尿病、心脏症状等。实验室检查可见乳酸酸中毒，肌电图可以出现肌源性或神经源性损害。头颅影像学检查没有特异性，但对临床诊断具有重要辅助作用。基因检测很重要，线粒体DNA或核基因突变均可导致发病。当患儿出现肌无力、运动发育落后症状时，需要与SMA鉴别。

2. 对于临床评估特别是电生理检查明确定位于脊髓前角或运动轴索受累的其他青少年、成年期的遗传性疾病，主要鉴别诊断如下：

（1）肢带型肌营养不良：通常青少年至成年期起病，表现为肢带肌及肢体近端肌肉无力、萎缩，呈缓慢进展。肌电图提示肌源性损害，许多类型血肌酸激酶显著升高。其由 CAPN3 和 DYSF 等基因缺陷所致。基因检测、肌肉活检分子病理可帮助确诊。

（2）肌萎缩侧索硬化：通常中年后起病，病情进展快，除下运动神经元外，累及上运动神经元，出现锥体束征。其多为散发型，少部分为家族性（SOD1、FUS 等基因突变导致）。

（3）脊髓延髓性肌萎缩：男性患病，常40岁左右起病，进展缓慢，除下运动神经元受累外，可出现感觉神经传导异常，还可出现雄激素功能不足等其他表现。患者可有X

连锁隐性遗传家族史。由 *AR* 基因 CAG 重复序列增多所致。

（4）非 5q-SMA：临床表现和电生理检查结果均与 SMA 相似，肢体远端肌无力、肌萎缩常更明显，由 *DYNC1H1*、*CHCHD10* 等基因缺陷所致。鉴别诊断困难，只能通过基因检测最终确诊。

（5）SMA 叠加综合征：除 SMA 典型下运动神经元受累表现外，同时存在其他临床表现，如严重关节挛缩、小脑萎缩、肌阵挛癫痫等。其由 *VRK1*、*ASAH1* 等基因缺陷所致。根据临床特点提示，通过基因检测确诊。

（6）远端型遗传性运动神经病：本病主要表现为周围神经运动轴索受损，以肢体远端、肌无力、肌萎缩明显为主。但临床鉴别上难以与前角运动神经元受累完全区分开。其由 *SIGMAR1*、*DCTN1* 等基因缺陷所致，需要基因检测最终确诊。

（7）腓骨肌萎缩症 2 型：本病累及周围神经，以轴索受累为主，运动神经、感觉神经均受累。虽然患者可无感觉症状，但电生理检查提示运动神经轴索和感觉神经轴索均受损。肢体肌肉无力、萎缩通常以远端为重。其由 *MFN2*、*HSPB1* 等基因缺陷导致，需要基因检测确诊。

【治疗】

1. 目前已批准的基于 SMN 的 SMA 特异性治疗　目前已经有 3 种药物用于治疗 SMA，称为 SMN 上调剂或 SMN 校正剂。这些药物为 SMA 患者带来了希望，特别是婴儿型 SMA 患者，患者的疾病进展可以得到有效延缓，并且生活质量有所提高。然而，这些药物并不能治愈 SMA，而是控制和减轻症状，所以早期诊断和治疗对取得最佳效果非常重要。

（1）诺西那生钠：是美国 FDA 批准的第一种 SMA 治疗药物。诺西那生钠是一种含 18 个碱基的反义寡核苷酸，是一种能够改变 *SMN2* 信使 RNA 剪接过程的 *SMN2* 剪接修饰剂。其通过与 *SMN2* 基因上反向调控外显子 7 表达的序列相结合，抑制剪接因子的作用，使外显子 7 在剪接过程中被保留，能够产生全长 mRNA，翻译出更多全长 SMN 蛋白。诺西那生钠目前已被全球包括中国在内的多个国家批准用于婴儿、儿童和成人 SMA 治疗，适用于全部类型 SMA 患者。并已被证明其可以在没有永久性呼吸支持的情况下提高 SMA1 患者生存率，增加 1～3 型患者的运动功能。然而，SMA2 和 SMA3 的改善不太明显。研究表明，如果在出现症状前应用，其可能会使 SMA 儿童的运动发育接近正常。但它由于无法通过血脑屏障且有一定半衰期，需要反复通过鞘内注射给药，每次给药剂量为 12mg（5ml），分别在第 0、14、28 和 63 天给予 4 次负荷剂量，之后每 4 个月给予 1 次维持剂量。

（2）利司扑兰：是美国 FDA 于 2020 年 7 月批准的第 2 种剪接修饰剂，是目前唯一口服小分子药物。利司扑兰通过选择性与 *SMN2* 基因前 mRNA 中的 2 个剪接调控位点结合，增强 U1 snRNP 的识别能力，同样改变剪切，从而增加全长 SMN mRNA 和蛋白水平。利司扑兰可透过血脑屏障，在全身组织中广泛分布。利司扑兰目前已在包括中国在内的多个国家批准用于年龄 ≥ 2 个月的 SMA1 型、2 型或 3 型 SMA 患者，并于 2022 年 6 月获美国 FDA 批准治疗 2 个月以下的 SMA 患儿。其可以通过口服或鼻饲给药，每天 1 次，药物剂量取决于年龄及体重：< 2 岁的患儿推荐剂量为 0.20mg/kg，≥ 2 岁且体重 < 20kg 推荐剂量为 0.25mg/kg，≥ 2 岁且体重 ≥ 20kg 的患儿推荐剂量为 5.00mg，在分发给患者前须由医疗卫生专业人员配制成口服溶液。

（3）Zolgensma：是全球第 2 个被美国 FDA 批准用于治疗 SMA 的药物，于 2019 年 7 月获得美国 FDA 批准，并于 2020 年 5 月获得欧洲药品管理局批准，但尚未在国内应用。

Zolgensma 是 *SMN1* 基因替代治疗药物，通过腺相关病毒载体将 1 个或多个 *SMN1* 基因拷贝传递到运动神经元的细胞核，导入基因可持续表达，但不整合至宿主基因组。目前仅适用于 < 2 岁（体重不超过 13.5kg）且腺相关病毒抗体滴度 < 50mg/ml 的患儿。其优点在于单次静脉注射，无须长期给药，推荐剂量为每千克体重 1.1×10^{14} 载体基因组。其能显著改善气道功能，这对需要永久通气治疗的 SMA 患者至关重要。

2. 综合治疗　SMA 是一种系统性疾病，由于 SMN 蛋白表达遍布全身，除了运动神经元外，还可累及外周组织，因此需要对呼吸、营养、胃肠、骨科和心理社会问题进行多学科管理，包括但不限于肺部、营养、康复和骨科治疗，并结合疾病改善治疗。除此之外，SMA 的复杂性还需要 SMA 患者参与多学科团队，通过长期随访和监测发病率来优化结果，减少潜在安全问题的影响，通过持续积极的支持性护理优化活动能力并保持最大程度的独立性。

【预后】

其预后和发病年龄有关，若婴儿期起病，预后极其不佳，一般存活时间不会超过 2 年。若儿童、青少年或成年期起病，则一般预后良好，对正常寿命影响较小。

【诊疗流程】

诊疗流程见图 3-6。

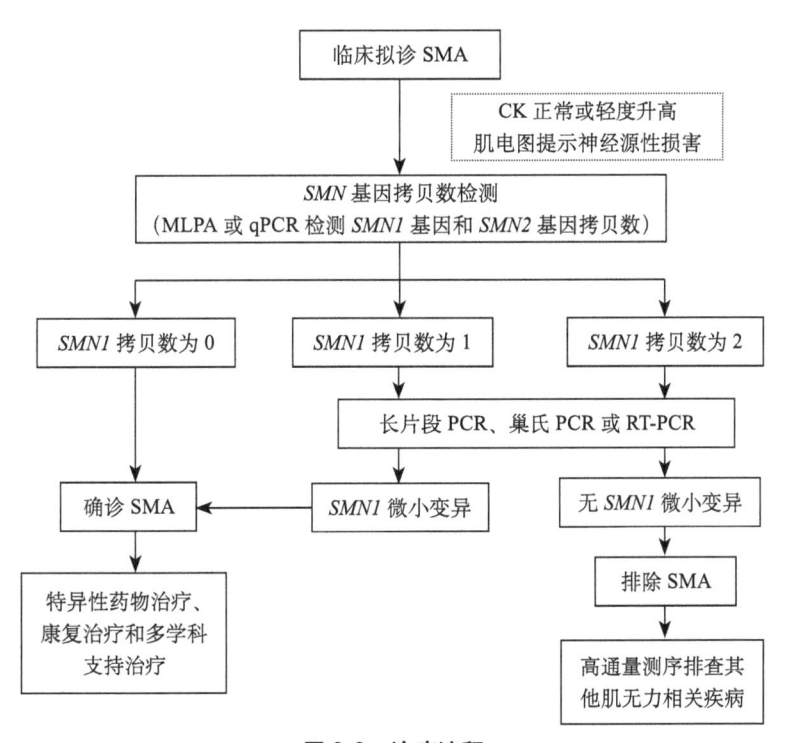

图 3-6　诊疗流程

注：CK. 血清肌酸凝酶；MLPA. 多重连接探针扩增；qPCR. 荧光定量 PCR；RT-PCR. 逆转录克隆测序；SMA. 脊髓性肌萎缩；SMN1. 运动神经元存活基因 1；SMN2. 运动神经元存活基因 2

第七节 脊髓延髓性肌萎缩

【概述】

脊髓延髓性肌萎缩（spinal and bulbar muscular atrophy，SBMA）又称肯尼迪病，是一种罕见的、缓慢进展的、X连锁遗传神经系统变性疾病，以下运动神经元损害而上运动神经元无损害为主要特点，又称为成人良性运动神经元病，可伴有感觉异常、男性乳房发育、睾丸萎缩、勃起功能障碍、糖尿病、高脂血症等全身多系统受累表现。目前发现SBMA的发病机制是Xq11—12上的雄激素受体（androgen receptor，*AR*）基因第1号外显子胞嘧啶-腺嘌呤-鸟嘌呤（cytosine-adenine-guanine，CAG）重复序列异常扩增，与亨廷顿病、几种形式的脊髓小脑性共济失调同属于多聚谷氨酰胺疾病。

【病因与流行病学】

AR是类固醇/甲状腺激素受体家族的一个核受体，是一种配体依赖的转录因子。AR的主要配体是睾酮和二氢睾酮，与之结合介导雄激素生物表达，对男性性分化和青春期生长发育有重要作用。AR的非活性形式存在于细胞质，与热休克蛋白形成复合物。当与配体结合后，AR发生构象改变，随后与热休克蛋白分离，转移入细胞核内，与雄激素调节基因上的雄激素反应元件结合，调节它们的表达。

*AR*基因由8个外显子组成，编码AR蛋白的3个主要结构域：反转录激活域、DNA结合域和配体结合域。其中第1号外显子编码的反转录激活域高度可变（已知有重复的谷氨酰胺、脯氨酸和甘氨酸残基）。当*AR*基因第1号外显子CAG重复序列异常扩增时，其编码的多聚谷氨酰胺发生异常聚集，导致脊髓前角、脑干下运动神经元和脊髓背根神经节变性死亡，以及雄激素不敏感等，从而出现相应临床表现。目前其导致神经系统退行性改变的机制尚不完全清楚，可能涉及多个途径，包括谷氨酰胺聚集形成、线粒体异常、轴突转运改变、细胞营养支持丧失等。

SBMA的患病率为（1～2）/10万，由于遗传方式决定该疾病主要在男性中发病，女性纯合子或携带者一般症状轻微甚至无症状，因此其患病率可能被低估。另外，种族、生活方式等不同，发病率也存在地域差异。迄今为止缺乏大型的流行病学调查，小范围调查发病率最高的是加拿大萨斯喀彻温省的原住民，约为14.7/10万。目前尚缺乏SBMA在中国人群中发病率等流行病学数据。

【临床表现】

SBMA好发于30～60岁男性，起病隐匿，缓慢进展，早期多为不典型症状，肢体无力是最常见就诊原因，肺部感染和呼吸衰竭是最常见的死亡原因。

临床表现可分为运动症状和非运动症状。

1. 运动症状

（1）典型症状：区别于其他运动神经元病，SBMA无上运动神经元损害表现，仅有下运动神经元损害。其常以双下肢近端无力起病，多不对称，缓慢进展累及远端、双上肢、舌肌及面部肌肉，临床表现为肌无力、肌萎缩及肌束颤动，其中以明显舌肌纤颤和萎缩为主，早期多无吞咽困难、饮水呛咳为特征的球部症状。多数女性携带者并不出现症状，即使出现症状，程度也较轻，可仅表现为束颤、轻度远端肢体无力、肌肉痉挛。

（2）不典型症状：通常可在肌无力出现前10年甚至更早，表现为易疲劳、痛性痉挛、口周震颤、姿势性震颤及肌酶升高等。

2. 非运动症状

（1）感觉异常：多数患者有不同程度的感觉异常，表现为肢体麻木、神经性疼痛，部分患者为亚临床表现，仅在感觉神经传导检查中发现异常。

（2）内分泌异常：为AR不敏感表现，包括男性乳房发育、勃起功能障碍、睾丸萎缩、无精子症，部分患者无前列腺增生，但有中重度排尿困难，还可表现为葡萄糖及脂肪代谢异常，如糖尿病、高血脂、非酒精性脂肪性肝病，常发展为代谢综合征。

（3）中枢神经系统：AR致病性变异在SBMA患者的大脑中广泛积累已被证实，特别是在额叶，表现为广泛的白质萎缩，PET提示该区域葡萄糖低代谢。临床上有额叶功能障碍表现，如言语不流畅、记忆力下降、情绪敏感、行为异常等。

（4）其他系统：包括睡眠质量差、阻塞性睡眠呼吸暂停、睡眠中周期性肢体运动。有研究证实心肌细胞中存在致病性变异AR的核内包涵体，这可能是SBMA患者的猝死原因。

【辅助检查】

1. 神经电生理检查　对SBMA诊断非常重要，同肌萎缩侧索硬化一样，其主要用来明确下运动神经元损害及损害范围，以及与有类似表现的肌病和周围神经病相鉴别。

（1）神经传导检测：至少包括一个上肢和下肢各2条运动、感觉神经。

1）运动神经传导：多数正常，若在肌萎缩明显的部位记录，可能出现动作电位波幅降低。

2）感觉神经传导：患者可完全没有感觉症状，但感觉神经动作电位波幅降低或消失，传导速度减慢。这是SBMA区别于其他运动神经元的特征性改变。

（2）针极肌电图：以慢性失神经改变为主，在疾病进展期，可存在进行性失神经改变。需要在颈、胸、腰、骶4个节段进行检查，有3个及以上节段表现神经源性损害。

1）慢性失神经改变：静息状态下可以没有自发电位或仅有少量自发电位（正锐波、纤颤波），小力收缩可见运动单位动作电位时限显著增宽，甚至出现巨大电位，可伴有多相波增多，大力收缩可见募集呈单纯相或单纯混合相。

2）进行性失神经改变：疾病进展时明显，静息状态大量自发电位（正锐波、纤颤波），小力收缩可见运动单位动作电位时限显著增宽，甚至出现巨大电位，大力收缩可见募集呈单纯相或单纯混合相。

（3）重复频率电刺激及单纤维肌电图：部分患者，尤其早期肌无力有疲劳现象患者，重复频率电刺激可出现低频刺激波幅递减现象。单纤维肌电图具有神经源性损害表现，出现阻滞及jitter（颤抖）增宽，运动单位计数也减少。

2. 常规实验室检验　SBMA可以累及糖代谢、脂肪代谢等多个内分泌系统，因此针对相关的代谢检测是诊断的主要辅助检查。具体如下。

（1）血清肌酸激酶：通常升高为正常值上限2～4倍，高于其他运动神经元的轻度升高。

（2）糖代谢：可表现为空腹血糖受损、糖耐量异常、糖尿病。

（3）脂代谢：表现为胆固醇、甘油三酯升高，超声显示非酒精性脂肪肝。

（4）性激素：黄体生成素、催乳素、雌二醇、睾酮升高。

3. 肌肉活检　主要表现为神经源性损害，有时可合并肌源性损害。肌纤维大小不等，肌纤维内酶活性分布不均。可见萎缩的小肌纤维和代偿肥大的大肌纤维，萎缩的肌纤维呈圆形或角形，无靶纤维或靶样纤维。肌源性损害表现在严重残疾患者中更常见。

4. 神经活检　可见大的有髓纤维减少，少量纤维脱髓鞘，施万细胞变性。

【诊断】

患病男性远多于女性，且男性症状重，慢性病程，缓慢进展，仅有下运动神经元损害，伴雄激素不敏感表现，神经电生理有亚临床感觉神经损害及广泛神经源性损害，高度疑诊SBMA。基因检测AR基因CAG重复序列数目≥35可明确诊断。在正常人群中AR基因第1号外显子CAG连续重复9~36次。SBMA患者中，CAG至少重复38次，平均46次。2011年欧洲神经科学联合会指南将CAG重复序列数目≥35作为诊断SBMA的金标准。CAG重复次数与疾病严重程度和发病年龄呈负相关，即重复次数越多，病情越重，发病越早。与其他致病性变异基因重复扩增的疾病相似，SBMA呈现"遗传早现"现象，重复拷贝数在传代过程中不断增加，导致发病时间逐代提前，症状逐代加重。患者通常不需要进行肌肉活检和神经活检。

【鉴别诊断】

由于SBMA起病隐匿，进展缓慢，且早于起病前多年有一些不典型症状，常被误诊、漏诊。当出现肌无力后，因临床表现、体征和其他运动神经元疾病有很相同之处，常被误诊为肌萎缩侧索硬化。以下为常见的鉴别诊断。

1. 肌萎缩侧索硬化　尤其是延髓变异型，多数为散发性，而家族仅5%~10%，且多为常染色体显性遗传，极少数为X连锁遗传。肌萎缩侧索硬化除有下运动神经元损害表现，还同时有不同程度上运动神经元损害表现，病情较SBMA进展快，最终多因呼吸肌麻痹或并发呼吸道感染死亡，生存期通常为3~5年。SBMA只累及下运动神经元，缓慢进展，预后通常比较良好，预期寿命几乎不受影响或仅有小幅缩短。此外，肌萎缩侧索硬化无雄激素不敏感表现，结合基因检测、电生理、生化、影像学方法可鉴别。进行性肌萎缩被认为是一种仅进行性影响下运动神经元的肌萎缩侧索硬化亚型，与典型肌萎缩侧索硬化相比生存期可能更长。其多以单侧肢体远端肌无力、肌萎缩起病，并逐渐向近端进展，与SBMA较难鉴别。电生理检查上，针极肌电图均可表现为广泛神经源性损害，区别在于，进行性肌萎缩运动神经传导可见远端波幅明显下降，感觉神经传导通常正常，而SBMA运动神经传导远端波幅多在正常范围，感觉神经传导可见波幅降低，传导速度减慢。

2. 成人型脊髓性肌萎缩　是仅累及下运动神经元的常染色体隐性遗传运动神经元病。致病基因为SMN1基因。病变主要累及脊髓前角，以四肢近端肌无力、肌萎缩为主要表现，也有肌酸激酶轻度升高，其通常为正常上限2~4倍，青壮年进展较快或合并肌肉抽搐时，可达5倍以上。但成人型脊髓性肌萎缩患者无男性乳房发育等内分泌改变和感觉异常等表现，基因检测SMN1基因重复/缺失变异可鉴别。

3. 多发性肌炎　常呈急性、亚急性病程，男女均可发病，以四肢近端无力对称起病，伴肌酸激酶升高，达正常上限5~50倍，甚至更高，神经电生理检查无感觉神经传导异常，针极肌电图表现为肌源性损害。多发性肌炎无性激素不敏感表现，神经电生理检查可鉴别。

4. 其他　其他疾病包括免疫介导性的神经肌肉疾病，如重症肌无力、多灶性运动神经病；内分泌相关性疾病，如甲状腺功能亢进症；遗传性疾病，如肌营养不良、线粒体病等引起的肢体无力。

【治疗】

1. 特异性治疗　临床上仍缺乏有效的针对病因的治疗手段，目前仅在日本批准上市了一种激素阻断剂（亮丙瑞林），其可抑制促性腺激素分泌，从而减少异常AR蛋白聚集，延缓病情进展，但该药物缺乏大样本、长周期随访探索其用药时机、剂量、用法对各种症状改善的研究。除此之外，目前AR拮抗剂、AJ201（一种基于姜黄素的化合物）、克仑特罗、胰岛素样生长因子（IGF）-1、戈舍瑞林等药物正在临床试验中。

2. 需要特别注意的　对于有雄激素不敏

感症状的患者，雄激素替代治疗不仅不能缓解症状，反而会导致临床症状加重。

3. 对症治疗　对症治疗有助于缓解震颤、内分泌异常、肌肉痉挛、呼吸衰竭、吞咽困难等症状。

（1）肌无力、肌萎缩：可补充维生素E、类胡萝卜素，推荐优质蛋白饮食，避免高脂肪、高碳水化合物饮食。

（2）痛性痉挛：可给予镁剂、替扎尼定、巴氯芬、加巴喷丁、丙戊酸钠、卡马西平等治疗。

（3）降血糖、血脂：按降糖、降脂原则予以治疗。

（4）晚期吞咽困难、营养不良：可行鼻胃管或鼻空肠管置入及经皮内镜胃造瘘。

（5）晚期呼吸功能障碍甚至呼吸衰竭：可予以无创或有创机械辅助通气。

4. 康复治疗　可以有效锻炼肢体运动及心肺功能，延缓疾病发展，提高生活质量。

5. 遗传咨询和产前检查　建议进行家系成员筛查。条件允许时提倡产前基因检测，尤其有不能解释的震颤、肌酶升高等相关症状的育龄人群。

【预后】

SBMA病情进展非常缓慢，病程可达20～30年，预后相对较好。

【诊疗流程】

诊疗流程见图3-7。

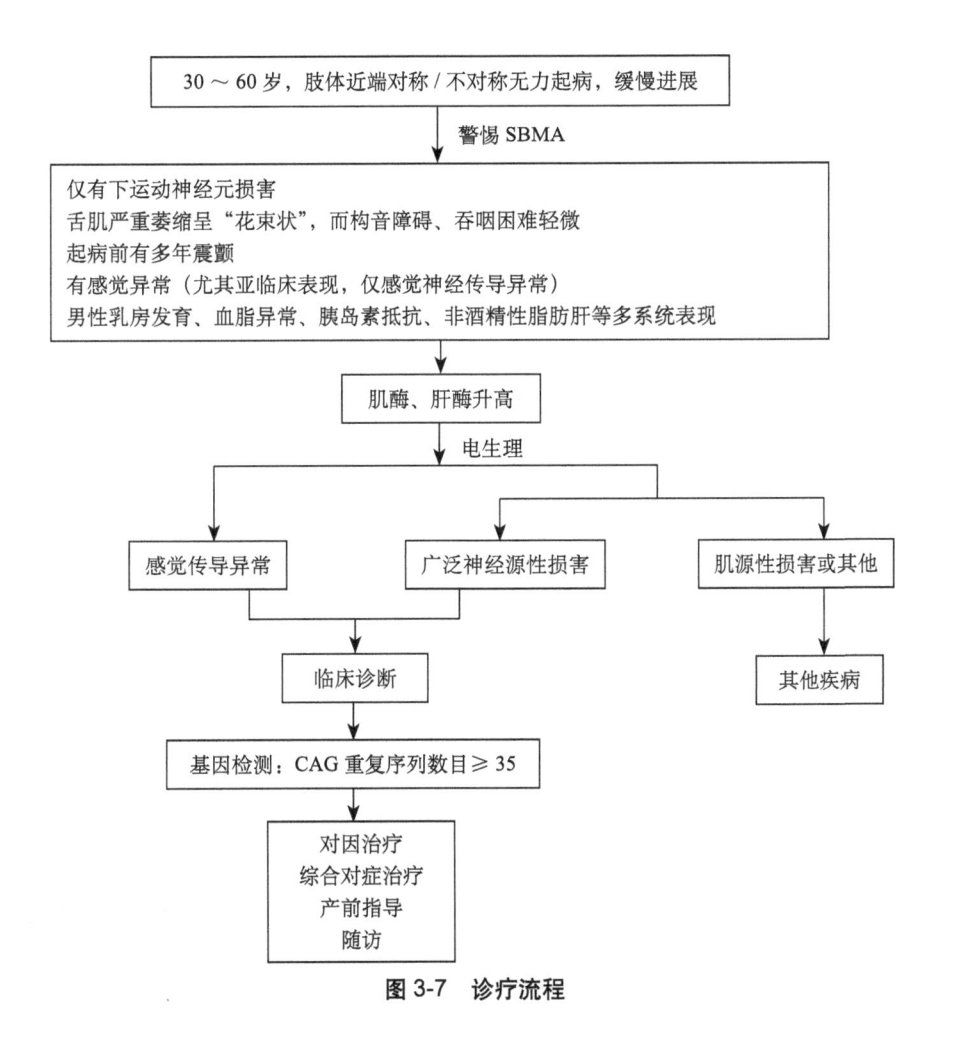

图3-7　诊疗流程

第八节 亨廷顿病

【概述】

亨廷顿病（Huntington's disease，HD）是一种罕见的常染色体显性遗传的进行性神经变性疾病。HD常中年起病，以舞蹈样症状、精神障碍和认知功能障碍为特征表现。该病由第4号染色体短臂上亨廷顿（Huntingtin，*HTT*，也称*IT15*）基因上胞嘧啶-腺嘌呤-鸟嘌呤（cytosine-adenine-guanine，CAG）三核苷酸重复扩增所致。HD的病理生理学尚未完全清楚，但目前认为与变异型HTT蛋白的毒性相关。目前本病尚无治愈方法，以对症支持治疗为主，药物治疗可缓解部分临床症状。

【病因与流行病学】

HD由位于4p16.3的*HTT*基因CAG重复数异常增多所致。大部分成人型HD患者的等位基因CAG重复拷贝数为40~50；而青少年型HD患者通常超过60，有些甚至超过100。其他预测发病年龄的因素包括环境和其他遗传决定因素。

正常的HHT蛋白在突触中发挥作用。致病性变异可导致HTT蛋白功能丧失，同时变异型HTT蛋白会在细胞核内和胞质中形成包涵体。目前尚不清楚导致HD特征性壳核、尾状核和大脑皮质中神经元变性、死亡及临床症状的具体机制，但是这些神经元的损伤可能是舞蹈症表现的病理基础。

全世界的HD患病率约为4.88/100 000。北美和欧洲研究中，患病率最高；非洲和东亚研究中，患病率最低；我国目前缺乏流行病学数据。不同人群之间的患病率差异反映在人群正常等位基因的拷贝数上，欧洲国家中的正常CAG重复拷贝数大于亚洲国家。

【临床表现】

HD的主要临床症状分为三大类，包括运动症状、精神障碍及认知功能障碍。HD还会累及其他系统，表现其他系统原发症状或并发症。该病发病年龄不一，可以是儿童期发病，也可以70~80岁发病，但最常见于中年，平均发病年龄为35~44岁。非常年轻或老年发病的患者通常出现不典型的临床症状，如儿童发病患者多表现为严重发育迟缓，而老年发病患者的症状可能非常轻微。

1. 典型症状

（1）运动症状：舞蹈症状是HD诊断时的决定性症状。特征是面部、躯干和四肢突发短暂不自主性的非刻板运动。早期表现轻微，患者常没有意识到运动的存在，被有目的的动作掩盖。不自主运动通常起始于四肢远端，如手部轻微运动徐缓，对自主运动的控制也进行性丧失。肌张力减退伴反射亢进是早期体征。舞蹈症状逐渐变得明显、广泛，逐渐累及近端肌和躯干肌，从而干扰运动，甚至影响膈、咽和喉，引起构音障碍、吞咽困难和不自主发声。运动功能缓慢恶化，在晚期阶段舞蹈症状可能最终被帕金森综合征的少动-强直状态所取代。当舞蹈症状和帕金森综合征严重时，行走变得十分困难。另外，早期HD患者出现眼球意向性扫视运动（不同注视点之间快速眼球共轭运动）启动延迟、扫视速度减慢，其特征是缺乏眼球扫视运动但保留了跟随运动。在疾病极早期患者可能出现视动性眼球震颤异常。在疾病晚期，眼球跟随运动、自主扫视和再注视全部受损。

（2）精神障碍：多数HD患者有程度不同、形式不同的精神症状。常见的包括抑郁心境、易激惹、情感淡漠和焦虑、妄想等；少见症状包括强迫行为。精神症状可以早在运动症状发生前数年就出现，如易激惹、抑郁和（或）社交功能障碍。精神症状与疾病持续时间、CAG重复长度、存在痴呆或运动症状无明显关联。

(3) 认知功能障碍：HD 最主要的认知障碍是执行功能障碍，表现为做决定、执行多重任务和目标转换的能力下降。患者通常没有意识到自己的认知缺陷。患者早期就可以存在认知功能障碍，但记忆力丧失通常是晚期表现，其他典型皮质功能障碍不常见，如失语症和失用症。

2. 非典型症状

(1) 体重减轻：尽管努力维持适当的热量摄入，但 HD 患者仍常有体重减轻。目前体重减轻的原因尚不清楚，可能与运动过度所致的能量消耗及肌肉或脂肪组织中细胞代谢改变有关，是否与 CAG 重复拷贝数有关尚不清楚。

(2) 睡眠障碍：一般发生于疾病晚期，主要表现为睡眠潜伏期延长、睡眠效率下降、夜间觉醒次数增加及深慢波睡眠减少。睡眠状况改变与其他临床症状及脑形态学变化的严重程度密切相关。

(3) 癫痫发作：常见于青少年 HD，可伴有肌痉挛、行为问题。

(4) 其他：自主神经功能障碍、共济失调、帕金森综合征表现等。

【辅助检查】

1. 量表评估　可采用统一亨廷顿病评定量表（unified Huntington's disease rating scale, UHDRS）评估疾病严重程度，评分越高，提示病情越严重。

2. 影像学检查　早期 HD 的头颅影像学检查多正常，中晚期 HD 患者头颅 CT 或 MRI 出现基底节萎缩，尾状核头萎缩最明显；PET/CT 和 SPECT 也可表现为尾状核代谢降低（图 3-8）。

3. 生物标志物检测　血清神经丝轻链蛋白（neurofilament light protein, NfL）可用于评估 HD 患者的起病年龄和疾病进展程度。相较于血清 NfL，脑脊液 NfL 水平可以更敏感地预测 HD 的疾病进展。

4. 其他检查　包括抗核抗体谱、抗磷脂抗体、甲状腺功能、抗链球菌溶血素 O（ASO）等，主要用于鉴别诊断，排除其他疾病。

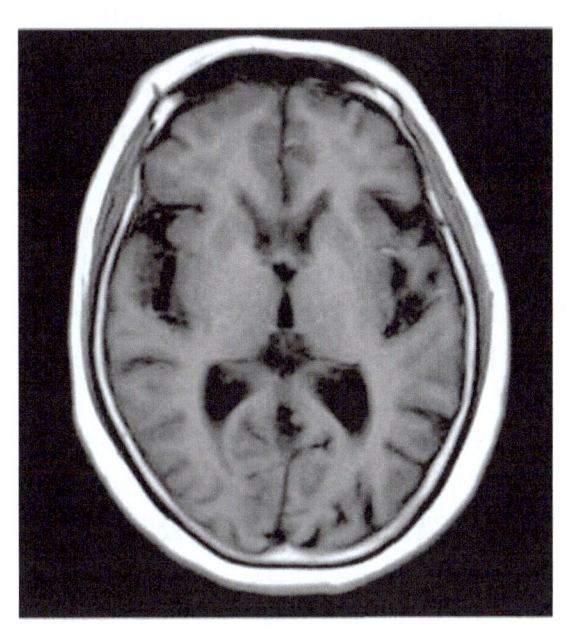

图 3-8　HD 患者头颅 MRI

【诊断】

详细了解患者病史及家族史，详细进行体格检查，对于存在典型临床特征、家族史的患者，结合基因检测证实 CAG 扩增可进行诊断。对于临床疑诊患者，进行 *HTT* 基因 CAG 重复数检测是最重要的辅助检查和确诊方法。*HTT* 基因中 CAG 重复拷贝数也是发病的主要决定因素，重复拷贝数越高，发病年龄越早。正常人 CAG 重复次数 ≤ 26；当 CAG 重复次数为 27～35 时，携带者不会发病，但传递给子代时可出现 CAG 重复次数扩增，子代可能因此发病；当 CAG 重复次数为 36～39 时，不完全外显，部分携带者可不发病；当 CAG 重复次数 ≥ 40 时，完全外显，所有携带者均会发病。HD 诊断标准包括：①典型临床三联征，逐渐进展的舞蹈样动作、认知障碍和精神行为异常；②常染色体显性遗传家族史；③ *HTT* 基因检测结果，CAG 重复次数大于 35。

【鉴别诊断】

1. **舞蹈症-棘红细胞增多症** 常染色体隐性遗传或X连锁遗传，致病基因主要有*VPS13A*、*XK*和*PANK2*。临床表现与HD类似，也表现为运动障碍、认知障碍和精神行为异常。运动障碍包括舞蹈样动作和肌张力障碍，以口面部肌张力障碍最常见。与HD不同之处在于，50%的患者可伴有癫痫和（或）周围神经病、远端肌萎缩和血清肌酶升高，且外周血涂片可见棘红细胞。

2. **类亨廷顿病综合征**（Huntington disease-like syndrome，HDL） 患者有舞蹈样动作、人格改变和认知障碍等表现，易与HD混淆。HDL1起病年龄偏早，进展缓慢；HDL2几乎只见于非洲裔人群；HDL3目前仅在沙特阿拉伯家系中发现，极为罕见，且为常染色体隐性遗传模式。HDL确诊需要依靠基因检测。*PRNP*基因致病性变异与HDL1表型相关，而*JPH3*基因的CTG三核苷酸重复扩增超过39次时可确诊HDL2。

3. **良性遗传性舞蹈症** 多数患者在婴儿期发病，出现舞蹈样动作，运动发育迟缓，行为异常，肌张力障碍，甚至肌阵挛性抽动，这些症状通常随年龄增长而改善，不伴痴呆。现已报道*ADCY5*、*NKX2-1*、*PDE10A*、*GNA01*和*SLC16A2*基因变异与该病表型相关。

4. **神经铁蛋白病** 是一种脑组织铁沉积性神经变性疾病，是一种常染色体显性遗传的基底节疾病，其特征是成年发病的多变症状，包括帕金森综合征、舞蹈症和肌张力障碍。该病是由铁蛋白轻链基因致病性变异引起。

5. **获得性疾病** 包括基底节脑卒中和其他血管疾病，药物和毒素暴露，感染性、感染后和自身免疫性疾病等导致舞蹈样运动障碍。

【治疗】

目前尚无延缓HD病程进展的疾病修饰药物，目前强调综合治疗，包括药物对症治疗、协同康复治疗和心理治疗，在疾病的不同阶段侧重不同治疗。

1. **运动障碍的治疗**

（1）舞蹈样运动：丁苯那嗪、氘丁苯那嗪是治疗舞蹈样动作的一线治疗药物，氘丁苯那嗪于2020年获批在中国上市，其是一种选择性囊泡单胺类转运体2抑制剂，可降低突触前多巴胺水平，有效控制舞蹈样动作，改善患者运动能力，不良反应比丁苯那嗪及抗精神病类药物少，但过量可能导致帕金森样表现，并出现抑郁和自杀倾向。推荐起始剂量为每天6mg，根据症状改善情况可每周增加6mg，每天总剂量不超过48mg。每天总剂量为12mg及以上时，分2次给药，整片吞服，不要咀嚼、压碎或掰开，并与食物同服。对于有QT间期延长风险的患者，每天总剂量增加至24mg以上时，应评估用药前后的QT间期。肝功能损害患者慎用该药。当患者伴精神行为异常时，第二代抗精神病药物如喹硫平、奥氮平和利培酮等可作为舞蹈样动作的一线治疗药物，但应从小剂量开始口服，滴定治疗，减少不良反应。

（2）肌强直与肌张力障碍：肌强直若由疾病本身引起，可口服抗帕金森病药物如金刚烷胺和左旋多巴，左旋多巴治疗应从小剂量开始，滴定增加；口服巴氯芬或苯二氮䓬类药物如氯硝西泮片可缓解肌强直，但可能会加重运动迟缓。肌强直若因氘丁苯那嗪或抗精神病药物加重或诱导，应考虑减少剂量或停药。肌张力障碍可口服金刚烷胺或巴氯芬改善，或注射肉毒杆菌毒素。

（3）肌阵挛、抽动障碍与癫痫：肌阵挛时可口服氯硝西泮或丙戊酸钠，逐渐增加剂量。肌阵挛（与癫痫无关）时可口服吡拉西坦治疗。抽动障碍时可选用抗精神病药、苯二氮䓬类药物或选择性5-羟色胺再摄取抑制剂（SSRI）。癫痫发作首选丙戊酸钠。

2. **认知功能障碍** HD患者的认知障碍目前尚无有效的治疗药物，主要采用心理辅导和康复治疗。密切监测镇静及精神安定类药物，避免药物不良反应损害患者执行力和注意力。

3. **精神障碍** 抗精神病药物是治疗精神行为异常的一线药物，尽量单药使用，避免过量使用，应定期评估药物的需求量，并根据病情适时调整。

（1）抑郁：首选选择性5-羟色胺再摄取抑制剂（selective serotonin reuptake inhibitor, SSRI），如西酞普兰和舍曲林等，从小剂量开始，逐渐增量。抑郁会增加HD患者的自杀率，临床上应尽早甄别并及时治疗。若患者出现严重抑郁，拒绝配合治疗，需要在精神科医师指导下行电休克治疗。

（2）易激惹：治疗上应以识别和消除诱因、提供安静环境和情感支持为主。SSRI目前是一线治疗药物，但需要大剂量才有效；对于有攻击行为的患者，抗精神病药物是一线治疗药物。若上述药物均无效，则应考虑添加情感稳定剂，如丙戊酸钠或卡马西平。

（3）躁狂：常用情感稳定剂治疗，从小剂量开始逐渐增加剂量。但这些药物可能导致肝功能异常和白细胞减少，用药期间应注意监测。

（4）强迫症状：可用SSRI类抗抑郁药物治疗，也可使用前述抗精神病药物。如果伴有抑郁，建议口服奥氮平和利培酮治疗。

（5）其他症状：情感淡漠有时很难与抑郁区分，治疗可考虑口服SSRI，或者精神兴奋药，如哌甲酯，但精神兴奋药可能加重易激惹症状。焦虑在HD患者中很常见，良好的环境可减轻症状，药物治疗以SSRI为主，可辅以苯二氮䓬类药物，注意防止诱发谵妄和跌倒，也可使用非苯二氮䓬类抗焦虑药，如丁螺环酮。奥氮平及喹硫平等第二代抗精神病药物是幻觉和妄想的一线治疗药物。

4. **不典型症状**

（1）睡眠障碍：保持良好的睡眠习惯，固定作息时间和睡眠场所。可选用有镇静作用的抗抑郁药（如米氮平或曲唑酮）及抗精神病药（如奥氮平或喹硫平），其均可用于治疗HD患者的睡眠障碍。若上述药物治疗效果欠佳，可酌情使用苯二氮䓬类药物。

（2）体重减轻：保持较正常值范围偏高的体重指数。当患者在过去3～6个月体重骤降超过10%或体重指数＜20kg/m² 时，建议给予患者高热量和高蛋白饮食。

5. **物理治疗** 在康复医师的指导下进行物理治疗，包括运动、步态和平衡训练，以及特定任务训练如呼吸练习，这对患者的健康状况、运动能力和生活质量有一定改善作用。

HD尚无法治愈，该病的病程通常持续15～20年。患者中位数生存期为15～18年。患者最终发展至生活无法自理直至死亡，肺炎是最常见死因，其次为自杀。

【诊疗流程】

诊疗流程见图3-9。

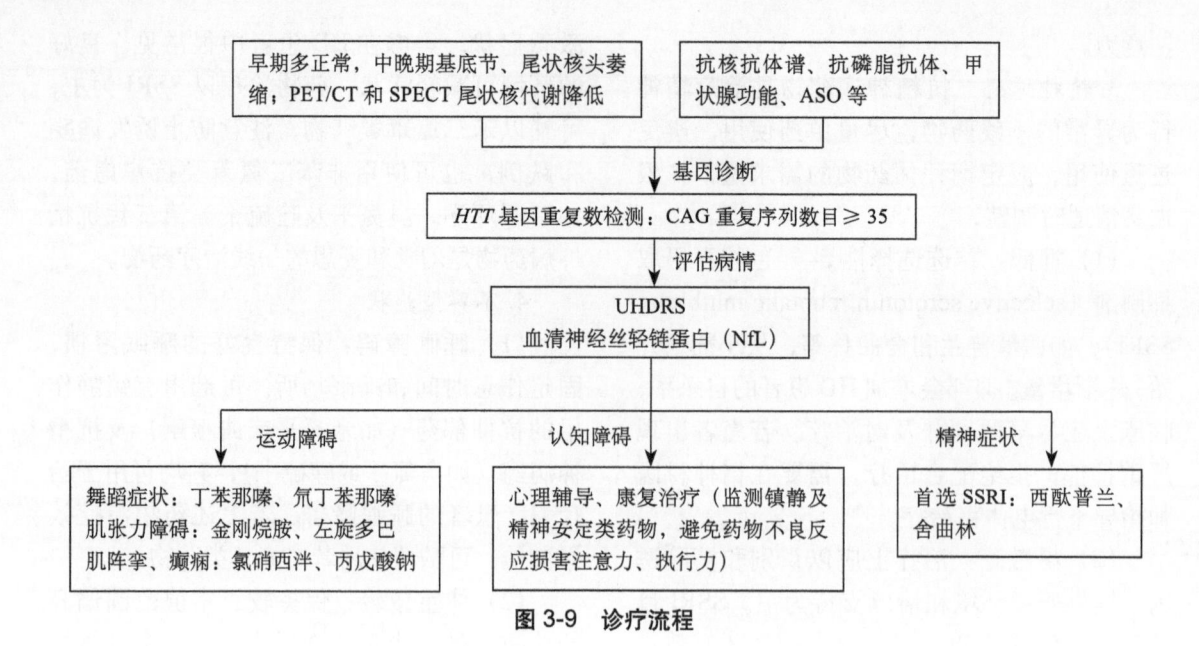

```
┌─────────────────────────────┐     ┌─────────────────────────────┐
│ 早期多正常，中晚期基底节、尾状核头萎 │     │ 抗核抗体谱、抗磷脂抗体、甲     │
│ 缩；PET/CT 和 SPECT 尾状核代谢降低  │     │ 状腺功能、ASO 等              │
└──────────────┬──────────────┘     └──────────────┬──────────────┘
               │                                    │
               │                            基因诊断 │
               └──────────────┬─────────────────────┘
                              ▼
        ┌─────────────────────────────────────────┐
        │ *HTT* 基因重复数检测：CAG 重复序列数目 ≥ 35 │
        └─────────────────────┬───────────────────┘
                              │ 评估病情
                              ▼
                 ┌────────────────────────┐
                 │        UHDRS           │
                 │ 血清神经丝轻链蛋白（NfL）│
                 └────────────┬───────────┘
         ┌───────────────────┼───────────────────┐
      运动障碍              认知障碍             精神症状
         ▼                    ▼                    ▼
┌──────────────────┐ ┌──────────────────────┐ ┌──────────────────┐
│舞蹈症状：丁苯那嗪、氘丁苯那嗪│ │心理辅导、康复治疗（监测镇静及│ │首选 SSRI：西酞普兰、│
│肌张力障碍：金刚烷胺、左旋多巴│ │精神安定类药物，避免药物不良反│ │舍曲林              │
│肌阵挛、癫痫：氯硝西泮、丙戊酸钠│ │应损害注意力、执行力）       │ │                    │
└──────────────────┘ └──────────────────────┘ └──────────────────┘
```

图 3-9 诊疗流程

第4章 白质脑病

第一节 线粒体脑肌病

【概述】

线粒体病是指由影响线粒体DNA（mitochondrial DNA，mtDNA）或核DNA（nuclear DNA，nDNA）的300多种不同遗传缺陷引起线粒体呼吸链氧化磷酸化功能障碍的一组遗传性疾病。由于骨骼肌和脑能量需求高，线粒体含量最为丰富，其最易受累而出现症状，故本节仅对线粒体脑肌病（mitochondrial encephalomyopathy，ME）进行阐述。ME是以中枢神经和肌肉系统病变一系列临床综合征为主要表现，同时可伴有多系统损害的全身性疾病。ME可表现为癫痫、卒中样发作、头痛、视神经病、眼外肌麻痹、神经性耳聋、共济失调等，其中以卒中及癫痫作为首发或主要表现者最多。ME主要根据临床表现、家族史、影像学检查、生化检查及神经电生理检查对疾病进行初步诊断，确诊需要行基因检测及肌肉活检。ME尚缺乏特异性治疗，可以通过药物治疗、饮食调节及运动管理纠正或改善异常的病理生理过程及预防并发症。

【病因与流行病学】

ME的病因为mtDNA或nDNA缺陷（如点突变、缺失、重复和丢失），其导致线粒体功能障碍，进而造成相应组织器官功能障碍。在氧化磷酸化反应中，呼吸链复合体Ⅰ、Ⅲ和Ⅳ负责传递氢原子，复合体Ⅴ利用电化学梯度合成三磷酸腺苷（adenosine triphosphate，ATP）。mtDNA为线粒体内一个16.6kb的环状DNA，编码13种参与氧化磷酸化的蛋白、22种转运RNA和2种核糖体RNA。其余线粒体蛋白质（>1300种）由nDNA编码，在胞质合成后运输至线粒体发挥功能。mtDNA和nDNA基因致病性变异造成编码蛋白异常，进而引发线粒体功能障碍，导致ATP生成减少，氧自由基增多和乳酸堆积或影响mtDNA表达、复制和修复，最终导致细胞不能维持正常生理功能，产生一系列症状。能量需求高的器官或组织（脑、心肌、骨骼肌）更容易出现损害。ME的致病基因及临床表型繁多，其中儿童及婴幼儿起病的常见综合征见表4-1。

成人常见ME致病基因见表4-2。

目前国内缺乏ME相关的流行病学资料，来自英国调查发现线粒体病的患病率为1/4300，儿童（<16岁）线粒体病的发病率为（5～15）/10万，成人（>16岁）发病率为20/10万。

表 4-1　儿童及婴幼儿 ME 的常见综合征

儿童	致病基因
卡恩斯塞尔综合征（Kearns-Sayre syndrome，KSS）	mtDNA 的单个大规模缺失
Leigh 综合征，又称亚急性坏死性脑脊髓病	已有 100 多个基因被报道为 Leigh 综合征的致病基因，常见的致病基因包括 *MT-ATP6*、*MT-ND3*、*MT-ND5*、*MT-ND6*、*SURF1*、*PDHA1*、*SLC19A3*、*SUCLA2*、*ECHS1* 等
Alpers–Huttenlocher 综合征，又称家族性原发性进行性大脑灰质萎缩症	nDNA（最常与 *POLG* 突变相关）
巴斯综合征（Barth syndrome）	nDNA（*TAZ* 突变）
GRACILE 综合征（GRACILE syndrome）	nDNA（*BCS1L* 突变）
Sengers 综合征（Sengers syndrome）	nDNA（*AGK* 突变）
梅德尔综合征（MEGDEL syndrome）	nDNA（*SERAC1* 突变）
视网膜色素变性共济失调性周围神经病（neurogenic muscle weakness ataxia and retinitis pigmentosa，NARP）	mtDNA（*MT-ATP6* 突变，如 m.8993T > C、m.8993T > G 和 m.9176T > C）

表 4-2　成人常见 ME 致病基因

成人	致病基因
线粒体脑肌病伴高乳酸血症和卒中样发作（mitochondrial encephalomyopathy with lactic acidosis and stroke-like episode，MELAS）	约 80% 的 MELAS 患者由 mtDNA3243A > G 突变引起，其次是 mtDNA13513G > A 突变
肌阵挛性癫痫伴破碎红纤维综合征（myoclonic epilepsy with ragged-red fiber，MERRF）	mtDNA 第 8344 位点 A 到 G 的突变所致
慢性进行性眼外肌麻痹（chronic progressive external ophthalmoplegia，CPEO）	mtDNA 的单个大规模缺失、nDNA（参与 mtDNA 维持并与 mtDNA 缺失和多重缺失相关的基因）
线粒体神经胃肠型脑肌病（mitochondrial neurogastrointestinal encephalomyopathy disease，MNGIE）	nDNA（*TYMP* 突变）
共济失调神经病谱	nDNA（*POLG1* 突变）
Leber 遗传性视神经病变（lerber hereditary optic neuropathy，LHON）	相关的 mtDNA 突变已有 50 余种，我国 90% 以上与 m.11778G > A 相关，m.14484T > C 及 m.3460G > A 少见

【临床表现】

ME 的临床表现多样，主要表现为卒中样发作、癫痫、认知与精神障碍、共济失调、肌张力障碍、发育倒退或迟滞、耳聋、视力减退、胃肠功能障碍、头痛、糖尿病等。根据致病基因、临床表现不同，本病有多种临床表型，如 MELAS、MERRF、KSS、CPEO、Leigh 综合征、Alpers-Huttenlocher 综合征、LHON、MNGIE、NARP、Wolfram 综合征、代谢亢进性线粒体综合征（Luftz 综合征）等。其中 MELAS 是成人常见的 ME，故本节主要阐述 MELAS 的临床表现。

1. MELAS　患者发病年龄跨度很大，从幼年到老年的任何年龄均可发病，发病高峰年龄为 10～30 岁，40 岁以后首次发病的晚发成年 MELAS 偶有报道。MELAS 患者多为母系遗传，散发患者也不少见。但在母系遗传的同一家系中，不同患者的临床表现可以有显著的异质性，如部分患者的母亲仅表现为糖尿病、耳聋或身材矮小。

(1) 卒中样发作：为该病的核心症状，是亚急性起病、进展性的由线粒体病变引起的痫样发作脑综合征，可出现于所有患者的任何病程阶段，发病越早，病情越严重。患者主要表现为偏盲或皮质盲、癫痫发作、头痛、精神症状、失语和轻偏瘫等。急性严重偏瘫症状是罕见的。上述症状可以相继或同时出现，卒中样症状发作数天后症状逐渐缓解，部分患者可以完全恢复，但随着发作次数增加，神经系统功能障碍逐次叠加而出现不同程度的残疾。

(2) 癫痫：是该病的主要症状之一，出现于90%的患者，在卒中样发作期或发作间期均可出现，同一个患者可以有多种癫痫发作形式，其中单纯部分性发作伴或不伴继发全面性发作最常见，部分患者出现多种类型的癫痫持续状态。由颞叶和顶叶病变引起的非惊厥性癫痫发作可表现为新发精神病、攻击性和精神错乱。难治性局灶性癫痫持续状态在 POLG 基因突变相关线粒体病患者中几乎无一例外出现，在 MELAS 综合征有不到 1/3 患者出现。

(3) 认知与精神障碍：是该病的常见症状之一，出现在70%～90%的患者。认知障碍以记忆力和理解力减退为主，记忆力以工作记忆下降更明显，伴随词语流畅性下降及视空间障碍，精神症状主要表现为幻听、幻视、偏执和躁狂等。认知与精神障碍随卒中样发作出现阶梯样加重，在发作缓解期也缓慢进行性发展。

(4) 头痛：是该病的常见症状之一，出现在54%～91%的患者，也可以是该病的首发症状，常出现在卒中样发作期，以典型偏头痛或无视觉先兆的普通偏头痛为主。

(5) 运动不耐受和（或）肌无力：是该病的常见症状之一，出现在73%～89%的患者，运动不耐受可以是 MELAS 患者的首发症状，尤其是儿童患者，常伴随心率加快和呼吸急促，少数患者出现四肢近端无力，个别患者出现上睑下垂、眼外肌瘫痪，偶见累及呼吸肌。

(6) 感音神经性耳聋：是该病的常见症状，出现在75%的患者，常隐匿起病，可以是 MELAS 的首发症状，多为双侧，主要影响高频听力，随着年龄增长呈进行性加重。

(7) 周围神经病：是该病较为常见的症状之一，出现在20%～50%的患者，年长及男性患者更易出现，表现为长度依赖性感觉或感觉运动神经病，肢体远端的感觉异常以深感觉受累为主，出现感觉性共济失调，伴随腱反射消失。

(8) 胃肠功能障碍：是较为常见的症状之一，出现在60%的患者，主要表现为腹胀、食欲缺乏及便秘，严重者合并假性肠梗阻，出现反复呕吐、腹痛。

(9) 其他表现：部分患者身材矮小/生长发育迟滞。部分患者伴随1型或2型糖尿病。少数患者伴随甲状腺激素、甲状旁腺激素、生长激素等激素水平下降等内分泌异常。许多儿童或青少年患者出现体毛增多，也偶见其他皮肤损害。少数患者出现扩张型心肌病或肥厚型心肌病、Wolff-Parkinson-White 综合征和心脏传导阻滞。少数患者出现局灶节段性肾小球硬化及 Toni-Debre-Fanconi 综合征等。少数患者出现视网膜色素变性和视神经萎缩。

(10) 叠加综合征：个别患者合并出现其他类型的线粒体病综合征，如 MELAS-肌阵挛癫痫伴不整红边纤维、MELAS-Kearns-Sayre 综合征、MELAS-Leigh 病叠加综合征等。

2. MERRF 多于10～20岁发病，即肌阵挛癫痫发作、小脑共济失调、高乳酸血症和破碎红纤维，首发症状可为共济失调或肌阵挛，主要表现为阵发性癫痫、进行性智力倒退、共济失调、意向性震颤。患者可出现糖耐量异常，疾病后期可出现心肌病。

3. KSS　多于20岁前发病，50%有家族史，由慢性进行性眼外肌麻痹、心脏传导阻滞和视网膜色素变性典型三联征组成。其他常见症状有共济失调、感觉神经性耳聋、生长缓慢、甲状旁腺功能减退症、伴脑脊液蛋白升高的痴呆，与MELAS、MERRF不同，KSS极少出现癫痫发作。预后差，发病后10～15年患者死于心脏传导阻滞、心肌病或呼吸衰竭。

4. CPEO　各年龄均可发病，儿童或成年早期发病为多，除眼外肌麻痹逐渐加重，少数可伴有肢体无力、消瘦或肌萎缩。

5. Leigh综合征　此型为儿童常见ME，详见后面章节。

6. Alpers-Huttenlocher综合征　又称家族性原发性进行性大脑灰质萎缩症，多在出生后几个月发病，少数8岁以后发病，多有家族史，首发症状为癫痫发作、视力减退、听力减退及皮质盲和皮质聋，可见轻偏瘫、失语、智力低下甚至痴呆。

7. Menke病　又称卷发综合征，多在出生后几个月发病，3岁左右死亡，亦有儿童晚期发病，表现为卷发、癫痫发作、共济失调、锥体外系或锥体束征、智能低下、发育迟缓。

8. MNGIE　表现为多发性神经病伴眼肌麻痹、白质脑病、假性肠梗阻。婴幼儿和老年人均可发病，多在20岁以前，首发症状45%～67%为胃肠道症状，13%～26%为眼外肌麻痹；少数可伴肝病、消瘦、身材矮小、耳聋、糖尿病。

9. 代谢性线粒体综合征　是指选择性骨骼肌表现为肌无力症状的一组线粒体肌病，特别是近端肌肉最易受累，表现为肌无力、肌萎缩、极度不耐受疲劳，也可伴有眼肌麻痹、视网膜萎缩、心肌受累，可伴糖尿病。

10. LHON　多见于青年男性，突然起病，双侧视力减低和丧失，少数先一眼发病，数周或数月后另一眼发病；球后视神经损害而致失明，黄斑区水肿和视网膜小血管病。该病是青年男性中最常见的线粒体病，也是失明的最常见原因，具有X连锁遗传特点。本病较少伴有其他神经系统症状和体征。

11. NARP　3岁前后发病，母系遗传；临床特点为视网膜色素变性、共济失调、发育迟滞痴呆、抽搐、近端四肢无力伴感觉性周围神经病变等不同症状组合。

【辅助检查】

出现上述临床表现的患者，特别是脑病患者叠加脑外损害症状，或者存在家族史，应当考虑进行下列检查，以确定诊断。

1. 头颅影像学检查

（1）MELAS影像学检查有其特征性改变。卒中样发作期头颅CT显示大脑的颞叶、顶叶、枕叶皮质和邻近皮质下低密度病灶，少数患者累及双侧大脑半球。可以合并双侧基底节钙化。头颅MRI显示病灶位于皮质和皮质下，呈长T_1、长T_2异常信号，枕叶和颞叶最容易受累，病灶不符合颅内单支大动脉流域分布。卒中样发作急性期病灶弥散加权成像多弥散受限，皮质受累尤为明显，呈类"花边征样"改变。病灶具有进展性、可逆性、多发性及呈现"此消彼长"的"游走性"特点，卒中样发作之后常遗留局部脑萎缩、局部脑室扩大及皮质下白质异常信号。头颅MRI波谱分析显示病灶部位和脑室内脑脊液出现高乳酸峰。

（2）MERRF的CT和MRI可见小脑萎缩和大脑白质病变。

（3）KSS的头颅MRI常见表现为全脑和小脑萎缩，通常在皮质下白质、丘脑、基底节、小脑和脑干中观察到T_2、液体衰减反转恢复序列高信号的双侧对称性病变。

（4）Leigh综合征：详见后面章节。

（5）Alpers病可见层状异常信号。

（6）NARP的CT、MRI特征性改变为对称性基底节、丘脑、脑干等灰质核团损伤的异常信号。

2. 基因检测　拟诊 ME 的患者可行 mtDNA 及 nDNA 检测以进一步确诊，阳性率可达 95% 以上。MELAS 患者可以先筛查我国的热点突变，如 mtDNA3243A > G、13513G > A 及 3271T > C 等变异位点，或者进行 mtDNA 全长测序和（或）nDNA 检查。mtDNA 变异率在不同组织存在显著差异，尤其在成人中，肌肉组织、尿沉渣细胞和毛囊较外周血细胞具有更高的阳性率。少数临床病理确诊的典型 MELAS 患者，行线粒体基因和核基因分析仍然找不到致病性突变。

3. 组织病理学检查

（1）肌肉活检：基因检查未发现致病变异者或为明确是否存在肌肉病时需要做该检查，阳性率可达 95% 以上，个别患者亦可能并无明显肌肉病理改变。MELAS 患者骨骼肌活检冰冻切片的典型病理改变是改良 Gomori 三色染色可见不整红边纤维，琥珀酸脱氢酶染色可见破碎蓝染肌纤维和（或）深染的小血管。细胞色素 C 氧化酶染色显示酶活性缺乏或增加，电镜下可见肌纤维细胞内或小血管内皮细胞/平滑肌细胞内异常线粒体增多或聚集，线粒体内可见类结晶包涵体。MERRF、CPEO 肌肉活检见破碎样红纤维、异常线粒体和包涵体；KSS 少见破碎红纤维和异常线粒体；Leigh 综合征肌肉活检破碎红纤维和线粒体包涵体均少见，可见细胞色素 C 氧化酶缺乏；Menke 病肌肉活检偶可见破碎红纤维和异常线粒体；代谢性线粒体综合征肌肉活检可见破碎红纤维。

（2）脑组织病理学改变：MELAS 主要病理改变为受累大脑皮质出现假分层样坏死，伴随微小血管增生；KSS 典型组织病理改变为灰质和白质均受累；Alpers 病病理特点为皮质灰质神经细胞变性脱失，小血管和星形细胞增生，呈层性坏变；Menke 病脑组织病理特点为脑萎缩，神经细胞脱失伴白质病变，小脑 Purkinje 细胞特征性改变为树突粗大、变长、分叉多。

4. 生化检查　患者血清肌酸激酶正常或升高，肌酸激酶/乳酸脱氢酶比例倒置，血和脑脊液乳酸升高（静息空腹状态下 ≥ 2mmol/L 或 180mg/L）。用新鲜活检组织或培养的皮肤成纤维细胞测定线粒体酶复合体活性，发现多数为复合体 I 活性降低，特别对肌肉活检阴性患者，具有诊断提示价值。

5. 电生理检查　可协助确定是否存在多系统损害。脑电图可显示癫痫发作期及发作间期背景活动减慢或痫样放电。针极肌电图在少数患者出现肌源性损害或神经源性损害；神经传导速度检测在少数患者出现感觉或感觉运动神经轴索性损害。电测听和脑干听觉诱发电位检查发现多数患者存在听力受损，以高频损害为主。心电图检查在部分患者发现心脏传导阻滞或预激综合征、左心室高电压。

6. 新的检查　最新研究表明，血清成纤维细胞生长因子 21 和生长/分化因子 15 可作为线粒体脑肌病的新生物标志物，两者具有很高的敏感度及特异度，可作为支持疾病的证据；循环游离线粒体 DNA 与 MELAS 高度相关，并可监测疾病进展情况、评估治疗效果。

7. 其他相关检查　建议完善常规眼科检查及眼部光学相干断层成像，以评估视野、眼底、视网膜受累情况；完善激素检查如皮质醇、促肾上腺激素、醛固酮、肾素、促性腺激素、甲状腺激素、甲状旁腺激素等，以评估全身内分泌器官功能；采取情绪量表进行筛查以评估患者整体情绪状态，必要时可予以干预。

【诊断】

ME 诊断标准：根据临床资料及相应的辅助检查，可考虑该病可能，随后进行线粒体病生物标志物测定、线粒体生化功能测定、线粒体基因检测，发现的基因缺陷异常具有致病性，可确立诊断并分型。MELAS 是成人常见的 ME 类型，诊断标准如下：根据临床特点及影像学特征可以提出临床拟诊，发现 mtDNA 和 nDNA 基因致病变异和肌肉活检发现线粒体肌病的典型病理改变是诊断 MELAS 的"金标准"。仅出现相关变异而无临床表现者为基因变异无症状携带者，MELAS 初期仅可表现为癫痫、糖尿病、耳聋、心肌病、肾脏病、肌病等单一器官受累的症状和体征，需要随访观察是否发展为 MELAS。

具体诊断标准如下。

1. 核心证据

（1）有卒中样发作（包括头痛伴或不伴呕吐、癫痫发作、偏盲或皮质盲、失语、偏身感觉障碍或偏瘫）。

（2）颅脑影像学检查显示局限于皮质和（或）皮质下、不符合单一血管支配的病灶，随访复查病灶完全或部分可逆。

2. 支持证据

（1）以下临床表现至少满足 1 条：认知/精神障碍、癫痫发作、感觉神经性耳聋、糖尿病、身材矮小、毛发异常、运动不耐受、胃肠功能障碍、心肌病/心脏传导异常、肾病等。

（2）血/脑脊液乳酸显著升高或磁共振波谱成像显示病灶/脑脊液乳酸峰。

（3）≥2 次卒中样发作。

（4）家系成员临床表现为 1 种或多种支持证据下第 1 项，且符合母系遗传。

3. 确诊证据

（1）骨骼肌活体组织检查病理发现线粒体异常的证据，即改良 Gomori 三色染色发现不整红边纤维（不整红边纤维＞2%）和（或）琥珀酸脱氢酶染色发现琥珀酸脱氢酶活性异常肌纤维和（或）琥珀酸脱氢酶深染的小血管，或电镜发现异常线粒体。

（2）基因检测检出明确的线粒体脑肌病伴高乳酸血症和卒中样发作相关的 mtDNA 或 nDNA 致病突变。

确诊线粒体脑肌病伴高乳酸血症和卒中样发作：核心证据（至少 1 项）+确诊证据（至少 1 项）。

很可能线粒体脑肌病伴高乳酸血症和卒中样发作：核心证据（至少 1 项）+确诊证据（至少 2 项）。

可能线粒体脑肌病伴高乳酸血症和卒中样发作：核心证据（至少 1 项）+确诊证据（至少 1 项）。

疑诊线粒体脑肌病伴高乳酸血症和卒中样发作：核心证据（2 项均符合）。

【鉴别诊断】

鉴别诊断主要包括有类似临床表现和影像学表现的疾病，在行肌肉活检或基因检测前需要鉴别。

1. 中枢神经系统血管炎 是指一系列导致脑、脊髓和脑（脊）膜的血管出现炎症和损害的疾病，一般同时涉及动脉和静脉，表现为血管壁或血管周围间隙的炎症，引起血管狭窄、闭塞、血栓形成或动脉瘤形成，从而导致广泛的体征和症状,包括神经功能缺陷、认知功能障碍和精神症状等，分为原发性和继发性，常亚急性起病，也可呈隐匿性或反复、波动性病程，临床表现无特异性，头痛是成人最常见的症状,其他还可有卒中样症状、脑病、脑干综合征及脊髓受累等表现,头颅 MRI 检查可发现炎性病灶及梗死病灶，头颈部血管影像学检查及高分辨 MRI 可协助明确有无血管炎表现。

2. 心源性脑栓塞 患者既往多有心脏基础疾病，如心律失常、瓣膜性心脏病、急性心肌梗死、心脏黏液瘤等，急性起病，症状迅速达高峰，出现局灶神经功能缺损症状及体征，病灶符合某一大血管分布，结合病史、头颅影像学检查及心脏彩超、心电图等检查可鉴别。

3. 大脑皮质静脉血栓形成 属于颅内静脉血栓形成的一类，单纯的大脑皮质静脉血栓形成少见，多由静脉窦血栓延伸而来。其可分为感染性及非感染性，感染性多继发于头面部或其他部位细菌感染，非感染性多与各种病因引起高凝状态、血液淤滞、血管壁损伤和颅内压过低等有关，因血栓形成后血液回流受阻或脑脊液循环障碍而引起颅内压升高，故头痛为常见的症状，可伴有局灶脑损害症状及体征，脑血管影像学检查可见颅内静脉系统充盈缺损，故可鉴别。

4. 病毒性脑炎　病毒性脑炎患者可以癫痫、精神行为异常起病，故需要注意鉴别，但此类患者发病前常有前驱感染病史，急性或亚急性起病，可伴发热、脑膜刺激征，脑脊液化验可见蛋白、细胞数增高，脑脊液病原学及宏基因检测可检出致病病原体，头颅影像学检查可见颅内炎性病变，脑膜可强化。

5. 自身免疫性脑炎　泛指一类由自身免疫机制介导的脑炎，发病前常有发热、头痛等前驱症状，以精神行为异常、认知障碍、近事记忆力下降、癫痫发作、言语障碍、运动障碍、不自主运动、意识水平下降与昏迷、自主神经功能障碍等为主要表现，脑脊液检查脑脊液白细胞增多（$> 5 \times 10^6$/L），或者脑脊液细胞学呈淋巴细胞性炎症，或者特异性寡克隆区带阳性，MRI 可见边缘系统异常信号，脑电图可见局灶癫痫放电或弥漫异常，血清及脑脊液抗神经细胞抗体检测可检出相关抗体。

6. 甲基丙二酸血症（methylmalonic academia，MMA）　是一组严重的出生缺陷，是我国最常见的有机酸代谢病，MMA 的病因为甲基丙二酰辅酶 A 变位酶缺陷或其辅酶钴胺素（维生素 B_{12}）代谢障碍，根据是否合并同型半胱氨酸血症，分为单纯型 MMA 和 MMA 合并同型半胱氨酸血症（简称合并型 MMA）。我国合并型 MMA 约占 70%，合并型 MMA 包括 cblC、部分 cblD、cblF、cblJ 和部分 cblX 型。除 cblX 型为 X 连锁遗传病外，其他均为常染色体隐性遗传病，不同患儿个体差异显著，可出现全身多系统损害，包括神经、血液、消化、肾脏、心血管、呼吸系统和眼部疾病等。脑积水是 cblC 型 MMA 严重神经系统并发症之一，多在新生儿期到婴儿早期发生，甚至于胎儿期即可能通过超声、MRI 等检出。6.6%～25.6% 的 cblC 型 MMA 患儿合并脑积水。可采用 Sanger 测序或高通量测序分析患儿及其父母的 *MMACHC* 基因以资鉴别。

7. 高氨血症　新生儿高氨血症是以血液中氨异常升高、中枢神经系统功能障碍为主要表现的代谢障碍综合征，主要见于尿素循环障碍，或继发于严重肝病、有机酸血症、多种羧化酶缺陷等。目前，一般认为新生儿高氨血症诊断标准为血氨 > 100μmol/L（1μmol/L=1.703μg/dl）。

8. 可逆性后部白质脑病综合征　是一组病灶以累及后部脑白质为主、积极治疗后临床表现及影像学可逆的临床神经影像综合征。平均发病年龄为 45～48 岁，女性多见，急性或亚急性起病，起病时多伴有血压升高，临床症状包括头痛、视觉障碍、癫痫发作、意识障碍和精神异常四联征，影像学表现以对称性双侧大脑半球后部白质为主的血管源性水肿，且积极治疗后具有可逆性为典型特征，受损部位多位于双侧大脑后部白质，尤其是顶枕叶，但额叶、颞叶、小脑、脑干、丘脑、基底节等也可受累。该病诊断依据主要是患者有头痛、抽搐、视觉障碍、精神状态改变等急性神经系统表现，具有基础疾病的诱因及发病时血压升高，特征性影像学改变及经过治疗后病灶部分或完全吸收、临床症状改善。

【治疗】

本病需要多学科联合管理。治疗原则为通过药物、饮食调节和运动管理等改善或纠正不正常的病理生理过程，及时治疗各个系统的损害及预防各种并发症。其中饮食调节、运动管理和预防并发症最为重要，需要培训患者的亲属/照料者掌握如何护理。由于主要死亡原因是卒中样发作和癫痫持续状态，所以这两个症状的管理是重点。

1. 综合管理　在日常生活中保持能量代

谢均衡和连续，防止能量代谢危象发生，既要避免饥饿导致能量缺乏，也要避免精神刺激、过度劳累、熬夜、感染导致能量消耗增加。在消化功能异常、腹泻或感冒不能正常进食时需要及时静脉补充能量。保证充足睡眠。在一日三餐之间适当增加蛋白质摄入，在非饥饿状态时进行轻到中量的有氧锻炼可以增加肌肉力量。生酮饮食对难治性癫痫可能有效。及时治疗影响生活质量的其他系统损害。发生糖尿病的患者需要及时加用降糖药物和胰岛素，对于耳聋患者，及时植入人工耳蜗或佩戴助听器可改善听力。

2. **基础药物治疗**

(1) 抗氧化剂、清除氧自由基：辅酶Q10、艾地苯醌、维生素C、维生素E可使血乳酸和丙酮酸水平降低。其中辅酶Q10和艾地苯醌的最大剂量均为10mg/（kg·d）。

(2) 补充代谢辅酶类：如MELAS患者，补充瓜氨酸和精氨酸；KSS患者，补充亚叶酸。L-精氨酸的剂量为0.15~0.50g/（kg·d），牛磺酸为9g/d。

(3) 改善线粒体功能：补充左旋肉碱改善线粒体对脂肪酸代谢、补充维生素B_3改善线粒体烟酰胺腺嘌呤二核苷酸代谢进而改善线粒体功能。

3. **主要症状的处理**

(1) 卒中样发作：静脉注射L-精氨酸的最大剂量为0.5g/（kg·d），可维持滴注3~7d后改为口服，使用时需要检测患者的生命体征及肝功能、肾功能，在40岁以上患者还应密切监测血气和血压。病灶大、水肿重时可短期使用糖皮质激素及甘油果糖等脱水药物。也可短期使用依达拉奉、α-硫辛酸等自由基清除剂。

(2) 癫痫发作：首选左乙拉西坦、拉莫三嗪和苯二氮䓬类药物，在卒中样发作期尤应注意癫痫的控制。早发病患者常难治而需要两种抗癫痫药物联用。对于有明显呼吸肌受累的患者，尽量避免使用苯二氮䓬类药物。

(3) 认知与精神障碍：多奈哌齐、加兰他敏及美金刚对部分患者有效。精神异常者可以使用奥氮平。焦虑、抑郁障碍者可使用选择性5-羟色胺再摄取抑制剂或三环类抗抑郁药。严重精神障碍患者请专科医师协助治疗。

(4) 偏头痛：辅酶Q10、艾地苯醌有效。钙通道阻滞剂如氟桂利嗪在大多数患者可有效预防偏头痛发作。避免使用曲普坦类药物。

4. **避免使用的药物** 许多药物可能影响线粒体功能，使用时应慎重，包括导致影响mtDNA复制的异环磷酰胺、卡铂、拉米夫定、替比夫定和齐多夫定、干扰素、卡维地洛、布比卡因、阿替卡因、吩噻嗪等；抑制非竞争性三磷酸腺苷酶的β受体阻滞剂；抑制呼吸链电子传递的阿司匹林、七氟醚；抑制内源性辅酶Q合成的他汀类药物；抑制脂肪酸β氧化的四环素、胺碘酮；降低线粒体蛋白合成及减少线粒体数量的苯巴比妥、氯霉素；降低肉碱水平及降低呼吸链酶复合体活性的多柔比星、丙戊酸钠；导致乳酸酸中毒的双胍类药物及利奈唑胺。但上述药物并非对所有线粒体病患者都有害，在临床使用时应综合权衡药物的药效、不良反应和性价比，并结合患者的具体病情个体化治疗，可以在综合评判的前提下谨慎使用这些药物，一旦发生不良反应，应立即停用。

5. **基因治疗** 输入其他同源性基因，以及利用限制性内切酶修复突变基因。

6. **细胞移植** 将患者肌细胞和正常肌细胞在体外融合，采用多点肌内注射，可增加体内野生mtDNA。

【诊疗流程】

诊疗流程见图4-1。

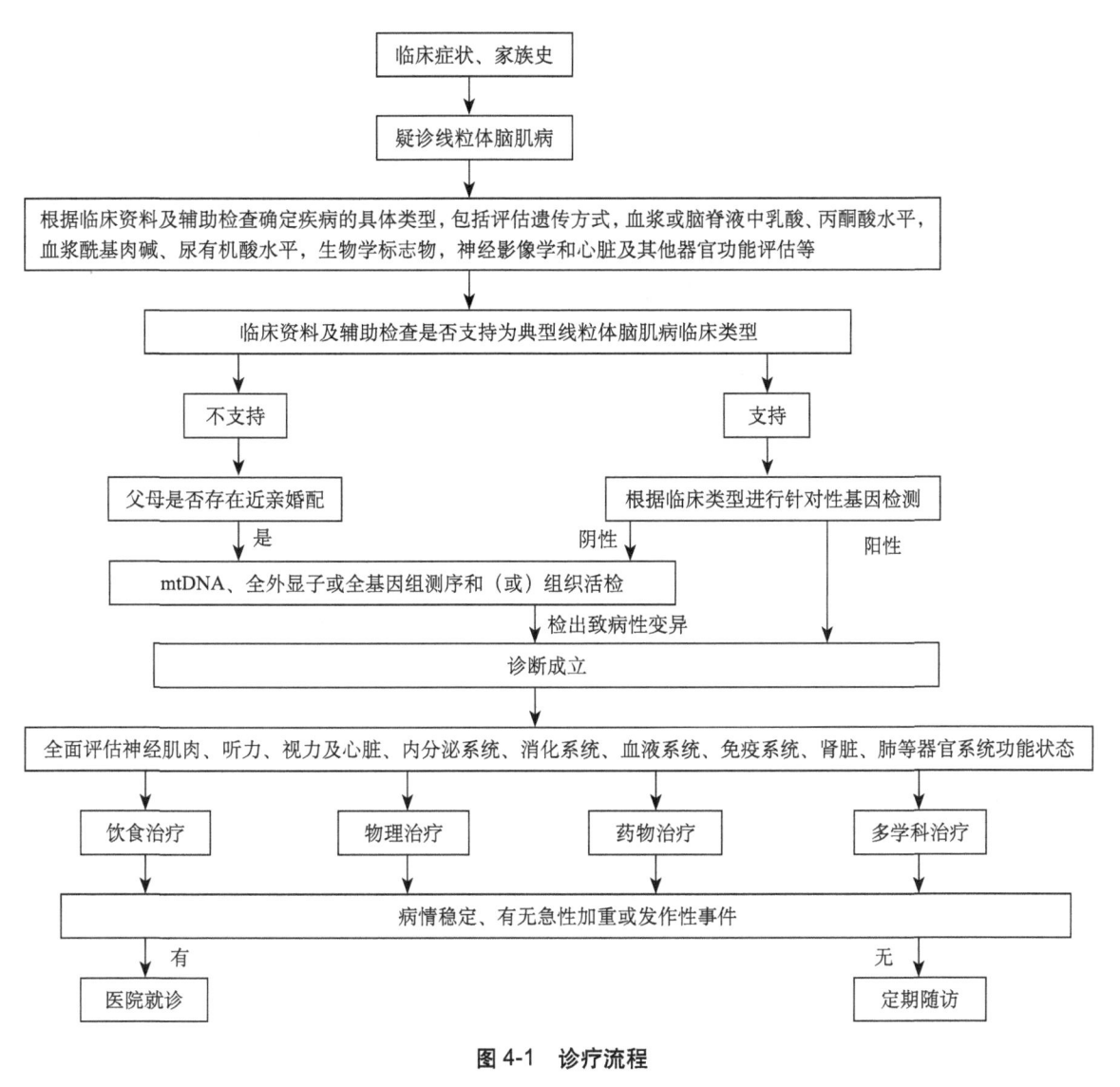

```
                    ┌─────────────────────┐
                    │   临床症状、家族史      │
                    └──────────┬──────────┘
                               ▼
                    ┌─────────────────────┐
                    │   疑诊线粒体脑肌病     │
                    └──────────┬──────────┘
                               ▼
┌──────────────────────────────────────────────────────────────────────┐
│ 根据临床资料及辅助检查确定疾病的具体类型，包括评估遗传方式、血浆或脑脊液中乳酸、丙酮酸水平、│
│ 血浆酰基肉碱、尿有机酸水平，生物学标志物，神经影像学和心脏及其他器官功能评估等          │
└──────────────────────────────┬───────────────────────────────────────┘
                               ▼
                ┌──────────────────────────────────┐
                │ 临床资料及辅助检查是否支持为典型线粒体脑肌病临床类型 │
                └──────┬───────────────────┬───────┘
                       ▼                   ▼
                  ┌─────────┐         ┌─────────┐
                  │  不支持  │         │   支持   │
                  └────┬────┘         └────┬────┘
                       ▼                   ▼
              ┌────────────────┐   ┌──────────────────────┐
              │ 父母是否存在近亲婚配 │   │ 根据临床类型进行针对性基因检测 │
              └────────┬───────┘   └──────┬─────────┬─────┘
                     是│                阴性│      阳性│
                       ▼                   ▼         │
         ┌──────────────────────────────────┐       │
         │ mtDNA、全外显子或全基因组测序和（或）组织活检 │       │
         └──────────────┬───────────────────┘       │
                        │    检出致病性变异           │
                        ▼                           ▼
                    ┌─────────────────────────────────┐
                    │           诊断成立               │
                    └──────────────┬──────────────────┘
                                   ▼
┌──────────────────────────────────────────────────────────────────────┐
│ 全面评估神经肌肉、听力、视力及心脏、内分泌系统、消化系统、血液系统、免疫系统、肾脏、肺等器官系统功能状态 │
└────┬──────────────┬─────────────────┬────────────────┬───────────────┘
     ▼              ▼                 ▼                ▼
┌─────────┐   ┌─────────┐        ┌─────────┐     ┌─────────┐
│ 饮食治疗 │   │ 物理治疗 │        │ 药物治疗 │     │ 多学科治疗│
└────┬────┘   └────┬────┘        └────┬────┘     └────┬────┘
     └──────────────┴─────────────────┴─────────────────┘
                               ▼
                  ┌────────────────────────────────┐
                  │ 病情稳定、有无急性加重或发作性事件  │
                  └──────┬──────────────────┬──────┘
                       有│                无│
                         ▼                  ▼
                    ┌─────────┐        ┌─────────┐
                    │ 医院就诊 │        │ 定期随访 │
                    └─────────┘        └─────────┘
```

图 4-1 诊疗流程

第二节 肾上腺脑白质营养不良

【概述】

肾上腺脑白质营养不良（adrenoleukodystrophy，ALD）是一种因为极长链脂肪酸（very long-chain fatty acid，VLCFA）在肾上腺皮质和脑白质中沉积而肾上腺皮质功能不全和脑白质脱髓鞘的遗传性疾病。临床主要表现为大脑白质进行性脱髓鞘病变和肾上腺皮质功能不全。该病有两种遗传方式。

1. X 连锁遗传 ALD（X-ALD，OMIM 300100）　在儿童或青年期发病，以听觉和视觉功能损害、智力减退、行为异常、运动障碍为主要表现，预后差。

2. 常染色遗传 ALD（N-ALD）　为多种基因致病变异所致。由于 N-ALD 为新生儿期发病，且患儿通常在 1 岁内死亡，较为少见，故该节主要介绍 X-ALD。目前 ALD 无有效的治疗方法。X-ALD 患者建议饮食方面限制富含 VLCFA 的食物摄入。

【病因与流行病学】

目前 X-ALD 已经明确是由位于 Xq28 的

ATP结合盒亚家族D成员1（ATP-binding cassette subfamily D member 1，*ABCD1*）基因致病性变异引起。*ABCD1*基因具有10个外显子，编码含有745个氨基酸的ABCD1蛋白（也称为肾上腺白质营养不良蛋白）。*ABCD1*基因致病性变异突变引起ABCD1蛋白结构改变或功能缺陷使患者体内VLCFA不能进入过氧化物酶体进行β氧化，从而在多种组织和体液中蓄积，引起神经系统脱髓鞘和肾上腺皮质功能减退等病理改变。在ALD数据库中，迄今已经检测到2000多种不同的*ABCD1*基因致病性变异。在已知的基因致病性变异数据中，错义突变最为常见（61%），其次为移码突变（17%）。在已知致病性变异中约50%位于第1外显子中，该外显子编码ABCD1蛋白的跨膜结构域；其次是第6~9号外显子，编码该蛋白的ATP结合域；此外在国外的报道中，发生于第5号外显子上的c.1415-1416delAG变异也是热点致病性变异，在较多的X-ALD患者中被检测到。

X-ALD患者中95%为男性。女性杂合子携带者可能出现较轻的临床症状。X-ALD的发病率约为1/17 000，其中男性X-ALD患者的发病率为1/21 000~1/15 500。该病在拉丁裔或非洲裔患者中发病率较高。N-ALD发病率约为1/50 000。

【临床表现】

N-ALD患者可在出生后立即出现症状。部分患病婴儿临床症状较轻，诊断通常会出现延迟。N-ALD的典型临床表现包括癫痫、肌张力减退、听力障碍、视力障碍、白内障、视神经发育不良、黄疸、肝大、肾上腺功能不全、发育不良和头部畸形。

可根据发病年龄、受累部位、进展速度等将X-ALD分为7型，包括儿童脑型、青少年脑型、成人脑型、肾上腺脊髓神经病（adrenomyeloneuropathy，AMN）型、原发性肾上腺皮质功能不全型、无症状型和杂合子型。

1. 儿童脑型　最为常见，多在4~8岁发病，约占所有X-ALD男性患者的35%。患儿初期常表现为注意力缺陷和多动障碍、记忆力减退、学习困难、言语理解和阅读困难及行为异常等，随后逐渐出现视力和听力下降、共济失调、癫痫发作、肢体无力、吞咽困难和痴呆等症状。临床表现进行性加重，通常进展迅速，6个月至2年内出现完全瘫痪、失明和失聪。晚期可表现为去大脑强直状态，最终死于中枢性呼吸衰竭、脑疝或感染等并发症。疾病病程中常伴有肾上腺皮质功能受损表现。

2. 青少年脑型　于10~20岁起病，占所有X-ALD患者的4%~7%，临床表现类似于儿童脑型，该型较儿童脑型进展相对缓慢。

3. 成人脑型　于20岁以后起病，占所有X-ALD患者的2%~4%，通常表现为认知功能障碍、行为异常和局灶性神经功能缺损，颅内病变进展迅速，无AMN表现。

4. AMN型　多于20岁以后或中年起病，约占X-ALD的27%，主要累及脊髓白质，40%~45%的患者出现中枢神经系统受累或头颅MRI表现。主要临床表现为下肢进行性痉挛性瘫痪、膀胱和胃肠道功能紊乱、感觉异常和性功能障碍。MRI扫描可见脊髓萎缩，AMN进展通常较慢。

5. 原发性肾上腺皮质功能不全型　又称艾迪生病，发病年龄为2岁至成年期，占X-ALD患者的10%~14%。本型以原发性肾上腺皮质功能不全为主要表现，包括易疲劳、皮肤色素沉着、多汗、低血压、低血糖、头痛及恶心呕吐等胃肠道症状。该类型患者可出现神经系统症状，但多在中年后出现。

6. 无症状型　通过检查发现血浆中VLCFA升高、头部MRI典型表现或*ABCD1*基因存在致病性变异，但患者无相应的临床症状。

7. 杂合子型　*ABCD1*基因致病性变异的女性携带者可能会出现轻度的AMN症状。随着年龄增长，临床表现更加明显。在60岁后，65%的杂合子患者会出现AMN临床表现，但症状轻微。本型很少出现脑部症状、周围神经病及肾上腺皮质功能减退。

【辅助检查】

1. 实验室检查　血浆促肾上腺皮质激素（ACTH）升高2倍以上；血皮质醇、24h尿皮质醇、24h 17-羟皮质类固醇水平下降，提示原发性肾上腺皮质功能减退症。需要影像学检查排除其他导致肾上腺皮质功能减退的疾病。血浆VLCFA浓度升高是诊断疾病的重要生化指标，见于所有男性患者和85%女性携带者。同时，羊水VLCFA检测可用于产前诊断。

2. 影像学表现　头颅MRI是必要的检查项目。特征性影像学表现为双侧顶枕区白质内对称分布的蝴蝶状长T_1、T_2信号，增强扫描可见周边强化。疾病严重时，病灶由后部向前部进展（图4-2）。

【诊断】

具有以上特征性临床表现和体征的患者，尤其是男性患者，需要警惕该病可能。根据肾上腺皮质功能和VLCFA检查结果及特征性头颅MRI检查结果可初步诊断。基因检测发现*ABCD1*基因致病性变异是诊断X-ALD的金标准，并为诊断无症状和女性杂合子患者提供遗传学依据。绝大部分X-ALD相关致病性变异可通过全外显子组测序发现，必要时使用多重连接探针扩增等技术进一步检测缺失和重复变异。

【鉴别诊断】

N-ALD的鉴别诊断包括在新生儿期出现类似神经系统症状和体征的其他遗传病（如天使综合征、Rett综合征、Prader-Willi综合征、缺血缺氧性脑病、代谢紊乱、强直性营养不良等）。

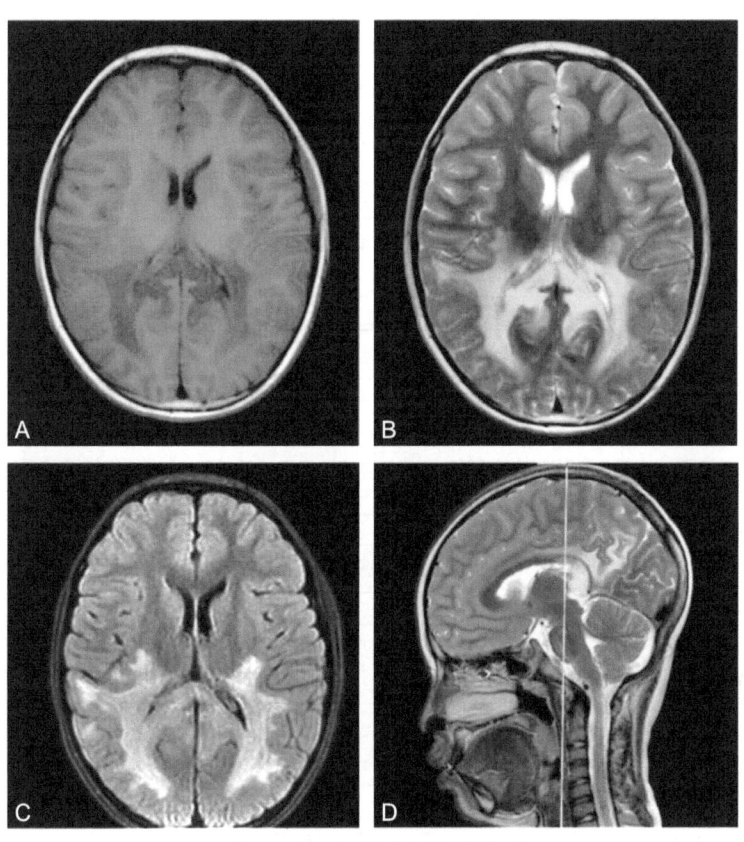

图4-2　ALD患者影像学表现
A. T_1WI；B. T_2WI；C. T_2 FLAIR；D. T_2WI（冠状位）

X-ALD 的鉴别诊断包括其他脱髓鞘疾病（包括急性播散性脑脊髓炎、多发性硬化等），应进行排除性诊断，因为这些疾病的评估、治疗和预后与 X-ALD 不同，还需要与其他遗传性白质脑病进行鉴别诊断。

【治疗】

目前本病无有效的治疗方法，对于 ALD 患者，应早诊断、早干预，采用多学科团队综合治疗方法，提高患者生活质量和延长生存期。

建议可在饮食方面限制富含 VLCFA 的食物摄入，可尝试进食罗伦佐油。临床开放性观察研究发现，罗伦佐油配合低脂饮食或许可以降低无症状 X-ALD 男性在相同随访期内转化为脑型 X-ALD 患者的比例；但罗伦佐油并未显示出可以有效阻止或延缓 AMN 型或脑型 X-ALD 疾病进展。饮食治疗仅能使部分患者病情稍有缓解，总体不能逆转疾病病程。

对于肾上腺功能受损的患者，推荐使用睾酮和糖皮质激素替代疗法；如病情需要，还需要盐皮质激素替代治疗；急性生理应激需要应激剂量类固醇激素治疗；异基因造血干细胞对肾上腺功能障碍患者治疗无效。

儿童脑型 X-ALD 患者，早期可尝试造血干细胞移植，在早期可阻止疾病进展，改善患者生存结果，但对晚期脑型 X-ALD 患者无效。但需要面临移植后急性死亡、移植失败、移植物抗宿主病和肿瘤的风险。

X-ALD 针对性基因治疗也在研究中，具体疗效和副作用尚不完全明确。最近使用二十二碳六烯酸或诱导过氧化物酶体增殖的试验尚无定论，或为潜在的治疗方法。

考虑 ALD 患者涉及多个器官功能损害，建议采用多学科团队（内分泌、神经、遗传、心理、护理）进行治疗和管理，包括并发症处理、心理支持和康复治疗等。

【预后】

N-ALD 和大多数形式的 X-ALD 预后不佳，严重残疾和死亡是大多数新生儿 ALD 或 X-ALD 患者的最终结局。

【诊疗流程】

诊疗流程见图 4-3。

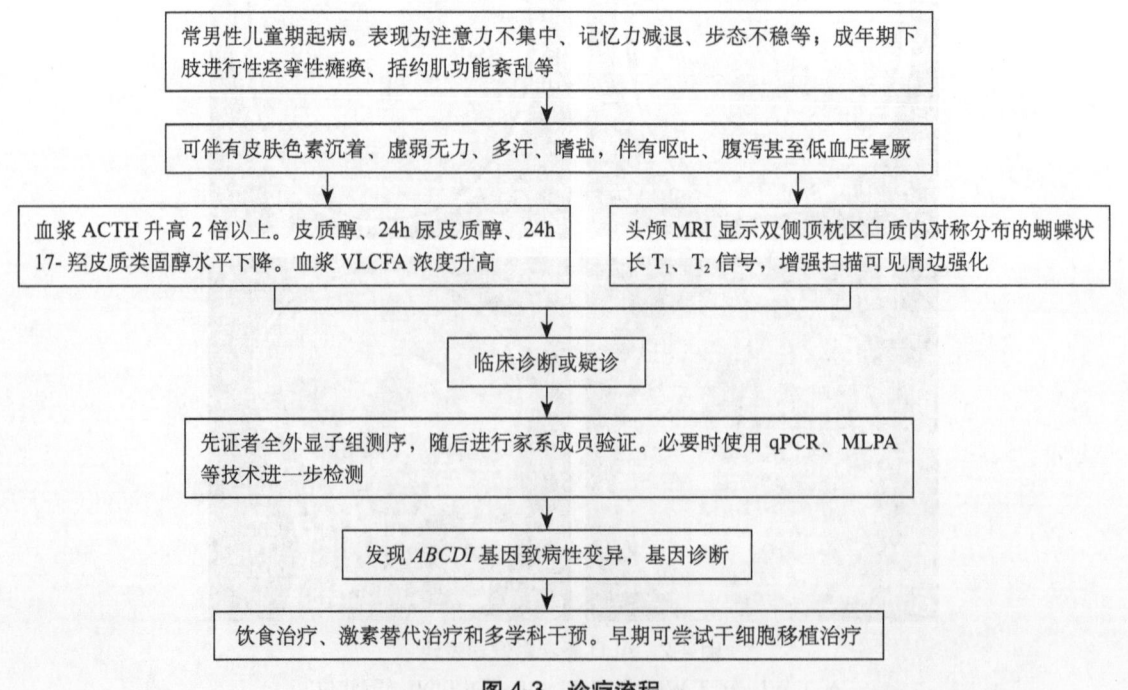

常男性儿童期起病。表现为注意力不集中、记忆力减退、步态不稳等；成年期下肢进行性痉挛性瘫痪、括约肌功能紊乱等
↓
可伴有皮肤色素沉着、虚弱无力、多汗，嗜盐，伴有呕吐、腹泻甚至低血压晕厥
↓
血浆 ACTH 升高 2 倍以上。皮质醇、24h 尿皮质醇、24h 17-羟皮质类固醇水平下降。血浆 VLCFA 浓度升高 ｜ 头颅 MRI 显示双侧顶枕区白质内对称分布的蝴蝶状长 T_1、T_2 信号，增强扫描可见周边强化
↓
临床诊断或疑诊
↓
先证者全外显子组测序，随后进行家系成员验证。必要时使用 qPCR、MLPA 等技术进一步检测
↓
发现 *ABCD1* 基因致病性变异，基因诊断
↓
饮食治疗、激素替代治疗和多学科干预。早期可尝试干细胞移植治疗

图 4-3 诊疗流程

第三节 异染性脑白质营养不良

【概述】

异染性脑白质营养不良（metachromatic leukodystrophy，MLD）又称脑硫脂沉积病，是一种常染色体隐性遗传的溶酶体贮积症，因病理检查时脑白质中异常沉积的脑硫脂颗粒和甲苯胺蓝染料作用后变为红色的异染性颗粒而得名。临床表现轻重不一，疾病进展速度存在个体差异，大多数表现为进行性神经系统损害，患者常有瘫痪、共济失调、智力下降、语言障碍、视听障碍、癫痫等，但几乎所有患者最终均会出现运动及认知功能完全丧失。目前还没有治愈MLD的方法。本病一般预后差，早期诊断和治疗有助于控制一些体征和症状，延缓疾病发展。

【病因与流行病学】

几乎所有MLD病例是由位于22q13.3的溶酶体酶芳基硫酸酯酶A（arylsulfatase A，*ARSA*）基因致病性变异导致ARSA活性缺乏引起，本病也称为芳基硫酸酯酶A缺乏症（OMIM 250100）。*ARSA*基因是一个约3.2kb的小基因，包括8个外显子和7个内含子，所编码的ARSA蛋白含有507个氨基酸。该蛋白经核糖体翻译和糖基化后依赖甘露糖-6-磷酸受体途径被输送于溶酶体内，并在溶酶体内形成八聚体，以水解脑硫酯，使其半乳糖3-硫酸水解脱落。

还有极少数的MLD患者由位于10q21—q22的鞘脂激活蛋白原（prosaposin，*PSAP*）基因致病性变异所致。*PSAP*基因由15个外显子组成，编码一种前体蛋白。该蛋白既可以完整形式存在，也可被蛋白水解为4种蛋白裂解产物，即神经鞘脂激活蛋白（sphingolipid activator protein，SAP）A、B、C和D。其中SAP-B在正常情况下可促使ARSA降解硫苷脂，增加反应中硫酯的可溶性。*PSAP*基因致病性变异可造成SAP-B蛋白缺陷，进而使硫酸脑苷脂大量贮积，引起MLD类似症状。此类患者白细胞中ARSA活性正常，尿液中硫酯含量增加。因此*PSAP*基因致病性变异可造成MLD样症状。其所致疾病可被认为是MLD一种类型，也可单独称为神经鞘脂激活蛋白B缺乏症。

迄今为止，已报道超过250个*ARSA*基因致病变异和26个*PSAP*基因致病变异被发现与MLD相关。*ARSA*基因有3个最常见的突变为c.465+1 G > A、c.1283 C > T和c.542 T > G。*PSAP*基因最常见的致病性变异为c.645 C > A、c.722 G > C和c.577-1G > T，携带者约占神经鞘脂激活蛋白B缺乏症患者总数的67%。

国外报道本病发病率为1/160 000～1/40 000，中国尚无该病统计发病率的报道。

【临床表现】

MLD患者症状多样，且缺乏特异性。不同MLD患者在发病年龄、进展速度和初始症状方面均具有特异性。按发病年龄可将MLD分为以下3种亚型。

1. **晚期婴儿型（发病时年龄小于30个月）** 该类型最为常见（占50%～60%），病情也最为严重。患儿出生时正常，早期可表现为肢体无力及肌张力和腱反射减低，可伴有行走困难、斜视、构音障碍、智力低下和易激惹等症状。随着疾病进展，语言、认知及运动技能会退化，后期出现失用性肌萎缩、四肢痉挛性瘫痪、癫痫发作、眼球震颤、视神经萎缩、视物不清、失语、吞咽困难和痴呆等。病情常进行性发展，一般在5岁前死亡。

2. **青少年型（发病年龄为30个月到16岁）** 患者最初的表现包括学习成绩下降和出现行为问题。症状初期为共济失调、智力低下、情感淡漠，晚期患者出现痴呆、部分性癫痫发作、视神经萎缩、四肢瘫痪等。病情可缓慢进展，也可迅速发展。通常起初疾病进程缓于晚期婴儿型，但是一旦出现神经系统体征，疾病可迅速进展，导致失去所有运动和认知功能。发病年龄较小者与晚期婴儿型类似，年龄较大者则以学习和行为障碍为主。患者通常在20岁前去世。

3. 成人型（发病年龄大于16岁） 症状与青少年型相似，但病情较轻，常以智力和行为改变首发（如记忆力减退或情感障碍），运动障碍和姿势异常出现较晚，精神和行为异常是典型的症状，可能出现妄想或幻觉等，病程可持续十余年。

【辅助检查】

1. ARSA活性测定 患儿外周血白细胞及皮肤成纤维细胞中ARSA活性显著降低可用于临床诊断。但应注意两点：ARSA基因中存在一类被称为ARSA假性缺乏的等位基因型。约1%健康人携带该基因型，表现为ARSA活性明显降低，但具备充分水解脑硫脂的能力，因而不引起临床症状。故而ARSA活性测定不能单独诊断MLD。此外，PSAP基因致病性变异相关的MLD患者ARSA活性可正常。

2. 影像学检查 脑部MRI是诊断的重要工具之一。在MRI图像上，可以观察到脑白质区域的异常改变。①两侧大脑半球深部白质呈对称性长T_1、长T_2信号，残存髓鞘与破坏髓鞘相间形成"虎纹征"；②可累及内囊后肢和其他白质通路、脑干和小脑；③灰质及皮质下弓形纤维不受累；④DWI可见病变活动区水分子扩散受限；⑤MRS示NAA峰下降，Cho峰及肌醇峰增高，提示形成髓鞘的胶质细胞脱失及神经细胞减少。

3. 串联质谱尿液检测 串联质谱检测尿沉淀物中硫脂类代谢物可用于该病的诊断，且可区分MLD和ARSA假性缺乏。

4. 活检 周围神经活检显示出有特征的包涵体。神经组织活检是确诊MLD的最可靠方法之一。

5. 其他检查 神经传导速度下降、诱发电位延迟等。

【诊断】

1岁以上患者表现为进行性神经功能障碍，头颅MRI显示脑白质营养不良时需要考虑该病可能。可进一步完善肌电图检查。如条件允许，行针对性实验室检查（外周血白细胞及皮肤成纤维细胞中ARSA活性下降、神经传导和诱发电位延迟）。

基因检测有确诊意义。测序可发现ARSA基因和PSAP基因绝大部分致病性变异。当临床诊断较为明确时可直接进行ARSA基因测序，亦可行全外显子组测序或多基因靶向捕获测序，同时检测其他类似遗传病基因致病性变异。必要时使用多重连接探针扩增等技术进一步检测缺失和重复变异检测。诊断困难时可进一步行周围神经或脑组织病理活检发现球形异染颗粒明确诊断。

【鉴别诊断】

MLD需要与以下疾病相鉴别：肾上腺脑白质营养不良、Krabbe病、脑小血管病、中毒性脑病、Alexander综合征、Canavan综合征等。

【治疗】

目前本病暂无根治方法，以多学科对症支持治疗为主。患者起病年龄越早，病情越重，预后越差。如能早期诊断，可尝试进行特异性治疗。

1. 造血干细胞移植 患儿在症状出现前或疾病早期接受造血干细胞移植可延缓疾病进展，若在症状出现前接受治疗，获益更明显。其已成为无症状或症状轻微的MLD的标准治疗方式。造血干细胞移植可明显改善症状，并延缓病情进展，但存在局限性，包括不能治愈，并且出现明显症状后再治疗无良好效果。青少年和成人MLD患者从中获益更多。

2. 酶替代治疗 基本原理是细胞摄取细胞外的外源性溶酶体酶并通过内吞受体转运至细胞内溶酶体而起作用。目前的临床数据支持存在疗效，但仍处于临床试验阶段。

3. 基因治疗　美国 FDA 于 2024 年 3 月 18 日批准 Lenmeldy 用于儿童治疗 MLD，适用于症状出现前晚期婴儿型 MLD、症状出现前早期幼年型 MLD、症状性早期幼年型 MLD 的患者。Lenmeldy 是美国 FDA 批准的首个用于治疗 MLD 的基因疗法药物，并获授予孤儿药地位。Lenmeldy 是一种一次性单剂静脉注射剂，其成分来自患者自身的造血干细胞，这些造血干细胞经过基因修饰，加入了 ARSA 基因的功能性拷贝，然后通过静脉注射重新植入患者体内并在骨髓内完成转化，从而使患者重新获得生产 ARSA 的功能。患者使用 Lenmeldy 前需要进行大剂量化疗以清除骨髓中的有害细胞。Lenmeldy 最常见的毒副作用有发热、白细胞减少、口腔炎、呼吸道感染、皮疹、病毒性感染、胃肠道感染、肝大等。

【预后】

本病一般预后差，且起病年龄越早，病情越重，预后越差。晚期婴儿型一般在 5 岁前死亡，成年人进展相对缓慢，生存时间相对较长。

【诊疗流程】

诊疗流程见图 4-4。

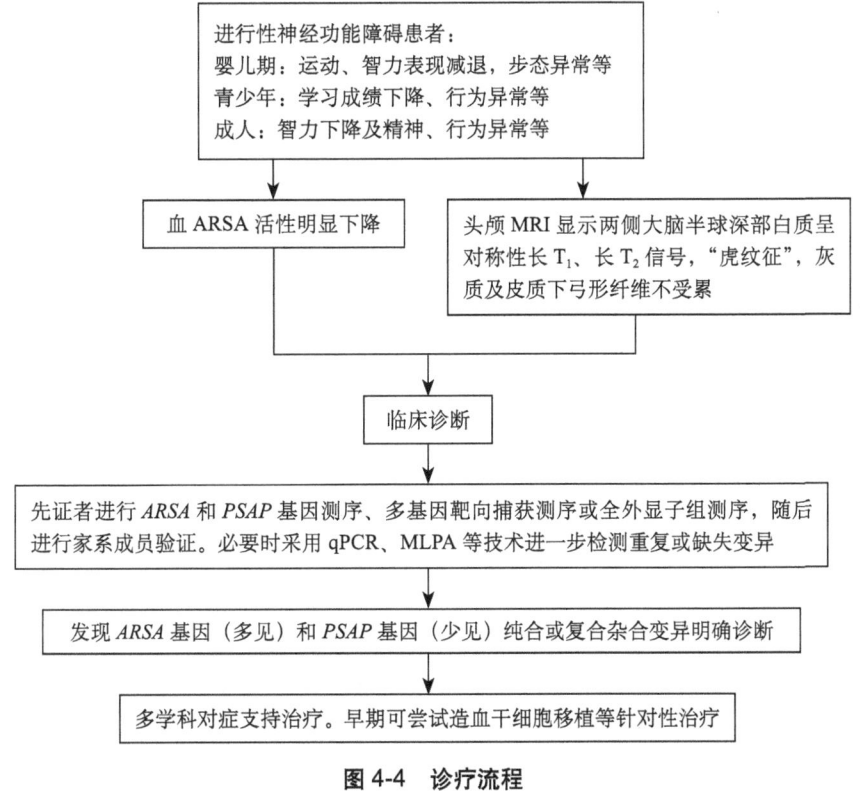

```
进行性神经功能障碍患者：
婴儿期：运动、智力表现减退，步态异常等
青少年：学习成绩下降、行为异常等
成人：智力下降及精神、行为异常等
        ↓                              ↓
血 ARSA 活性明显下降         头颅 MRI 显示两侧大脑半球深部白质呈
                            对称性长 T₁、长 T₂ 信号，"虎纹征"，灰
                            质及皮质下弓形纤维不受累
                    ↓
                临床诊断
                    ↓
先证者进行 ARSA 和 PSAP 基因测序、多基因靶向捕获测序或全外显子组测序，随后
进行家系成员验证。必要时采用 qPCR、MLPA 等技术进一步检测重复或缺失变异
                    ↓
发现 ARSA 基因（多见）和 PSAP 基因（少见）纯合或复合杂合变异明确诊断
                    ↓
多学科对症支持治疗。早期可尝试造血干细胞移植等针对性治疗
```

图 4-4　诊疗流程

第四节　戊二酸尿症

【概述】

戊二酸尿症（glutaric acidemia，GA）是由于氨基酸、脂肪酸等代谢过程中相应的辅酶活性降低或缺失，使代谢受阻，中间代谢产物戊二酸、戊二酰肉碱和（或）其他酰基肉碱等在体内异常蓄积，引起代谢紊乱，导致神经系统、肝脏、心脏等受损的一类常染色体隐性遗传病。GA 根据缺乏的辅酶不同分为 3 型，分别为也称戊二酰辅酶 A 脱氢酶（glutaryl-CoA dehydrogenase，GCDH）缺乏

症的 GA1 及也称为多种酰基辅酶 A 缺乏症（mutiple acyl-CoA dehydrogenase deficiency，MADD）的 GA2 及 GA3。GA1 主要临床表现为巨颅、肌张力障碍、运动障碍及发育落后等，常在婴幼儿期由于感染、疫苗接种、手术等诱发急性脑病；GA2 主要表现为骨骼肌、心肌、肝脏等多器官组织功能受损；GA3 临床表现为发育落后及周期性呕吐，急性发作时表现为嗜睡、酮症酸中毒。各型 GA 多在新生儿时期表现出异常，将婴幼儿期乃至成年时期发病称为迟发型。其中，GA2（MADD）也属于脂质沉积性疾病，在本书前述部分已有部分介绍。治疗上包括饮食治疗和药物治疗，根据类型和发病年龄不同患者预后不同。

【病因与流行病学】

GA1 致病基因 *GCDH* 位于染色体 19p13.2 区，全长约 7kb，包含 11 个外显子，编码 438 个氨基酸的 GCDH 蛋白。*GCDH* 基因致病性变异具有遗传异质性，不同种族和地区常见变异不同，中国人常见变异为 IVS10-2A > C 及 c.148T > C（p.W50R）。*GCDH* 基因致病性变异导致 GCDH 活性降低或缺失，赖氨酸、色氨酸及羟赖氨酸分解代谢受阻，戊二酸和 3-羟基戊二酸等代谢产物异常蓄积，并与肉碱结合形成戊二酰肉碱（glutaryl carnitine，C5DC）。脑组织中过量的戊二酸、3-羟基戊二酸与兴奋性神经递质谷氨酸结构相似，通过神经递质介导谷氨酸受体过度激活，抑制 γ-氨基丁酸合成，抑制性神经递质减少，同时引起氧化应激反应，造成神经元损伤、神经元脱髓鞘及神经胶质增生；此外戊二酸及 3-羟基戊二酸可抑制神经元 α-酮戊二酸脱氢酶活性，导致能量障碍和神经元损伤。GA1 各地患病率差异较大，中国为 1/310 200～1/52 078。

GA2 的病因为定位于 15q24.2—q24.3 区包含 12 个外显子的电子转运黄素蛋白 α（electron transfer flavoprotein alpha，*ETFA*）基因、定位于 19q13.41 区共包含 6 个外显子的电子转移黄素蛋白 β（electron transfer flavoprotein beta，*ETFB*）基因及定位于 4q32.1 包含 13 个外显子、编码 617 个氨基酸的电子转移黄素蛋白脱氢酶（electron transfer flavoprotein dehydrogenase，*ETFDH*）基因致病性变异。*ETFDH* 基因致病性变异多位于黄素腺嘌呤二核苷酸（flavin adenine dinucleotide，FAD）结合结构域。三个基因之一出现纯合或复合杂合变异均可导致 GA2。其中 *ETFDH* 基因致病性变异多见，*ETFA*、*ETFB* 基因致病性变异则较少见。我国的既往研究发现，南方 GA2 患者中以 *ETFDH* 基因 c.250G > A 变异最为常见，而北方患者以 *ETFDH* 基因 c.389A > T 变异最为常见，c.770A > G 及 c.1227A > C 在南北方患者中发生率相当。ETFA 和 ETFB 蛋白组成电子转运黄素蛋白二聚体，其与 ETFDH 蛋白均参与线粒体呼吸链中的电子转移。脂肪酸是机体重要的能量来源，在禁食、饥饿及应激的情况下，脂肪酸进入线粒体进行 β 氧化，在极长链、中链、短链酯酰辅酶 A 脱氢酶作用下，生成乙酰辅酶 A 进入三羧酸循环。在此过程中产生的电子经 FAD 传递给电子转运黄素蛋白二聚体，再转运至 ETFDH 蛋白，由 ETFDH 蛋白结合的泛醌传递给呼吸链复合体Ⅲ，进行氧化磷酸化产生 ATP 为机体供能。支链氨基酸脱氢酶、戊二酰辅酶 A 脱氢酶及胆碱脱氢酶也需要电子转移黄素蛋白二聚体进行电子传递。因此，GA2 不仅影响脂肪酸代谢，还影响氨基酸及胆碱代谢。位于线粒体基质内的电子转移黄素蛋白二聚体（ETF）是由 ETFA 和 ETFB 这两个亚基组成的异源二聚体，其结合 FAD 和单磷酸腺苷参与电子传递过程；位于线粒体内膜的 ETFDH 由 FAD 结合结构域、铁-硫簇结构域及辅酶 Q10 结合结构域组成。GA2 相关致病性变异功能缺陷使线粒体氧化呼吸链脱氢酶脱氢产生的电子不能传递，导致脂肪酸、氨基酸及胆碱代谢障碍，能量生成受阻，而导致疾病。

GA2 在亚洲发病率高，但因筛查指标敏感性较低，存在漏筛，2017 年浙江省筛查 186 万例新生儿仅确诊 4 例，随着串联质谱技术在临床应用，在一些不明原因的肝病和肌病患者中发现不少的 GA2 患者。

GA3 是编码戊二酸辅酶 A 转移酶的琥珀酰辅酶 A（succinyl-CoA，*SUGCT*，也称为 *C7orf10*）基因致病性变异导致的酶活性下降或缺乏，导致戊二酸转化为戊二酰辅酶 A 受阻，体内戊二酸累积而发病。目前已报道的有 c.1006C > T、c.826G > A、c.625G > A、c.322C > T 和 c.535C > T 等。

【临床表现】

1. **GA1** 此型患者常于婴幼儿期发病，临床表现多样，差异较大，以神经系统表现为主，可伴有其他系统异常。未治疗的婴幼儿患者 80%~90% 将出现神经系统受累表现，常由感染、发热、疫苗接种及手术等诱发急性脑病发作。

（1）神经系统：①迟发型患儿常在出生后 3~36 个月发病，出现急性脑病危象，表现为肌张力减退、意识丧失和癫痫发作，恢复期出现进行性肌张力障碍，以及发育倒退，包括运动、言语、吸吮咀嚼和吞咽反射等。随病情进展或急性脑病复发，神经系统损伤进行性加重，伴认知功能障碍。②未治疗的患者大部分出现基底节（纹状体）损伤，表现为全身肌张力障碍、痉挛性瘫痪、舞蹈症样手足徐动等锥体外系症状，伴发育落后，部分患者智力正常。少部分患者隐匿起病，甚至成年发病，属于晚发型，多表现为非特异性神经系统症状，如头痛、眩晕、共济失调或运动后晕厥、大小便失禁、注意力涣散和感觉异常等，脑白质营养不良多见。

（2）其他系统：患者可伴喂养困难、呕吐等消化系统症状，部分成年患者表现为慢性肾损伤，或反复发生横纹肌溶解。

2. **GA2** 此型患者根据发病年龄分为 3 型，Ⅰ型、Ⅱ型均为新生儿期发病，Ⅲ型为婴儿期至成人期发病，又称迟发型。新生儿期发病者多表现为肝大、非酮症性低血糖、高氨血症、呼吸窘迫和肌张力低下，部分有心肌病和脑病，多数治疗无效，在新生儿期死亡。迟发型患者临床表现相对较轻，主要表现为肌无力、运动不耐受、肌痛及横纹肌溶解症，多以躯干肌和颈伸肌群受累，咀嚼肌、呼吸肌亦可受累，出现咀嚼无力和气短等症状，严重者可出现急慢性呼吸衰竭；部分伴心脏增大、心肌病、肝大、肝脏损害和脂肪肝等器官损伤。对于迟发型患者，发热、饥饿、疲劳、使用特殊药物和妊娠等情况可诱发肌无力加重和急性代谢紊乱，表现为嗜睡、呕吐、低血糖、代谢性酸中毒和肝衰竭，严重者可猝死，大部分患者对大剂量维生素 B_2 治疗反应良好，可逆转症状。

3. **GA3** 该类型的相关资料目前较少，多为病例报道。在文献报道的 GA3 患者中近 50% 是通过新生儿筛查发现的无症状患儿。有症状的 GA3 患者表现出不同的临床和实验室表现，如腹泻、呕吐、周期性呕吐发作、代谢性酸中毒、酮症和低血糖。部分患者表现为智力发育障碍、感音神经性听力损失、神经运动迟缓和肌张力低下，头颅 MRI 检查可发现脑白质异常。部分患者经肉碱和维生素 B_2 治疗后运动发育和活动能力得到中度改善。

【辅助检查】

1. **实验室检查**

（1）常规检查：血尿常规、生化、血气分析、血氨、血乳酸、肌酸激酶等。GA1 患者可出现低血糖、血氨及血乳酸升高、代谢性酸中毒、转氨酶及肌酸激酶升高。GA2 患者稳定期可无异常，失代偿期可见低酮性低血糖、肝功能损害、肌酸激酶升高、高尿酸血症及高脂血症。相关文献报道 GA3 患者上述指标未见明显异常。

（2）血酰基肉碱检测：血游离肉碱及酰基肉碱谱水平通过串联质检谱技术检测；GA1 患者血 C5DC、C5DC/辛酰基肉碱

(capryloyl carnitine，C8）比值（C5DC/C8）和（或）C5DC/丙酰肉碱（propinoyl carnitine，C3）比值（C5DC/C3）升高，可伴游离肉碱水平降低。典型 GA2 患者血短链、中链、长链酰基肉碱（C4～C18）均有不同程度升高；迟发型患者可仅显示中长链酰基肉碱（C6～C18）或仅长链酰基肉碱（C12～C18）升高，部分患者血游离肉碱降低，酰基肉碱谱可正常，应用左卡尼丁后才出现多个酰基肉碱升高。

（3）尿有机酸检测：通过气相色谱-质谱技术检测，GA1 患者尿戊二酸水平升高，可伴有 3-羟基戊二酸水平升高；GA2 患者主要是戊二酸及乳酸升高，迟发型患者可能仅乙基丙二酸和己二酸升高，无症状患者尿有机酸可正常；GA3 患者尿戊二酸水平持续显著升高。

2. 影像学检查　GA1 患者头颅 MRI 表现多样，典型表现为额颞叶脑实质萎缩，双侧大脑侧裂及颞前极蛛网膜下腔增宽和囊肿，称为"蝶翼状改变"，灰质结构中最常见受累的部位为苍白球。20%～30% 的 GA1 患者可出现硬膜下血肿，晚发型患者表现为额颞部发育不全及脑白质营养不良。GA2 患者超声或 CT 检查可见肝大或脂肪肝，部分患者可见心脏扩大、肾囊肿，MRI 可见肌肉脂肪沉积，部分患者可见脑白质病变。文献报道 GA3 患者有广泛的、对称的脑室周围和深部大脑白质异常，并保留了大脑半球的 U 形纤维。脑干内囊、皮质脊髓束和小脑白质均正常。

3. 其他检查　GA2 患者肌肉活检显示肌肉大量脂质沉积，呈脂质沉积性肌病表现，肌电图显示肌源性损害；GA2 患者皮肤成纤维细胞的脂肪酸流量分析显示 ETF 活性降低。

【诊断】

1. GA1 患者　①临床症状：智力、运动及语言发育落后，头围增大，新生儿筛查确诊者可无临床症状；② C5DC、C5DC/C8 和（或）C5DC/C3 升高；③尿戊二酸升高，伴或不伴尿 3-羟基戊二酸升高；④ GCDH 基因检测提示复合杂合致病性变异或纯合致病性变异。具备①、②、③、④或②、③、④即可确诊。

2. GA2 患者　根据临床表现及血酰基肉碱谱改变和基因分析结果可诊断，但部分稳定期患者血酰基肉碱谱可正常，故单次血酰基肉碱谱结果正常不能排除此诊断；对于有疾病症状及组织学证实脂质累积性肌病，但代谢改变不明显患者，建议尽早行基因检测，可为 GA2 患者早期诊断及治疗提供依据。

3. GA3 患者　根据临床表现、尿戊二酸水平显著升高、血 C5DC 水平正常及基因检测到 SUGCT 基因变异可诊断。

基因检测：GA1 患者 GCDH 基因可通过 Sanger 测序法检测，所有临床疑诊患者或质谱检测疑诊或诊断的患者及其父母均应进行基因检测；亦可采取高通量测序方法。GA2 患者通过高通量测序技术检测 ETFA、ETFB 和 ETFDH 基因，可检测出绝大多数的致病变异，最常见的变异基因为 ETFDH，其占 90% 以上，多为迟发型患者；GA3 患者检测基因为 SUGCT。

【鉴别诊断】

1. GA1 迟发型　患者可由感染、疫苗接种及手术诱发急性脑病，表现为肌张力降低、意识障碍、癫痫发作等，恢复期出现肌张力障碍、发育倒退；故需要与中枢神经系统感染性疾病和其他代谢病相鉴别，根据血 C5DC、尿戊二酸检测及基因检测可资鉴别。

2. 脑积水　婴幼儿期头围迅速增大伴激惹、喂养困难和呕吐等异常，主要应与其他原因导致的脑积水相鉴别。

3. 多发性肌炎　表现为亚急性、进展性、对称性四肢近端肌无力，不伴皮疹，与迟发型 GA2 患者表现类似，但该病患者肌肉活检表现为明显炎性细胞浸润，血酰基肉碱谱正常，而GA2患者肌肉活检表现为脂质沉积，血酰基肉碱谱异常。

4. 其他导致尿戊二酸升高的疾病　如戊二酰辅酶A氧化酶缺乏症、α-氨基脂肪酸血症、短肠综合征、喂养含中链甘油三酯奶粉、服用赖氨酸制剂的患者尿戊二酸水平常轻度升高，根据病史、临床症状及血酰基肉碱谱检测可鉴别，必要时进行基因检测明确。

【治疗】

1. GA1患者治疗原则　早诊断、早治疗，新生儿筛查确诊的患者即使无症状也应及时治疗，预防或减缓急性脑病危象和神经系统并发症发生，降低致死率和致残率；治疗方法主要为饮食及左卡尼丁，避免诱发因素，急性发作时应加强治疗。

（1）稳定期饮食治疗：限制饮食中赖氨酸及色氨酸摄入，并适当补充不含赖氨酸及低色氨酸的氨基酸粉和各种微量元素。

（2）稳定期药物治疗：①左卡尼丁，主要作用为与戊二酰辅酶A结合形成戊二酰肉碱，降低戊二酸水平，补充因肉碱消耗导致的肉碱缺乏，降低戊二酸氧化应激反应。根据病情及实验室检测调整剂量，维持血游离肉碱在偏高水平。需要终身治疗。②维生素B_2及精氨酸，少部分患者对维生素B_2治疗（150mg/d）有效，但尚无证据证明补充维生素B_2可以改善GA1患者神经系统病变，故不建议长期治疗；精氨酸可与赖氨酸及色氨酸竞争性通过血脑屏障，减少戊二酸对脑组织的损伤，剂量为1~2g/d，长期使用效果尚不明确。

（3）急性期：应尽快住院治疗，密切监测生命体征及实验指标。治疗措施：①暂停天然蛋白质摄入（最长时间为24h），在48~72h逐渐恢复到平日摄入量；②增加左卡尼丁剂量，为维持剂量2倍，200~300mg/（kg·d）；③纠正酸中毒、电解质紊乱；④每2小时评估体温、神经系统症状及喂养情况；⑤补充碳水化合物，若不能口服，予以静脉补充，若持续空腹高血糖（>8mmol/L）和（或）糖尿，给予起始剂量0.025~0.05U/（kg·h）胰岛素静脉滴注维持血糖在正常范围，注意避免低血糖。

（4）神经系统并发症治疗：主要并发症为运动障碍、硬膜下出血、蛛网膜囊肿及癫痫发作；需要联合物理康复、药物治疗及手术治疗。巴氯芬及苯二氮䓬类药物（氯硝西泮及地西泮）作为肌张力障碍的一线药物治疗，无效或出现不良反应时抗胆碱能药物可作为二线药物治疗。

（5）手术治疗：对于严重肌张力障碍的GA1患者，可采用立体定向苍白球切开术及深部脑刺激进行治疗，短期有改善作用，长期效果尚不明确。

2. GA2患者治疗原则　避免低血糖及能量代谢障碍发生，避免劳累及饥饿，低脂、高热量饮食，维生素B_2治疗有效的患者应终身大剂量应用。

（1）饮食及生活方式：给予低脂、高碳水化合物、中等量蛋白质饮食，避免剧烈运动及长时间空腹，婴幼儿需要频繁喂养，每2~3小时喂奶1次，最长时间不超过4h。

（2）药物：①维生素B_2，是FAD的前体，电子转运黄素蛋白及ETFDH均由FAD作为辅因子，补充维生素B_2可提高FAD的浓度，促使FAD与ETF结合，对ETFDH的催化活性及其折叠、组装和稳定性都有重要作用，绝大多数迟发型患者100~300mg/d可改善临床症状及异常的酰基肉碱；②左卡尼丁，补充左卡尼丁50~100mg/（kg·d），分3次口服，可维持血游离肉碱浓度正常，辅助脂肪酸代谢，并促进毒性有机酸类代谢物排出；③辅酶Q10，补充辅酶Q10 60~240mg/d，分2次，可改善线粒体能量代谢；④苯扎贝特对维生素B_2无反应型患者有效，10~20mg/（kg·d），分2~3次口服。

（3）失代偿期治疗：抗感染、纠正低血

糖及酸中毒和降氨等对症治疗,缩短喂养间隔,可鼻饲或静脉补充营养,维持足够的热量及水、电解质平衡,确保尿量＞3ml/(kg·h),以防出现急性肾衰竭;静脉注射左卡尼丁50～100mg/(kg·d),分2～4次,避免肉碱耗竭及促进有机酸排泄。

(4) 随访监测:GA2患者应长期规范随访营养状况、体格发育、神经精神评估、血生化、血肉碱谱、尿有机酸、肝脏超声、心电图、超声心动图、头颅MRI等;临床症状好转及血糖、血氨等生化指标正常视为治疗有效,治疗目标不是控制血肉碱谱正常,而是避免肝病、肌病、脑病等后遗症,维持正常的生长发育,建议适度体育运动,避免长时间高负荷运动。

3. GA3患者治疗　无症状者不需要治疗,有症状患者尚无特异性治疗措施,有文献及病例报道使用甲硝唑抑制肠道菌群生成GA,从而可降低GA3患者急性症状的发生频率。部分病例报道肉碱和维生素B_2治疗有效。

【诊疗流程】

诊疗流程见图4-5。

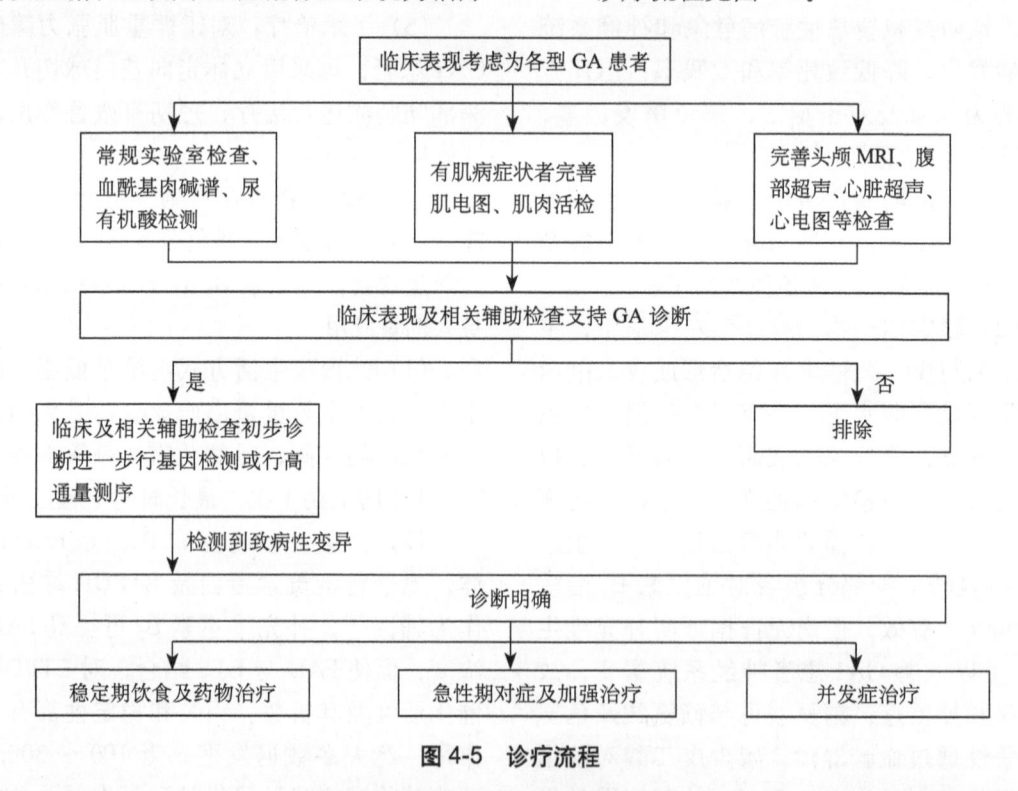

图4-5　诊疗流程

第五节　Leigh综合征

【概述】

Leigh综合征又称亚急性坏死性脑脊髓病,是一组由遗传因素导致的原发性线粒体功能障碍,以脑干和(或)基底节对称性受累的头颅影像学改变和相应临床表现为核心,可合并多系统受累的神经退行性疾病。该病是儿童期最常见的线粒体脑肌病,多于婴幼儿期起病,临床表现常有发育迟缓、发育倒退等,影像学检查可见双侧对称的脑干和(或)基底节病变。Leigh综合征确诊主要依赖基因检测。组织病理和酶学检测可协助诊断。Leigh综合征尚缺乏特异性治疗。

【病因与流行病学】

目前已有100多个基因被报道为Leigh

综合征的致病基因，常见的致病基因包括 *MT-ATP6*、*MT-ND3*、*MT-ND5*、*MT-ND6*、*SURF1*、*PDHA1*、*SLC19A3*、*SUCLA2* 和 *ECHS1* 等。其中既包括母系遗传的线粒体DNA基因，也有常染色体隐性遗传或X连锁遗传的致病基因。Leigh综合征相关致病基因的致病性变异导致呼吸链复合体Ⅰ、Ⅱ、Ⅲ、Ⅳ、Ⅴ及辅酶Q10和脂基转移酶1、硫胺素等缺乏，使线粒体氧化磷酸化过程中电子传递链功能障碍、三磷酸腺苷（adenosine triphosphate，ATP）合成障碍等，从而ATP产生不足，乳酸、丙酮酸堆积，在能量需求高的神经组织由于ATP储存不足触发了一系列应激级联反应，最终导致神经组织胶质化和空泡化。

Leigh综合征发病率约为1/40 000，多在10岁以前发病，以婴幼儿多见，偶见成人发病，无性别及种族倾向。

【临床表现】

1. **临床特点** 多于婴幼儿期起病，中位起病年龄为0.25～2岁，2岁前起病占60%～90%，男女比例相近，常表现为发育迟缓、发育倒退，和（或）出现基底节、脑干受累临床症状时需要高度考虑此病。

2. **主要表现** 发育迟缓占比≥50%，此外，发育倒退，基底节病变导致肌张力低下、肌张力障碍，以及脑干受累导致眼外肌麻痹、吞咽困难、呼吸异常等均为常见症状。16%～49%患儿可合并癫痫，发作类型多样，可为痉挛发作、肌阵挛发作及局灶性发作等；癫痫综合征方面以婴儿癫痫性痉挛综合征最为常见。除神经系统外，Leigh综合征还可累及心脏、肾脏、肝脏和内分泌系统等多个器官系统。有文献报道Leigh综合征患者可有类似于视神经脊髓炎及多发性硬化的临床表现。

【辅助检查】

1. **头颅影像学检查** MRI显示双侧对称性脑干和（或）基底节长T_2信号，CT呈低密度，是Leigh综合征诊断的必备条件，此外病灶可累及大脑皮质、白质、丘脑、小脑、脊髓等部位，病灶在CT上呈低密度，在MRI上随病变时期不同，呈现不同信号的特点，急性期病灶肿胀，呈长T_1长T_2信号，弥散受限，高灌注；亚急性期，部分病灶修复，部分逐渐坏死，呈现混杂信号；慢性期，病灶坏死、局部胶质增生，表现为病灶区域萎缩、囊变、低灌注。磁共振波谱分析发现乳酸峰增高可支持Leigh综合征的诊断，但缺乏敏感性和特异性。

2. **实验室检查**

（1）血和（或）脑脊液乳酸升高可支持Leigh综合征诊断，但缺乏敏感性和特异性；Leigh综合征血乳酸升高的比例为68%～74%，脑脊液乳酸升高的比例为64%～80%，故乳酸正常不能除外Leigh综合征。非线粒体病如有机酸代谢障碍、药物中毒等亦可引起乳酸升高。血乳酸结果亦受标本采集和处理的限制，如患儿采血过程中使用止血带或剧烈哭闹均可引起乳酸假性升高。因此，血或脑脊液乳酸升高不能确诊Leigh综合征，仅能作为支持证据。而尿液乳酸水平与线粒体病的相关性较低。

（2）对血乳酸升高的疑诊Leigh综合征的患儿测定血乳酸/丙酮酸以鉴别丙酮酸代谢缺陷或氧化磷酸化代谢缺陷导致的Leigh综合征，血乳酸/丙酮酸正常值为10～20，丙酮酸代谢缺陷者该值正常或降低，氧化磷酸化代谢缺陷者则升高。

（3）对所有疑诊Leigh综合征的患儿行血氨基酸、血酰基肉碱及尿有机酸代谢筛查，以鉴别有特征性血或尿代谢产物的遗传代谢病。

3. **酶活性及病理检查** 对于基因检测存在意义未明的变异或阴性的疑诊Leigh综合征患儿，推荐肌肉活检行酶活性检测和病理检查，以进一步明确诊断。

（1）对于疑诊Leigh综合征的患儿，肌肉或皮肤成纤维细胞酶学检测存在呼吸链酶或丙酮酸脱氢酶活性降低，除外继发性因素，可确诊 Leigh 综合征。

（2）对于疑诊 Leigh 综合征的患儿，在肌肉标本中发现线粒体病特征性病理表现，除外继发性因素，可确诊 Leigh 综合征。特征性肌肉病理改变包括改良 Gomori 三色染色可见破碎红纤维，琥珀酸脱氢酶染色可见破碎蓝染肌纤维，细胞色素 C 氧化酶染色显示酶活性缺乏。电镜下可见细胞内异常线粒体增多或结构异常，线粒体内可见类结晶包涵体。Leigh 综合征肌肉组织病理检查阳性率低，有文献报道仅 30.8% 的患者存在线粒体病特征性病理改变。

【诊断】

Leigh 综合征的诊断包括"确诊""可能"及"疑诊" 3 种。

1."确诊"=2 条必要证据 +1 条确诊证据。

2."可能"=2 条必要证据 + 任 1 条支持证据且除外其他疾病。

3."疑诊"=2 条必要证据。

具体内容见表 4-3。

表 4-3 Leigh 综合征的诊断标准

证据	内容
必要	（1）发育迟缓、发育倒退和（或）伴有基底节、脑干受累的临床症状 注：基底节受累的临床症状主要包括肌张力低下、肌张力障碍；脑干受累的临床症状主要包括眼外肌麻痹、吞咽困难、呼吸异常等 （2）影像学存在双侧对称的脑干和（或）基底节病灶且 CT 上呈低密度，MRI 呈长 T_2 信号
支持	（1）血和（或）脑脊液乳酸升高 （2）磁共振波谱分析中病灶有乳酸峰升高
确诊	（1）基因检测存在 Leigh 综合征相关基因的致病变异 （2）肌肉或皮肤成纤维细胞酶学检测有呼吸链酶或丙酮酸脱氢酶活性降低（除外继发性因素） （3）肌肉组织病理学提示线粒体病特征性病理改变（除外继发性因素）

基因检测：对于疑诊 Leigh 综合征患儿，基因检测发现与原发性线粒体能量障碍相关基因的致病性变异可确诊 Leigh 综合征。线粒体 DNA 和基因组 DNA 相关基因致病性变异均可导致 Leigh 综合征，其中基因组 DNA 变异占 48%～73%。已有超过 100 个基因被报道为 Leigh 综合征的致病基因。故首选包含线粒体 DNA 序列测序在内的全外显子组测序检测方法，测序结果需要根据美国医学遗传学与基因组学学会指南进行解读。对于全外显子组测序阴性的患儿，可考虑行全基因组测序，但其费用高昂且缺乏统一的数据分析标准。首选全血作为检测标本，若未发现致病变异，可进一步检测其他标本（尿、口腔黏膜、肌肉等）的线粒体 DNA（包括点变异和片段缺失），以避免漏检组织特异性变异的可能。英国相关指南推荐首选尿液作为成人线粒体 DNA 检测的标本，而在儿科血液仍是线粒体 DNA 检测的首选标本。对于有线粒体母系遗传家族史的患儿，首先推荐线粒体 DNA 检测。

【鉴别诊断】

1. 戊二酸尿症　此病患者亦可表现为肌病、脑病、肌张力障碍等，故需要鉴别，但此病患者尿有机酸及血酰基肉碱谱异常，肌肉活检表现为脂质沉积，酶活性检测及基因检测可鉴别。

2. 甲基丙二酸尿症（methylmalonic acidemia, MMA）　可有与 Leigh 综合征相似的临床表现，故需要鉴别。此病是一组严重的出生缺陷，是我国最常见的有机酸代谢病，MMA 的病因为甲基丙二酰辅酶 A 变位酶缺陷或其辅酶钴胺素（维生素 B_{12}）代谢障碍，根据是否合并同型半胱氨酸血症，分为单纯型 MMA 和 MMA 合并同型半胱氨酸血症（简称合并型 MMA）。我国合并型 MMA 约占 70%，不同患儿个体差异显著，可导致全身多系统器官损害，包括神经系统、血液系统、消化系统、肾脏、心血管系统、呼吸系统和眼部损害等。脑积水是MMA严重神经系统并发症之一，多在新生儿期到婴儿早期发生，甚至于胎儿期即可能通过超声、MRI等检出。可采用Sanger测序或高通量测序分析患儿及其父母的*MMACHC*基因以资鉴别。

3. 尿素循环障碍 此病以高氨血症为体征，任何年龄均可发病，出现神经系统症状、肝脏损害、消化系统症状等，是因参与尿素循环的酶和转运蛋白缺陷，导致氨基酸分解代谢产生的氨不能通过尿素循环形成尿素排出体外，引起血氨升高为特征的一组遗传代谢病，酶活性检测及基因检测可帮助鉴别。

【治疗】

Leigh综合征尚缺乏特异性疗法，需要多学科协作制订个体化治疗方案，许多呼吸链辅助因子及抗氧化剂包括生物素、硫胺素、核黄素、叶酸、辅酶Q10、维生素E和硫辛酸等的鸡尾酒疗法虽缺乏高质量临床证据，但个别患者治疗效果佳，且不良反应小，故目前国内外均推荐此疗法。

1. 治疗原则 根据Leigh综合征患儿的临床表现和基因检测结果制订个体化、全面的多学科管理和治疗方案。Leigh综合征目前缺乏有效的治疗方法。除个别基因变异有针对代谢通路缺陷的特异性治疗外，大部分Leigh综合征的治疗以基于多学科的管理和对症支持为主。对于患儿合并的癫痫、肌张力障碍、肥厚型心肌病、心脏传导障碍、感音神经性耳聋、上睑下垂等问题，应及时予以恰当的药物和（或）手术干预。关于癫痫的治疗，目前没有证据表明哪种抗癫痫发作药物单药或联合应用对线粒体病相关的癫痫发作效果更优。丙戊酸仅应在特殊情况下应用，且对于*POLG*基因变异的患者为绝对禁忌，也不应用于合并肝功能损伤的患者。

2. 运动及营养支持 ①运动有助于改善线粒体功能并降低异常线粒体DNA负荷，线粒体病患儿由于最大摄氧量较低易出现运动不耐受，故建议Leigh综合征患儿在专业康复治疗师的指导下制订个性化的康复训练方案，从较低强度和短暂持续时间开始，循序渐进，并在开始康复前行心脏方面检查。②应定期到营养科门诊进行随访，评估营养状态，并根据患儿的年龄、活动量制订合适的能量摄入方案。

3. 鸡尾酒疗法 对于临床疑诊Leigh综合征的患儿，加用硫胺素10～40mg/(kg·d)、核黄素10～20mg/(kg·d)、烟酸10mg/(kg·d)、生物素5～20mg/(kg·d)和辅酶Q10 10～30mg/(kg·d)治疗，以覆盖目前已知的可治疗的Leigh综合征。待基因明确后可根据结果调整治疗方案。

针对性治疗：Leigh综合征中个别基因致病性变异有针对代谢通路缺陷的特异性治疗。*TPK1*、*SLC19A3*和*SLC25A19*基因致病性变异可导致硫胺素代谢障碍，使用大剂量硫胺素治疗有效。其中*SLC19A3*基因致病性变异是否需要合并生物素治疗尚存在争议。*ACAD9*和*AIFM1*基因致病性变异使用核黄素治疗有效。*PDSS2*、*COQ4*、*COQ7*和*COQ9*基因致病性变异可导致原发性辅酶Q10缺乏症，使用辅酶Q10治疗有效。*PDHA1*基因致病性变异导致丙酮酸脱氢酶复合物缺乏症，部分病例应用硫胺素治疗有效。*DLD*基因致病性变异导致的部分患者使用核黄素治疗有效。*NAXD*和*NAXE*基因致病性变异相关患者应用烟酸治疗有效。*BTD*基因变异可导致生物素酶缺乏症，使用生物素治疗有效。

4. 生酮饮食治疗 是一种高脂肪、低碳水化合物、合理蛋白质和其他营养素的配方饮食。①对丙酮酸脱氢酶复合物缺乏导致Leigh综合征的患儿采用生酮饮食治疗，编码丙酮酸脱氢酶复合物的*PDHA1*、*PDHB*、*PDHX*、*DLAT*和*DLD*基因致病性变异导致的Leigh综合征是生酮饮食的绝对适应证；②对于合并难治性癫痫的Leigh综合征患儿，尤其是线粒体复合物Ⅰ缺乏的患儿，排除生酮饮食禁忌后，可考虑生酮饮食治疗。

目前Leigh综合征缺乏有效治疗方法，总体预后差，多项Leigh综合征队列研究或病例系列研究显示至末次随访时病死率为17%～39%，中位死亡年龄为2.4～4.0岁。

【诊疗流程】

诊疗流程见图4-6。

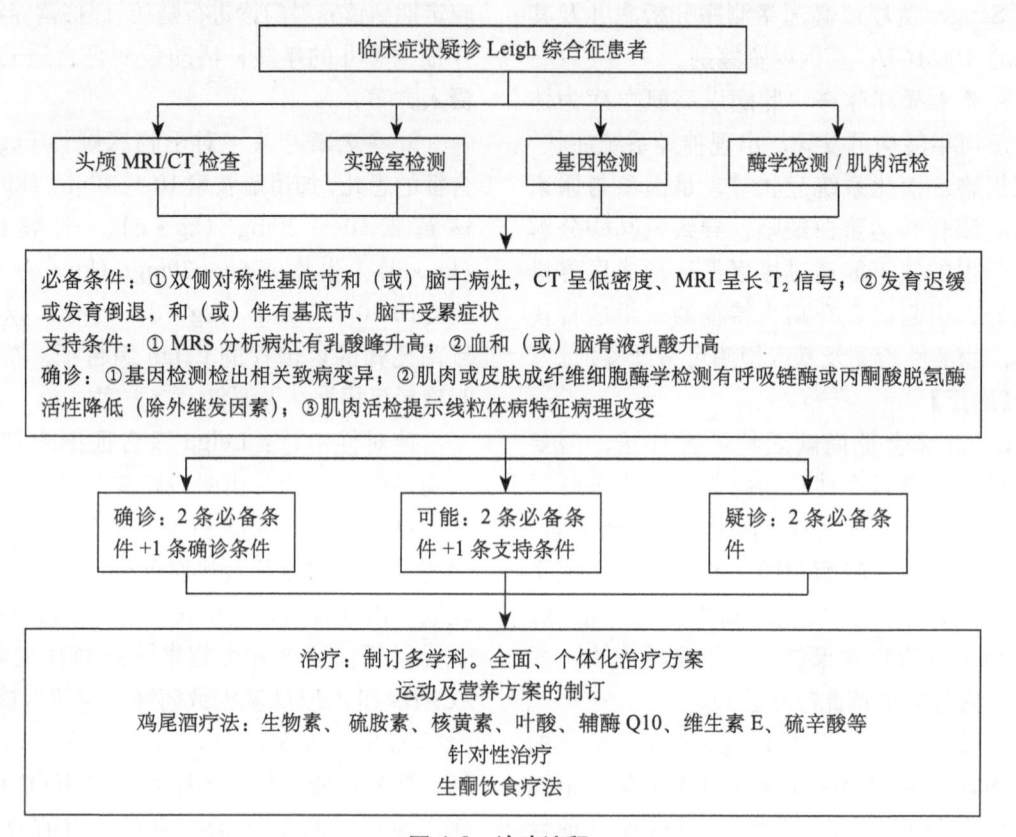

```
            临床症状疑诊Leigh综合征患者
                        │
    ┌───────────┬──────────┬──────────┐
  头颅MRI/CT检查  实验室检测   基因检测   酶学检测/肌肉活检
    └───────────┴──────────┴──────────┘
                        │
```

必备条件：①双侧对称性基底节和（或）脑干病灶，CT呈低密度，MRI呈长T_2信号；②发育迟缓或发育倒退，和（或）伴有基底节、脑干受累症状
支持条件：①MRS分析病灶有乳酸峰升高；②血和（或）脑脊液乳酸升高
确诊：①基因检测检出相关致病变异；②肌肉或皮肤成纤维细胞酶学检测有呼吸链酶或丙酮酸脱氢酶活性降低（除外继发因素）；③肌肉活检提示线粒体病特征病理改变

| 确诊：2条必备条件+1条确诊条件 | 可能：2条必备条件+1条支持条件 | 疑诊：2条必备条件 |

治疗：制订多学科。全面、个体化治疗方案
运动及营养方案的制订
鸡尾酒疗法：生物素、硫胺素、核黄素、叶酸、辅酶Q10、维生素E、硫辛酸等
针对性治疗
生酮饮食疗法

图4-6 诊疗流程

第六节 亚历山大病

【概述】

亚历山大病（Alexander disease，AxD）是一种由神经胶质纤维酸性蛋白（glial fibrillary acidic protein，*GFAP*）基因变异导致的罕见常染色体显性遗传、致死性脑白质营养不良性疾病，由Alexander医生于1949年首次提出，在大脑半球脑室旁、血管周围、软脑膜下、小脑及脑干广泛分布富含罗森塔尔纤维（Rosenthal fiber，RF）的星形细胞包涵体为其病理特点，主要影响双侧额叶。传统分型根据发病年龄分为3型，即婴儿型（<2岁）、少年型（2～12岁）、成人型（>12岁），其中51%为婴儿型，成人型最为罕见。婴儿型主要表现为巨颅畸形及精神运动迟缓，生存率为出生后数天至8～10岁；精神运动迟缓、行为倒退、痉挛性瘫痪、脑干症状（吞咽困难、构音障碍等）及癫痫发作是青少年型的特点，巨颅畸形很少在少年型中出现，青少年型病情进展较婴儿型慢，可存活10年至成年早期甚至更久；成人型主要表现为步态不稳，常以下段脑干及上段脊髓受累为主要表现。现多采用新的分型即1型和2型，1型是一种早发型AxD，在4岁以前发病，其主要特征是癫痫发作、大头畸形、运动和发育迟缓、脑病，以及头颅MRI提示病变主要位于前脑；2型在任何年龄发病，表现为眼动异常、腭

肌阵挛、延髓性麻痹症状、自主神经功能障碍、认知功能障碍及其他神经功能障，以及头颅 MRI 提示病变主要位于后脑。

【病因与流行病学】

GFAP 基因变异是导致 AxD 主要致病原因，GFAP 基因编码一种Ⅲ型中间单纤维蛋白，该蛋白构成成熟星形胶质细胞的中间斑块，为星形胶质细胞提供结构稳定性，并在星形胶质细胞运动中发挥重要作用，由于基因致病性变异导致这种中间单纤维蛋白聚合被破坏，并可能导致错误折叠的低聚物形成或可溶性单体的总量增加，GFAP 的泛素化和降解也可能因致病性变异而中断，αB 晶体蛋白（αB-crystallin）倾向与结构异常的纤维结合，其还能促进寡聚体解聚并逆转蛋白酶体抑制作用。高水平 GFAP 表达和聚集与 GFAP 丝氨酸 13 位点的磷酸化增加及胱天蛋白酯（caspase）-6 激活有关，磷酸化通常会导致 GFAP 解聚，并可能促进其代谢更新；然而，caspase-6 切割的 GFAP 产物倾向聚集，可能导致 RF 形成。支架蛋白网蛋白（plectin）及其结合蛋白，通常与中间纤维结合，可能会与错误折叠的 GFAP 寡聚体、组装中间体和纤维形成更大缠结，GFAP 和其他蛋白质及可能的核酸的聚集体或将会触发损伤相关分子模式受体和固有免疫反应，导致反应性星形胶质细胞增生。线粒体运动和功能受损（可能由中间纤维直接相互作用或通过 plectin 引起）及内质网结构改变可能导致代谢和氧化应激，导致应激小体形成，与应激小体相关的蛋白质，与 RF 部分共定位，提示应激小体可能为 RF 重要组成部分。AxD 被认为是一种原发性星形胶质细胞病，GFAP 基因致病性变异导致星形胶质细胞内蛋白聚集、蛋白酶体功能障碍、自噬激活、细胞运输功能缺陷等，从而引起星形细胞功能障碍及应激反应，这会影响其他类型细胞功能，最终影响神经系统功能。目前已有许多关于 GFAP 基因变异导致 AxD 的报道，接近 90% 的致病性变异是由整个编码序列中的单核苷酸错义点突变所致，此外一些小的插入和缺失、剪接变异也被确认为致病性变异。在星形胶质细胞细胞质内富含嗜酸性包涵体——罗森塔尔纤维为该病的典型病理改变。目前 AxD 患病在全球无种族差异，有文献提及 AxD 患病率为 1/270 万。

【临床表现】

AxD 目前有 3 种分型方法，根据发病年龄分为婴幼儿型、青少年型及成人型；根据发病年龄、主要症状及头颅 MRI 表现分为 1 型及 2 型；根据临床症状及影像学特征分为脑型、球脊髓型、混合型；尽管目前有多种分型方式，但 AxD 患者发病年龄越小，表型就越严重，预后越差。

1. 根据发病年龄分型

（1）婴儿型（＜2岁）：主要表现为巨颅畸形及精神运动迟缓，生存率为出生后数天至 8～10 岁。

（2）青少年型（2～12 岁）：主要表现为精神运动迟缓、行为倒退、痉挛性瘫痪、脑干症状（吞咽困难、构音障碍等）及癫痫发作，巨颅畸形很少在少年型中出现，青少年型病情进展较婴儿型慢，可存活 10 年至成年早期甚至更久。

（3）成人型（＞12 岁）：主要表现为步态不稳，常以下段脑干及上段脊髓受累为主要表现。

2. 根据发病年龄、主要症状及头颅 MRI 表现分型　①AxD1 型，早发型，在 4 岁以前发病，其主要临床症状类似于婴幼儿型，表现为癫痫发作、大头畸形、运动和发育迟缓、脑病，以及头颅 MRI 提示以双侧额叶为主的脑白质病变；②AxD2 型，在任何年龄发病，表现为眼动异常、腭肌阵挛、延髓性麻痹症状、共济失调、反射亢进、痉挛性截瘫、自主神经功能障碍、认知功能障碍、睡眠呼吸暂停，以及头颅 MRI 表现为幕下信号异常、延髓和（或）颈髓萎缩，据报道为蝌蚪样外观，幕上脑室周围白质异常。

3. **根据临床症状及影像学特征分型** ①脑型，核心症状为精神运动发育迟缓、智力迟钝、惊厥和大头畸形，核心 MRI 表现为以额叶为主的脑白质异常；②球脊髓型，核心症状为肌无力、反射亢进、巴宾斯基征阳性、构音障碍、吞咽困难和发音障碍，核心 MRI 表现为延髓和（或）颈髓信号异常或萎缩；③混合型，临床表现包括至少 1 项脑型核心症状及至少 1 项球脊髓型核心症状，头颅 MRI 表现包括脑型表现及球脊髓型表现。

【辅助检查】

1. **头颅 MRI 检查** AxD 患者需要进行头颅 MRI 检查，检查序列包括 T_1、T_2、弥散加权，以及增强 MRI，以额叶脑白质病变为主要表现，颞叶和枕叶相对保留，个别患者可伴有基底节和丘脑异常。国内有病例报道成人患者头颅 MRI 可表现为双侧侧脑室、第三脑室、中脑导水管、第四脑室周围、双侧岛叶皮质下及延髓的多发 T_2 高信号征象，提示白质脱髓鞘病变，并有胼胝体发育不全、小脑萎缩。以球脊髓受累为主要表现的患者，头颅 MRI 检查可见脑干、脊髓异常信号及萎缩，有文献报道下段脑干及脊髓萎缩可呈"蝌蚪状"改变；混合型患者可有额叶及下段脑干、脊髓同时受累表现。

2. **神经电生理检查** 对于癫痫发作患者，脑电图检查是必要的，对于共济失调患者，肌电图检查可提供与其他疾病导致共济失调鉴别诊断的相关依据。

3. **基因检测** GFAP 基因是目前发现的 AxD 唯一致病基因，由于目前的病例报道均为散发病例，故暂未发现相同的变异，GFAP 的杂合突变是导致 AxD 的主要病因，还包括 GFAP 的错义突变及纯合突变，目前相关的突变有 c.219G > A、p.Met73Ile、c. 619-1G > A、R70W、R258C 等，国内报道变异有 c.1249delG、c.262C > T、c. 1246C > T 等。

4. **一般检查** 血常规、肝肾功能、心电图、腹部彩超等可协助明确患者一般情况。

【诊断】

该病的诊断主要依据临床表现及特征性头颅 MRI 影像学表现，确诊需要进行 GFAP 基因检测。

影像学诊断依据：①基底节及丘脑异常；② T_1 加权像高信号、T_2 加权像低信号；③额叶优势的广泛白质异常信号；④脑干异常、累及中脑及髓质；⑤对比增强有以下一个或多个白质和灰质强化、齿状核、视交叉、额叶白质、脑室周围组织、穹窿、基底节、脑干、脑室内膜和丘脑。

【鉴别诊断】

1. **肯尼迪病** 该病常见发病年龄为 30～60 岁，可有吞咽困难、构音障碍表现，故需要注意鉴别，但该病为 X 连锁隐性遗传病，多为男性发病，且男性患者伴有感觉障碍、内分泌系统异常，表现为乳房发育、不育及糖尿病等，该病是由 Xq11-12 上的雄激素受体基因第 1 号外显子 CAG 重复序列异常扩增所致，MRI 显示白质广泛改变，可通过临床特点及基因检测等鉴别。

2. **遗传性痉挛性截瘫** 是一组以进展性双下肢肌张力增高和无力为特征的遗传性综合征，Ⅰ型患者发病年龄为 35 岁前，Ⅱ型患者 35 岁以后发病，单纯型患者可伴有括约肌功能障碍及轻中度感觉障碍，复杂型患者可伴有共济失调、智力障碍、精神发育迟滞、眼球震颤、皮肤色素变性、视神经萎缩、锥体外系症状等，故需要鉴别，该病遗传方式有常染色体显性遗传、常染色体隐性遗传、X 连锁遗传和线粒体遗传，目前已经确定有 80 多个致病基因，头颅 MRI 常无特异发现，有的病例可见脊髓萎缩或大脑皮质萎缩、胼胝体变薄，肌电图检查大部分患者下肢运动诱发电位消失或中枢运动传导时间延长，波幅降低，诊断此病根据临床症状、头颅 MRI 正常、家族史及基因检测，并需要排除其他疾病。

3. **肌萎缩侧索硬化** 是运动神经元病最常见类型，我国发病年龄高峰在 50 岁左右，临床以进行性发展的骨骼肌无力、萎缩及肌束颤动、延髓麻痹、锥体束征为主要表现，部分患者可伴有不同程度的认知和（或）行为障碍等额颞叶受累表现，临床查体及肌电图检查可见同时存在上下运动神经元损害表现，头颅 MRI 检查无广泛脑白质损害表现，根据病史、体征、肌电图等可诊断，基因检测不是该病诊断的必需项目。

4. 动眼神经麻痹　AxD2 型患者可有眼动异常，故需要注意与动眼神经麻痹相鉴别，可根据病史、是否合并其他症状及头颅影像学检查如脑血管影像学检查等相鉴别。

【治疗】

AxD 目前无特异性治疗，主要是多学科的对症支持治疗，以提高患者的生活质量。抗癫痫药物、质子泵抑制剂、抗痉挛药、膀胱训练、康复锻炼等，以及新生儿脑室-腹膜分流术可用于婴儿阻塞性脑积水患者的治疗。有报道称，一名成年 AxD 患者在长期静脉注射头孢曲松后临床有所改善。近期的动物模型采用 *GFAP* 靶向基因治疗可能有效。

【预后】

AD 的预后通常较差，病情会逐渐恶化，部分患者的生存期也可能受到影响。因此，一旦出现相关症状，患者应尽早前往医院进行详细检查，以便得到及时的诊断和治疗。如需用药，应在医师的指导下规范使用。

【诊疗流程】

诊疗流程见图 4-7。

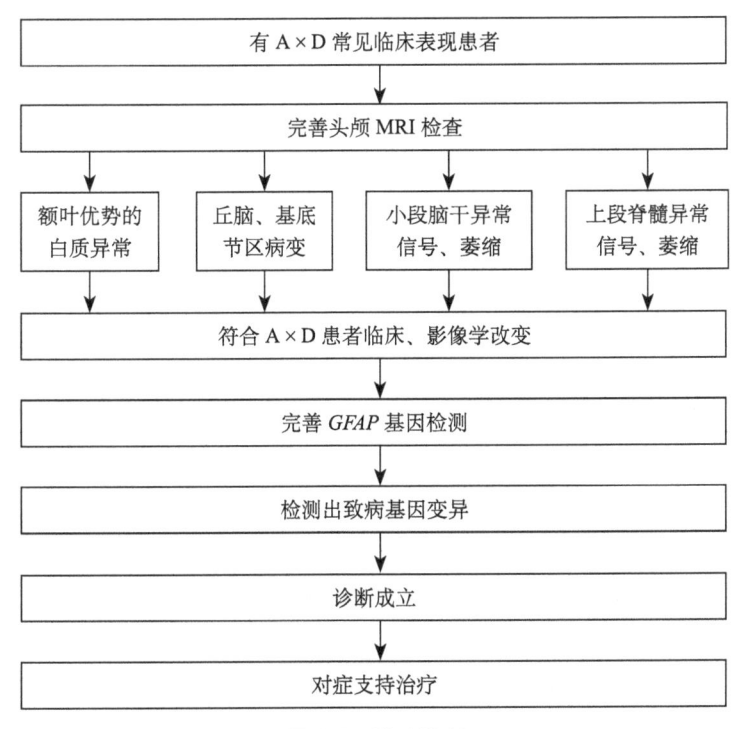

图 4-7　诊疗流程

第七节　海绵状脑白质营养不良

【概述】

海绵状脑白质营养不良也称为卡纳万病（Canavan disease，CD）或天冬氨酸酰化酶缺乏症，为常染色体隐性遗传病，由 Myrtelle Canavan 于 1931 年最先报道。本病主要临床特点是巨头畸形、发育迟缓及严重肌张力低下，这些症状常在出生后 3~5 个月被发现。随着患儿年龄增长，肌张力低下越来越严重，无法独坐、走路、讲话。低肌张力最终发展为痉挛。患儿常需要辅助喂食。患儿的预期寿命为 10 余岁。轻症或少年型表现为难以察觉的轻微发育迟缓。CD 目前无疾病修饰和根治方法，以对症支持治疗为主。

【病因与流行病学】

CD 由位于 17p13.3 上的天冬氨酰基转移酶（aspartoacylase，*ASPA*）基因致病性变异所致。*ASPA* 基因包含 6 个外显子，由 313 个氨基酸残基组成，分子量为 36kD，在大多数组织中表达。ASPA 蛋白负责将 N-乙酰天冬氨酸（N-acety aspartic acid，NAA）水解成天冬氨酸和乙酸，目前研究认为 CD 发病机制为 *ASPA* 基因致病性变异使 ASPA 蛋白构象发生改变使 ASPA 活性下降或失活，导致具有神经毒性的 NAA 在脑内特定区域聚集，导致特征性的髓鞘异常、髓鞘明显肿胀、星形胶质细胞空泡化，进而出现中枢神经系统功能障碍以及骨骼肌损害的临床表现。过多的 NAA 可进入血液循环，通过尿液排出。因此 CD 患者血浆、尿液和脑脊液中 NAA 水平显著升高。然而，积累的 NAA 导致海绵状变性的确切机制仍不完全清楚。

本病在所有种族人群均有出现，在德系犹太人群中发病率较高，为 1/13 500~1/6400，其他人群中发病率尚不明确。

【临床表现】

本病分为新生儿型（也称为先天型）、婴儿型及少年型。

1. 新生儿型 少见，出生不久即发现肌张力低、吸吮和吞咽困难，多于数周内死亡。

2. 婴儿型 最常见，常于出生后 6 个月出现发育迟缓、巨脑、肌张力低下，常伴有视神经萎缩、失明。随病情发展，肌张力增高，并伴智力低下、语言落后，多于幼年死亡。

3. 少年型 一般 5 岁后起病，主要表现有进行性运动、智力减退及巨头征、视神经萎缩和癫痫发作等。

【辅助检查】

实验室检查可发现血、尿中 NAA 升高；皮肤成纤维细胞培养检测天冬氨酰基转移酶活性明显降低。

头颅 CT 和 MRI 可见广泛脑白质脱髓鞘改变，中央区白质及皮质下白质均受累，随着病情进展，脑室周围白质萎缩。T_2WI 可见皮质下 U 形纤维、颅后窝、内囊和小脑白质弥漫性高信号。磁共振波谱分析显示 NAA 峰显著升高。

【诊断】

在 *ASPA* 基因发现之前，CD 的诊断除了临床表现外，由天冬氨酰基转移酶缺乏导致底物 N-乙酰-L-天冬氨酸在脑脊液、血液中病理性积聚，并在尿液中大量排泄。确诊主要依赖实验室检测尿 NAA 水平和头颅影像学检查及血白细胞中 ASPA 活性。由于 CD 患者尿 NAA 水平可为正常值数倍或百余倍，目前国内外尚无明确的尿 NAA 具体诊断标准值，检测值较正常人明显升高时常需要高度怀疑。

新一代测序技术的发展，可以快速进行 *ASPA* 基因突变检测，短时间内明确基因突变类型和来源，有助于进一步进行遗传咨询和产前诊断。目前，人类基因突变数据库报道的与 CD 基因相关的突变有百余种，突变形式多样，包括碱基的置换、缺失、插入等，但以错义突变和无义突变为主。两种主要的突变 E285A 和 Y231X 占犹太人群中染色体突变的 98%。A305E 是西欧英国、荷兰和德国患者中最普遍的突变。由于国内对该病报道较少，故其有无热点突变的情况尚不清楚。*ASPA* 基因测序可发现绝大部分致病性变异，亦可行全外显子组测序或多基因靶向捕获测序，同时检测其他类似遗传病基因致病性变异，必要时采用多重连接探针扩增等技术进一步检测缺失和重复变异。

【鉴别诊断】

CD 需要考虑与其他中枢神经系统脱髓鞘疾病相鉴别。

1. 肾上腺脑白质营养不良　典型表现为皮质下 U 形纤维受累，枕顶及侧脑室周边脑白质受累。

2. 亚历山大病　病程后期也表现为弥漫性损害，头颅磁共振波谱检查 NAA 水平正常。

3. 异染性脑白质营养不良　累及皮质下 U 形纤维，典型的"蝴蝶征"。

4. 佩梅氏病　可表现为脑萎缩，虎斑状高信号，典型累及 U 形纤维。

【治疗】

CD 目前无疾病修饰和根治方法。治疗目标为维持营养和水分摄入、保护气道通畅、预防癫痫、尽量降低肢体挛缩风险和抗感染。患者营养状况评估和疾病发展评估可用于指导临床治疗。对于伴有吞咽困难患者，胃造瘘可用于营养和水分摄入支持治疗，并降低由吞咽反射减弱所致的误吸风险。应用抗癫痫药物控制癫痫发作。物理治疗和体位转换有助于减少肢体挛缩和破溃风险。肢体痉挛患者可考虑肉毒杆菌毒素注射减轻症状。

CD 患者常表现为多功能受限情况，包括进食、行动和语言等，即使轻型患者，生活质量也不佳，因此需要多学科团队合作协助诊治。

【预后】

严重类型患者如新生儿型和婴儿型，预后不良，预期寿命缩短。对于轻型和青少年型患者，大部分可生存至青春期，并可能达到平均寿命。

【诊疗流程】

诊疗流程见图 4-8。

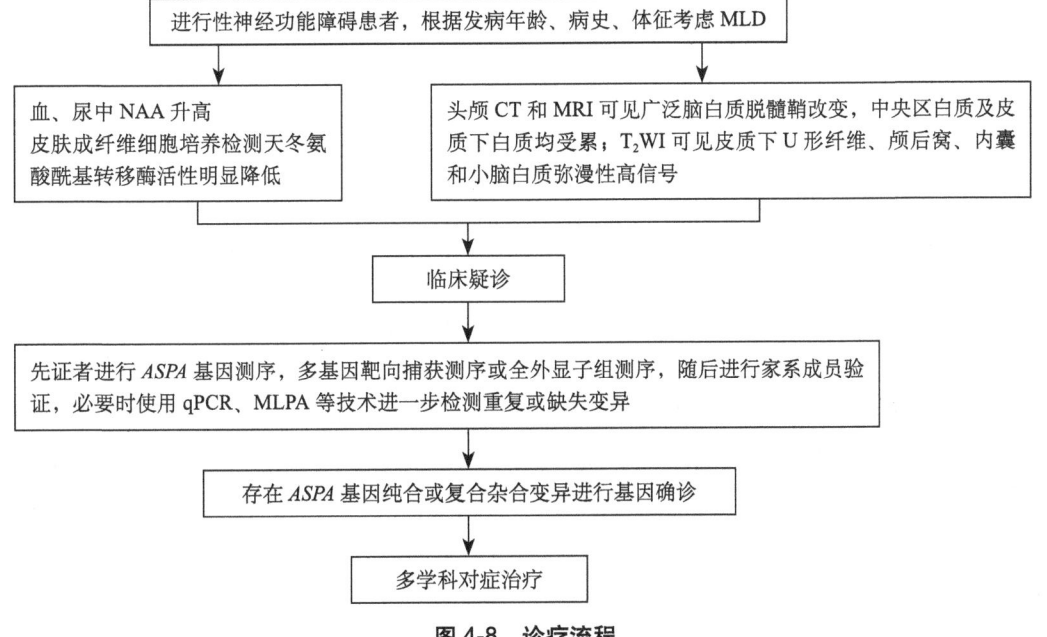

图 4-8　诊疗流程

第5章 脑血管病

第一节 伴皮质下梗死和白质脑病的常染色体显性遗传性脑动脉病

【概述】

伴皮质下梗死和白质脑病的常染色体显性遗传性脑动脉病（cerebral autosomal dominant arteriopathy with subcortical infarcts and leukoencephalopathy，CADASIL）是一种成年起病的进行性脑血管病，是最常见的单基因脑血管疾病，主要是由Notch受体3（Notch receptor 3，*NOTCH3*）基因致病性变异所致。起病年龄为30～60岁，临床表现为反复卒中发作、偏头痛、进行性认知功能下降和精神心理异常等。目前尚无特效药物治疗。

【病因与流行病学】

CADASIL是由位于19p13.12的*NOTCH3*基因致病性变异导致的遗传性脑小血管病。*NOTCH3*基因在成年个体中主要表达于血管系统，对血管平滑肌细胞的成熟和正常功能的维持起到重要作用。*NOTCH3*基因有33个外显子，95%以上的致病变异位于第2～24号外显子。大部分致病变异为累及半胱氨酸残基的杂合错义突变，导致胞外段表皮生长因子样重复结构域内半胱氨酸残基数目由偶数变为奇数，从而影响二硫键的配对，仅有少数致病变异不累及半胱氨酸残基。在高加索人群患者及我国北方患者中，第3、4号外显子是致病变异的热点区域，其次是第5、6、8、11、20号外显子。而在我国南方患者及韩国患者中，第11号外显子的p.R544C致病变异是热点变异。

CADASIL主要累及全身微小动脉，在中枢神经系统主要累及小的穿支动脉和软脑膜动脉。*NOTCH3*基因致病性变异通过不同途径引起小动脉病变：一方面，基因突变导致其编码的NOTCH3蛋白获得新的毒性作用，通过自聚集在细胞表面形成二聚体或多聚体，螯合在细胞外基质蛋白上，介导小血管壁内嗜锇颗粒（granular osmiophilic material，GOM）沉积形成并导致细胞基底膜增厚；另一方面，变异型NOTCH3蛋白失去正常功能导致血管平滑肌细胞内关键分子通路失调、细胞骨架结构紊乱、膜离子通道异常和细胞增殖能力改变等。综上所述，*NOTCH3*基因致病性变异导致脑小动脉结构与功能异常，引起脑血流动力学障碍，造成脑组织低灌注，从而出现腔隙性脑梗死、白质脱髓鞘及微出血，伴随扩大的血管周围间隙等病理改变。

CADASIL起病年龄主要为30～60岁。流行病学研究显示，该病多见于欧洲白种人，且在一些家族中有聚集现象。我国学者在2003年首次报道了通过基因检测和病理检查证实的CADASIL患者。

【临床表现】

CADASIL主要的临床表现是偏头痛、腔隙性脑梗死、情感障碍及血管性认知功能障碍，少数患者还可表现为癫痫、帕金森综合征样症状。随着疾病进展，患者可能出现残疾或因呼吸系统疾病死亡。同一家系的CADASIL患者临床表现可不相同。

1. 偏头痛　常为CADASIL的首发症状，CADASIL患者偏头痛的发病率要高于普通人群，先兆性偏头痛占比更高，主要是视觉先兆，表现为一侧或两侧闪暗点、闪光、亮点或视物变形、视物模糊等。偏头痛多在疾病早期出现，最早可于10岁之前出现，但发生偏头痛的平均年龄为30岁。患者可以表现为伴或不伴先兆的偏头痛。

2. 脑血管病　短暂性脑缺血发作或缺血性卒中是CADASIL最常见的临床表现，患者首次发生缺血性事件的年龄变异较大，平均发病年龄为40～50岁，表现为面部或肢体的麻木力弱、构音障碍和饮水呛咳等。患者在多次缺血性卒中后会遗留肌张力增高和肌力下降，导致独立行走能力逐渐下降，90%的患者在疾病晚期伴有步态异常。约3%的CADASIL患者会出现脑出血，在基底节、丘脑和脑叶均可发生，也可以作为该病的首发症状出现，过多的脑微出血灶、控制不良的高血压及抗凝或抗血小板药物的应用可能会增加自发性脑出血风险。

3. 认知功能障碍　是该病的另一主要临床表现，大部分患者在疾病的最后阶段都会出现一定程度的认知功能损害，其认知功能改变规律与其他血管性痴呆类似，早期以执行功能减退和信息处理速度减慢为主，语言流畅性和注意力受损也较多见，随着疾病发展，一些患者会出现即刻和延迟回忆的异常，疾病晚期可出现各认知领域的全面损害。

4. 精神症状　CADASIL的精神症状包括抑郁、焦虑、淡漠及较为少见的双相情感障碍和精神分裂样症状等，抑郁症是最常见的精神症状，少数患者以情绪障碍为首发症状。其他少见的精神症状包括攻击行为、冲动及精神分裂样症状。

5. 可逆性脑病　可出现在约10%的CADASIL患者中，可作为患者的首发症状出现。最常见的症状是幻觉、癫痫和局灶性神经功能缺损，大部分患者的症状可在3个月内完全恢复，超过50%的患者在脑病发作前和发作中有偏头痛或偏头痛先兆的表现。

6. 其他临床表现　CADASIL患者的眼底改变包括视网膜动脉管腔变窄、视网膜静脉管腔扩大、动静脉管壁增厚，且这些表现与颅内病变的程度相关。约10%的患者会出现癫痫发作，但较少出现癫痫持续状态，使用抗癫痫药可以有效控制症状。帕金森综合征样症状见于携带p.R1006C突变的患者，且对左旋多巴反应不佳。

【辅助检查】

1. 影像学检查　CADASIL临床表现多样，头颅MRI包括常规头颅平扫序列和微出血扫描序列，其改变如下。

（1）脑白质高信号是患者最早和最常见的影像学改变，35岁之后基本上所有的CADASIL患者都会有不同程度的脑白质高信号，分布在脑室周围白质、颞极、外囊、额顶区白质，U形纤维通常不被累及。

（2）腔隙性脑梗死是另一常见的影像学表现，出现在几乎所有疾病晚期的患者中，主要分布于半卵圆中心、丘脑、基底节和脑桥。

（3）脑微出血出现在约50%的我国患者中，主要分布在深部脑区。脑微出血数量与患者的年龄和MRI总病灶负荷呈正相关，高血压与脑微出血的发生独立相关，脑微出血负荷（微出血数量≥9个）与脑出血的发生独立相关。

（4）血管周围间隙扩大可出现在78%的患者中，主要位于颞叶、基底节和皮质下白质，其严重程度随患者年龄增长而增加，颞叶或岛叶下区扩大的血管周围间隙的严重程度与患者脑白质高信号的严重程度密切相关。由于CADASIL患者多无明确的血管狭窄和闭塞，脑血管造影不推荐，个别研究报道血管造影可能会增加患者神经系统并发症的风险。

2. **血液学检查** 血常规、血生化（血糖、糖化血红蛋白、血脂、血同型半胱氨酸水平、肝肾功能等），评估患者有无心脑血管病的危险因素。

3. **神经心理学和功能残疾评估** 蒙特利尔认知评估量表及简易精神状态检查量表可用于 CADASIL 患者整体认知功能的评估。更详细的认知功能评估包括对记忆力、执行功能、视空间、注意力、语言流畅性等认知领域的评估。汉密尔顿焦虑抑郁量表、淡漠评估量表等可用于患者精神症状的评估。改良 Rankin 量表评分、Barthel 指数等可用于对患者日常生活自理能力和残疾程度的评估。

4. **皮肤活组织检查** 电镜下观察到皮肤小动脉血管平滑肌细胞基底膜出现 GOM，可确诊为 CADASIL。

【诊断】

CADASIL 的诊断首先基于患者的临床表现，中年起病，反复出现缺血性卒中发作，伴或不伴先兆的偏头痛，进行性认知功能障碍及情感障碍等，家族史阳性患者应高度怀疑 CADASIL，但家族史阴性不能完全排除诊断，头颅 MRI 检查出现典型的影像学表现也应高度怀疑 CADASIL。基因及病理检查为诊断的金标准。当临床及影像学检查高度怀疑 CADASIL 时，建议行 NOTCH3 基因检测。皮肤或肌肉活检病理检查可发现小动脉或毛细血管平滑肌细胞出现 GOM 沉积，但病理检查结果敏感度低，病理结果阴性不能排除 CADASIL。故结合患者临床表现、影像学检查及基因或病理检查结果可诊断该病。

基因检测：对于首诊高度怀疑 CADASIL 的患者，可进行 NOTCH3 基因序列分析。可以采取包括各种遗传性脑血管病基因的靶向二代测序方法或全外显子组测序，有助于疾病的鉴别诊断。对检测到的变异，应根据美国医学遗传学与基因组学学会遗传变异分类标准与指南进行致病性判断。目前已报道的 NOTCH3 致病变异多为累及半胱氨酸的错义突变（如 p.R90C 或 p.C222G），所以当检测到的变异不影响半胱氨酸替换且缺乏家系共分离证据时，对其致病性的分析需要慎重。

【鉴别诊断】

1. **动脉硬化相关性脑小动脉病** 与长期高血压、糖尿病密切相关，其临床特征是进行性加重的认知障碍、步态障碍，MRI 可以发现弥漫性脑白质 T_2 高信号、腔隙性脑梗死及微出血，与 CADASIL 类似，但该类疾病一般没有颞极白质高信号，NOTCH3 基因检测可进一步鉴别诊断。

2. **原发性中枢神经系统血管炎** 在各个年龄段均可以发病，以中青年发病多见，常出现头痛、认知障碍和局灶性脑损害表现，与 CADASIL 表现相似，但原发性中枢神经系统血管炎头颅 MRI 可见皮质及皮质下白质多发病灶，可伴随皮质、皮质下及脑膜的强化改变，通常无颞极白质高信号，可与 CADASIL 鉴别，必要时完善 NOTCH3 基因检测。

3. **伴皮质下梗死及白质脑病的常染色体隐性遗传脑动脉病** 由 HTRA1 基因纯合突变或复合杂合突变引起。发病年龄比 CADASIL 略早，主要临床表现与 CADASIL 类似，患者常有秃头、腰痛及皮肤粗糙等神经系统外症状。头颅 MRI 表现为广泛脑白质病变、多发脑梗死，也可见双侧外囊和颞极白质病变。

【治疗】

CADASIL 目前缺乏特异性治疗，目前以对症治疗、提高患者生活质量、延缓疾病进展为主要目标。

1. **缺血性卒中** 目前缺乏针对 CADASIL 患者短暂性脑缺血或缺血性卒中的特异性预防或治疗药物。现有的预防措施主要基于常见的非心源性缺血性卒中的预防，即应用抗血小板药物如阿司匹林、氯吡格雷，以及控制同时存在的其他血管危险因素如高血压、糖尿病、高脂血症等，心脑血管危险因素，与早期发病和疾病进展有关，故应对患者进行健康宣教，改善生活方式，控制血压、血糖，做好患者一级预防。若患者存在大量脑微出血和高血压脑出血的危险因素，要慎重选择抗血小板或抗凝药物。

2. **偏头痛** 治疗方法与普通偏头痛类似，急性期可使用非甾体抗炎药如乙酰氨基酚、布洛芬等进行治疗，其对轻到中度偏头痛有效。偏头痛镇痛药如曲普坦类和麦角类药物可引起脑血管收缩和血管内皮损伤，故应避免应用于CADASIL的治疗。阿米替林、β受体阻滞剂、氟桂利嗪和托吡酯等可用于偏头痛患者的预防性治疗，但可能加重患者的情绪障碍和认知障碍症状，故临床使用需要谨慎。

3. **认知功能障碍** 常规用于治疗认知功能损伤的药物如乙酰胆碱酯酶抑制剂可用于治疗CADASIL的认知功能损害，但临床疗效尚不明确。多奈哌齐没有改善患者血管性痴呆评估量表评分，但对执行功能有一定的改善作用。

4. **精神症状** 抗抑郁药物如5-羟色胺再摄取抑制剂如氟西汀、帕罗西汀、舍曲林、氟伏沙明、西酞普兰等能改善患者的情绪障碍，促进患者神经功能恢复。双相情感障碍可以尝试给予喹硫平治疗，精神分裂样症状可以用利培酮、丙戊酸钠和氟哌噻吨治疗。

5. **其他** 症状性脑出血的处理与其他脑出血基本类似。CADASIL脑病多为自限性，临床以对症支持治疗为主，有病例报道在患者脑病急性期，使用甲泼尼龙冲击治疗可以促进临床症状缓解，但其安全性有待进一步评估。

6. **基因治疗** 对突变的 *NOTCH3* 基因进行改造或清除突变蛋白可能是治疗CADASIL最有希望的方法，目前尚处于探索阶段。

【诊疗流程】

诊疗流程见图5-1。

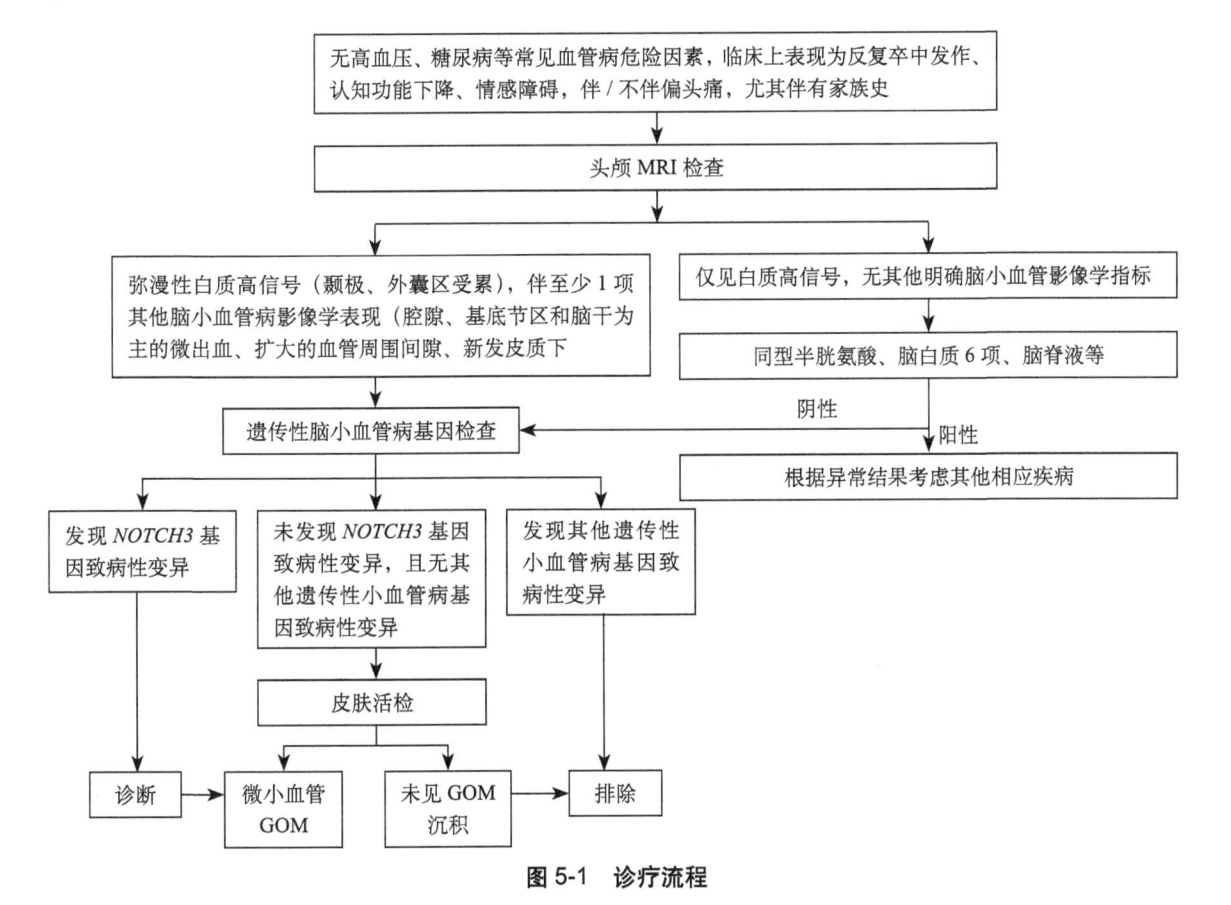

图5-1 诊疗流程

第二节 伴皮质下梗死和白质脑病的常染色体隐性遗传性脑动脉病

【概述】

伴皮质下梗死和白质脑病的常染色体隐性遗传性脑动脉病（cerebral autosomal recessive arteriopathy with subcortical infarcts and leukoencephalopathy，CARASIL）是一种罕见的遗传性脑小血管病，起病年龄为30岁左右，主要由HtrA丝氨酸肽酶1（HtrA serine peptidase 1，*HTRA1*）基因致病性变异引起。临床表现主要为痴呆、卒中并伴有腰痛和脱发等特征性症状，但缺乏血管危险因素。CARASIL的诊断需要依靠影像学检查特点、病理活检及基因检测，目前尚未无特异性治疗。

【病因与流行病学】

CARASIL主要是由*HTRA1*基因致病性变异导致的常染色体隐性遗传病。该基因位于10q26.13，由9个外显子组成，其中3～6号外显子是酶活性的关键区，属于HTRA蛋白家族丝氨酸蛋白酶，具有作为分子伴侣和丝氨酸蛋白酶的双重活性。HTRA蛋白家族为一系列丝氨酸蛋白酶，在体内广泛表达。HTRA1蛋白可参与MMP1（基质金属蛋白酶1）、MMP2（基质金属蛋白酶2）、TGF-β_1（转化生长因子β_1）、IGF（胰岛素样生长因子）和TSC2（Tuberin结节蛋白）等细胞中关键信号通路相关蛋白的生成和降解调节多种细胞功能。既往研究表明，变异型HTRA1蛋白导致的HTRA1酶活性降低、成熟TGF-β_1数量增多和TGF-β_1信号上调可能在CARASIL患者的脑小动脉病变中起关键作用。TGF-β_1是一种具有多种生物学活性的多肽类细胞因子，影响细胞的增殖、分化、黏附、转移、凋亡和细胞外基质合成，通过调节细胞外基质形成和聚集进而影响血管的生成和重塑。TGF-β_1的适当表达可促进损伤组织修复，而过量表达则与组织纤维化过程有关。该信号通路诱导的纤连蛋白结构域和多功能蛋白聚糖在CARASIL患者脑小动脉内膜中积累使其增厚，进而引起管腔狭窄，导致动脉硬化和血管重塑。此外，TGF-β_1还可调控头发毛囊的发育和骨骼形成。

【临床表现】

CARASIL神经症状出现在20～50岁，平均发病年龄约为32岁。主要临床症状如下。

1. **认知功能障碍** 多以遗忘起病，逐渐出现记忆力障碍、计算力下降、定向力障碍、性格改变和感情失控，后期表现为无言或无动、去大脑强直发作，无失语、失认、失用和昼夜颠倒等。

2. **脱发** 常发生于青少年时期或20岁左右，分布于前额、头顶，常为全头脱发，周身汗毛正常或轻度减少，可见皮肤角化、溃疡、干皮症和色素斑等。

3. **腰痛** 80%的患者有急性腰痛史，多因腰椎间盘突出，50%以上的患者腰椎退行性变。

4. **精神症状** 与CADASIL的表现不同，初期可出现性格改变，如易怒、不礼貌、情感易变、否认有病和固执等，抑郁很少见；疾病晚期人格仍保存，能表达感情，逐渐出现对周围事物不关心，缺乏自发性活动。

5. **其他** 多数患者可见假性延髓麻痹，一侧或两侧不对称的锥体束征，50%以上伴有肌张力增高，30%出现脑干症状如眼球运动障碍、眩晕和眼球震颤，1/3出现运动障碍，约1/5出现轻度感觉障碍，个别有痉挛、上肢神经痛、下肢远端肌萎缩和味觉障碍，对本病的诊断并无特殊意义。

【辅助检查】

1. **影像学检查** MRI检查包括常规头颅平扫序列、波谱序列及微出血扫描序列，其表现为双侧大脑半球脑室旁深部白质对称性病变及多发性皮质下梗死，呈弥漫性小灶性 T_1 低信号和 T_2 高信号改变，广泛分布于基底节、丘脑、脑干、胼胝体和外囊等部位。磁共振波谱成像显示 NAA 峰正常，而胆碱峰升高，前者提示不存在神经元变性，后者符合缺血导致的脱髓鞘改变。随着疾病进展，可观察到大脑皮质、丘脑和小脑存在弥漫性脑萎缩及脑叶和非脑叶微出血，在疾病晚期阶段未发现 U 形纤维破坏。脑磁共振血管造影和常规血管造影未提示任何异常病理变化。SPECT 提示额叶灌注不良。脊髓 MRI 显示在颈椎和腰椎部位椎弓根病变和椎间盘退行性改变。

2. 病理学检查　CARASIL 主要累及脑白质和脑基底节的小动脉。病理学改变包括：中膜严重玻璃样变，平滑肌细胞大量缺失，内膜纤维化增厚，内弹力层透明变性、断裂及管腔向心性狭窄；脑白质区明显髓鞘苍白，皮质下 U 形纤维保存；光学显微镜下未发现中性粒细胞，电子显微镜下未发现嗜锇颗粒，也无淀粉样蛋白沉积，这可用来与 CADASIL 相鉴别。此外，还可发现弥漫性和局灶性白质髓鞘苍白，血管内膜玻璃样变，导致血管平滑肌细胞大量坏死。CARASIL 的脑部小血管会出现动脉狭窄，但偶尔可见节段性扩张。

【诊断】

1. 结合目前病例报道进行的总结显示，当存在以下情况时应考虑 CARASIL：青年患者出现腰痛和中心型脱发，早年出现急性复发性腰痛，腰椎 MRI 或 X 线检查显示脊柱僵直和椎间盘病变；随后出现脑小血管病临床表现，缺乏脑小血管病危险因素，应考虑 CARASIL；如果合并常染色体隐性遗传家族史，应高度怀疑 CARASIL。

2. 当头颅 MRI 出现脑小血管病改变，双侧桥臂小脑中脚出现弓形高信号时，也应考虑该病的可能。

3. 当临床和影像学检查疑诊 CARASIL 时，应进行 *HTRA1* 基因测序，发现致病变异应进行家系验证，以确定为双等位基因致病性变异。

4. 基因检测：对于疑诊 CARASIL 患者，有家族史者，可以采取包括各种遗传性脑血管病基因的靶向二代测序方法或全外显子组测序。发现 *HTRA1* 基因致病性变异时应进行家系验证，以确定为双等位基因致病性变异。

5. 当基因检查结果不明确时，可以进行外周组织微小动脉病理检查，发现血管壁 HTRA1 蛋白表达下降有助于验证 *HTRA1* 基因致病性变异的致病性。

【鉴别诊断】

1. 皮质下动脉硬化性脑病（Binswanger 病）　55～65 岁发病，有长期严重高血压病史，临床上以反复卒中发作、阶梯式进展的血管性认知功能下降为主要表现，无 *Notch3* 基因致病性变异，血管壁无颗粒样物质沉积。

2. 伴皮质下梗死及白质脑病的常染色体显性遗传脑动脉病　临床表现与 CARASIL 类似，但无秃头、腰痛及皮肤粗糙等神经系统外症状。头颅 MRI 表现为颞极孤立 T_2 高信号，基因检测为 *Notch3* 基因致病性变异，病理学检查电子显微镜下可见颗粒样物质沉积。

3. 肾上腺白质营养不良　为常染色体 X 连锁隐性遗传病，以视力及行为异常为最常见首发症状，可出现癫痫、听力丧失、皮质脊髓束损害及痉挛性截瘫。小儿多见，成人起病变异型极少，也有秃头。病理无血管病变，生化检查显示血极长链脂肪酸升高。

【治疗】

本病无特异性疗法。对 CARASIL 患者的治疗主要是针对痴呆、步态障碍、脱发、腰痛等临床症状进行对症支持治疗。

1. 可以给予抗血小板药物进行二级预防，如阿司匹林、氯吡格雷等，有报道应用噻氯匹定治疗可使卒中发作停止，但缺乏证据证明其有效性。

2. 如存在步态障碍和锥体束征，患者可能需要助行器或药物如巴氯芬和替扎尼定。

3. 对于精神和心理障碍患者，可以给予抗抑郁或抗精神病药物。

4. 如果脊椎病变严重，患者因脊髓压迫而出现神经功能缺损，矫形治疗可能有助于缓解症状。

5. 此外，遗传咨询是疾病管理的重要组成部分。以实际帮助、情感支持和咨询为形式的支持性护理适合受影响的个人及其家庭。

【诊疗流程】

诊疗流程见图 5-2。

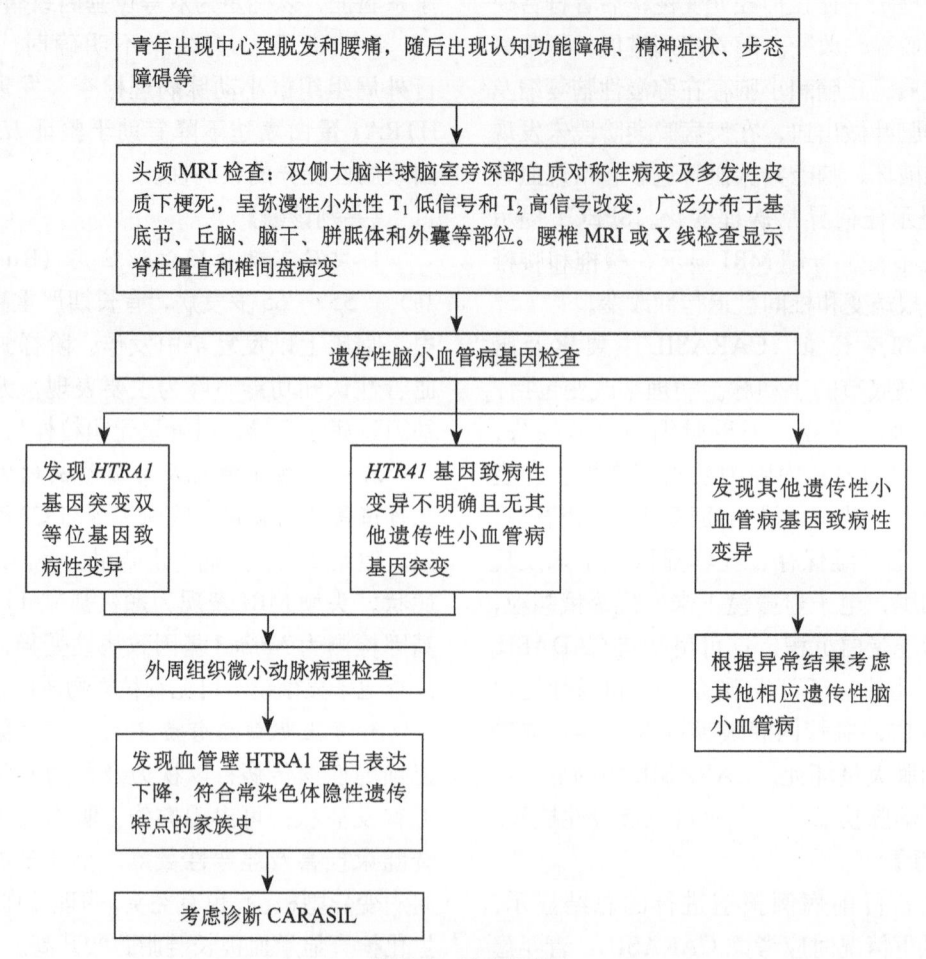

```
青年出现中心型脱发和腰痛，随后出现认知功能障碍、精神症状、步态障碍等
                    ↓
头颅 MRI 检查：双侧大脑半球脑室旁深部白质对称性病变及多发性皮质下梗死，呈弥漫性小灶性 T₁ 低信号和 T₂ 高信号改变，广泛分布于基底节、丘脑、脑干、胼胝体和外囊等部位。腰椎 MRI 或 X 线检查显示脊柱僵直和椎间盘病变
                    ↓
         遗传性脑小血管病基因检查
    ↓              ↓              ↓
发现 HTRA1    HTR41 基因致病性    发现其他遗传性小
基因突变双    变异不明确且无其    血管病基因致病性
等位基因致    他遗传性小血管病    变异
病性变异      基因突变
    ↓                              ↓
外周组织微小动脉病理检查      根据异常结果考虑
    ↓                          其他相应遗传性脑
发现血管壁 HTRA1 蛋白表达      小血管病
下降，符合常染色体隐性遗传
特点的家族史
    ↓
考虑诊断 CARASIL
```

图 5-2 诊疗流程

第三节 视网膜血管病伴白质脑病

【概述】

视网膜血管病伴白质脑病（retinal vasculopathy with cerebral leukoencephalopathy, RVCL）既往也称为伴视网膜-肾病-卒中的遗传性小血管病，是一种罕见的常染色体显性遗传病。RVCL 通常被认为是一种脑小血管病，早期表现为视觉损害和肾功能障碍，眼科检查发现黄斑水肿伴毛细血管排空和中央凹周微血管病性毛细血管扩张。患者常有血尿和蛋白尿，病变累及全身血管，以中小动脉病变为主，特别是视网膜、肾和脑血管。临床表现为进行性病程，反复脑卒中发作，可伴有痴呆、偏头痛、癫痫发作及精神症状、进行性视力下降、蛋白尿及肾功能损害、雷诺现象等。头颅 MRI 显示额叶为主的多发性脑白质病变。视网膜血管病变与脑白质营养不良，包括伴有视网膜病-肾病-卒中的遗传性内皮细胞病（hereditary endotheliopathy with retinopathy, nephropathy and stroke, HERNS)、脑视网膜血管病和遗传性血管性视网膜病过去被认为是3种不同的疾病。但在2001年Ophoff等通过连锁分析首次将这3种疾病的致病基因定位到相同的3p21位点。最终，研究者于2007年证实这3种疾病的致病基因均为3p21.1—p21.3的三素修复核酸外切酶1 (three prime repair exonuclease 1, *TREX1*) 基因C端的移码致病性变异所致。此后这3种疾病被统称为RVCL。分子遗传学检测证实 *TREX1* 基因C末端的移码致病性变异即可明确诊断。目前尚无有效的HERNS治疗方案和措施。

【病因与流行病学】

HERNS是由3号染色体短臂 *TREX1* 基因致病性变异所致。该基因编码304个氨基酸的DNA外切酶，参与DNA修复和清除受损的核酸。在生理条件下，该酶定位于细胞的细胞质，也可定位于内质网上，通过清除一系列底物以维持正常的细胞功能。该基因致病性变异可导致Aicardi-Goutières综合征、系统性红斑狼疮、冷纤维蛋白原血症和RVCL。其C末端移码致病性变异导致产生定位错误的截断蛋白，不能发挥正常的清除功能，进而引起全身多系统病变和临床症状。但是 *TREX1* 基因移码致病性变异导致颅内病变机制尚不明确。但一项针对颅内血管反应性的研究表明，与不携带致病性变异的家族成员及健康对照者相比，RVCL患者脑灰质和白质脑血管反应性降低，而且此种情况在40岁的患者中最为明显，且患者灰质脑血管反应性与白质病变体积相关，推测脑血管反应性受损可能在RVCL的病理生理过程中发挥重要作用，并可能成为脑血管疾病严重程度的早期生物标志物。

迄今为止，RVCL国内外均少见报道，缺乏流行病学资料。

【临床表现】

本病临床主要表现为视网膜血管病及神经系统受累、肝肾损害，随着对该病的认识不断深入，发现其可累及全身多个系统。目前，已报道的确诊患者中最小年龄为15岁。患者首次发病年龄多为30～50岁，60岁后发病者相对少见。

主要临床表现如下。

1. 视网膜血管病变　视网膜血管病变引起的症状是RVCL患者最常见的表现。患者表现为视力下降和（或）视野缺陷，病情呈进展趋势，严重者可出现失明。眼底检查早期改变包括毛细血管扩张、微动脉瘤和棉絮状斑点，进一步加重时可出现视网膜失灌注，特别是在中央凹周围，最终发展为明显的视网膜缺血，同时视神经盘可有新生血管发生，此为玻璃体积血的常见原因。视网膜荧光素血管造影显示视网膜灌注下降，特别是黄斑区域显著，导致中心视力丧失、毛细血管扩张和近中心凹毛细血管闭塞。因此，新生毛细血管性青光眼及黄斑水肿为视网膜血管病的常见并发症。

2. 神经系统病变　目前所报道的患者均有神经系统受累。临床表现按发病概率依次为局灶神经功能缺损症状、认知障碍、头痛/偏头痛、精神症状、癫痫。局灶神经功能缺损症状可表现为偏瘫、感觉障碍、失语、偏盲、失用。认知功能障碍常表现为记忆力下降、判断困难，严重者出现痴呆。头痛出现在伴有视力损害和（或）脑病症状的患者，多表现为偏头痛发作。精神症状表现为焦虑、抑郁、冷漠、易怒或其他。

3. 肾脏病变　肾脏疾病通常以肌酐轻中度升高和轻度蛋白尿为特征，但在某些家系中也可以很严重甚至危及生命。

4. 其他　另有消化道出血、皮肤雷诺现象、甲状腺功能减退、股骨头坏死、皮疹、扩张型心肌病等少量报道。

【辅助检查】

1. 实验室检查　血常规可见血红蛋白下降。血生化可见肌酐、尿素氮、尿酸升高。

尿常规可见蛋白尿。

2.影像学检查　RVCL主要影响脑白质，且白质萎缩与病程呈线性关系，额叶是最常见的受累部位，其次是脑室周围和皮质下，胼胝体受累少见，幕下受累罕见。头部CT呈低密度改变，除周围水肿及占位效应外，有50%以上的病灶出现钙化。头颅MRI病灶呈T_1低信号及周围水肿，也可以出现在脑室周围和深部白质，弥散受限通常发生于病灶中央部分，这种现象表明小血管发生了改变。

3.眼底检查　视网膜病变的早期特征是毛细血管扩张、微动脉瘤和棉絮状斑点，而在晚期阶段出现中央凹周围毛细血管闭塞和新血管形成。部分患者可合并黄斑水肿和新生血管性青光眼。

4.病理组织学检查

（1）脑组织病理：多显示脑室周围白质明显受累，特别是额顶叶区，脑干、小脑部分受累。主要表现为受累部位缺血性坏死伴淋巴细胞和浆细胞浸润，可见反应性星形细胞增生。在大面积白质缺血损伤的区域，颗粒状钙化/灶性钙化尤为明显，并可见髓鞘脱失。内皮细胞增生、血管壁病变导致管腔不同程度狭窄甚至管腔闭塞。

（2）视网膜组织病理：与眼底检查一致，镜下可见视网膜动脉壁增厚，呈透明状，可见神经破坏灶。在一些病例中，病理过程发展为视网膜出血和新生血管形成。

（3）肾组织病理：肾小球内皮增生、系膜稀疏、红细胞碎片和毛细血管内微血栓，毛细血管壁增厚、肾小球基底膜增厚，血管壁出现纤维蛋白样坏死。电子显微镜显示增厚分离的肾小球基底膜，最终导致肾小动脉硬化、局灶性或弥漫性肾小球硬化。

【诊断】

1.主要诊断标准

（1）血管性视网膜病变[早期伴有视网膜出血、视网膜内微血管异常和（或）棉絮状斑点]。

（2）MRI上伴有局灶性和（或）弥漫性神经系统损害征象、伴有结节性强化的T_2高信号和（或）T_2高信号伴边缘强化，占位效应和周围水肿。

（3）常染色体显性遗传家族史与中年发病的临床表现。

（4）基因检测 TREX1 基因C末端移码致病性变异以确定诊断。

2.诊断支持标准

（1）颅脑CT可见钙化点和（或）MRI可见白质区域点状T_2高信号，非特异性年龄相关性白质高信号罕见。

（2）微血管肝病（结节状再生）。

（3）微血管肾病（肾动脉或小动脉硬化，肾小球硬化）。

3.可能相关的特征

（1）与失血和（或）慢性疾病一致的贫血。

（2）胃肠道出血。

（3）高血压。

（4）有或没有先兆的偏头痛。

（5）雷诺现象（典型的轻度）。

基因检测：分子遗传学检测（二代测序）证实 TREX1 基因C末端移码致病性变异即可明确诊断。需要注意RVCL相关 TREX1 基因致病性病变主要位于C端特定区域。利用Sanger测序可发现绝大部分RVCL相关致病性变异，也可利用全外显子组测序同时鉴别其他遗传性疾病。在已报道的 TREX1 基因致病性变异中V235fs和T249fs为热点致病性变异位点。

【鉴别诊断】

1.艾卡迪-古特雷斯综合征（Aicardi-Goutières syndrome，AGS）　24%的AGS家族有 TREX1 致病性变异。AGS最常影响大脑和皮肤，在出生时或出生后不久就发现严重的神经功能障碍，表现为肌肉痉挛、肌张力障碍、癫痫发作、皮质盲和进行性小头畸形。神经系统影像学检查可见基底神经节钙化和早发脑白质异常。AGS与HERNS均可出现颅内钙化灶及脑白质病变，但前者发病年龄早，实验室检查发现干扰素表达上调，基因检测发现其致病性变异位点不同，可与 HERNS 相鉴别。

2. 脱髓鞘疾病　两者均可出现神经系统受累及视力下降，头颅影像学表现也有相似之处，易误诊。但 RVCL 患者颅脑 CT 病灶呈低密度伴钙化，弥散加权成像上病变倾向中央弥散受限。而脱髓鞘疾病 CT 上呈低密度改变，弥散加权成像上外周弥散受限多见。同时详细的全身表现、家族史、体格检查、血和脑脊液水通道蛋白（AQP）4 抗体分析、寡克隆区带、激素及免疫抑制治疗反应等均有助于两者鉴别。对于鉴别困难者，可进行 *TREX1* 基因检测。

3. 认知功能障碍　HERNS 患者的神经系统受累可表现为认知功能下降，需要与其他原因所致的认知功能障碍相鉴别，尤其对于高龄患者。前者作为一种多系统受累的常染色体单基因遗传病，一般有家族史，且患者均伴有视网膜及肾脏受累证据。其他原因包括肿瘤、感染、外伤、代谢性疾病、脑积水、神经系统变性病等，通过临床特点、实验室检查及影像学检查鉴别，必要时可进行 *TREX1* 基因检测。

【治疗】

目前为止，没有有效的 RVCL 治疗方案和措施。在很大程度上 RVCL 治疗是姑息治疗，这意味着旨在减少疼痛和其他临床症状，缓解症状。针对各系统损害，可给予对症支持治疗。视网膜血管病变可采用激光治疗，可预防和减缓视力损害进展。黄斑水肿可能对贝伐珠单抗有反应。终末期肾病需要肾替代治疗（包括肾移植）。可酌情考虑使用皮质类固醇治疗脑血管源性水肿。

【诊疗流程】

诊疗流程见图 5-3。

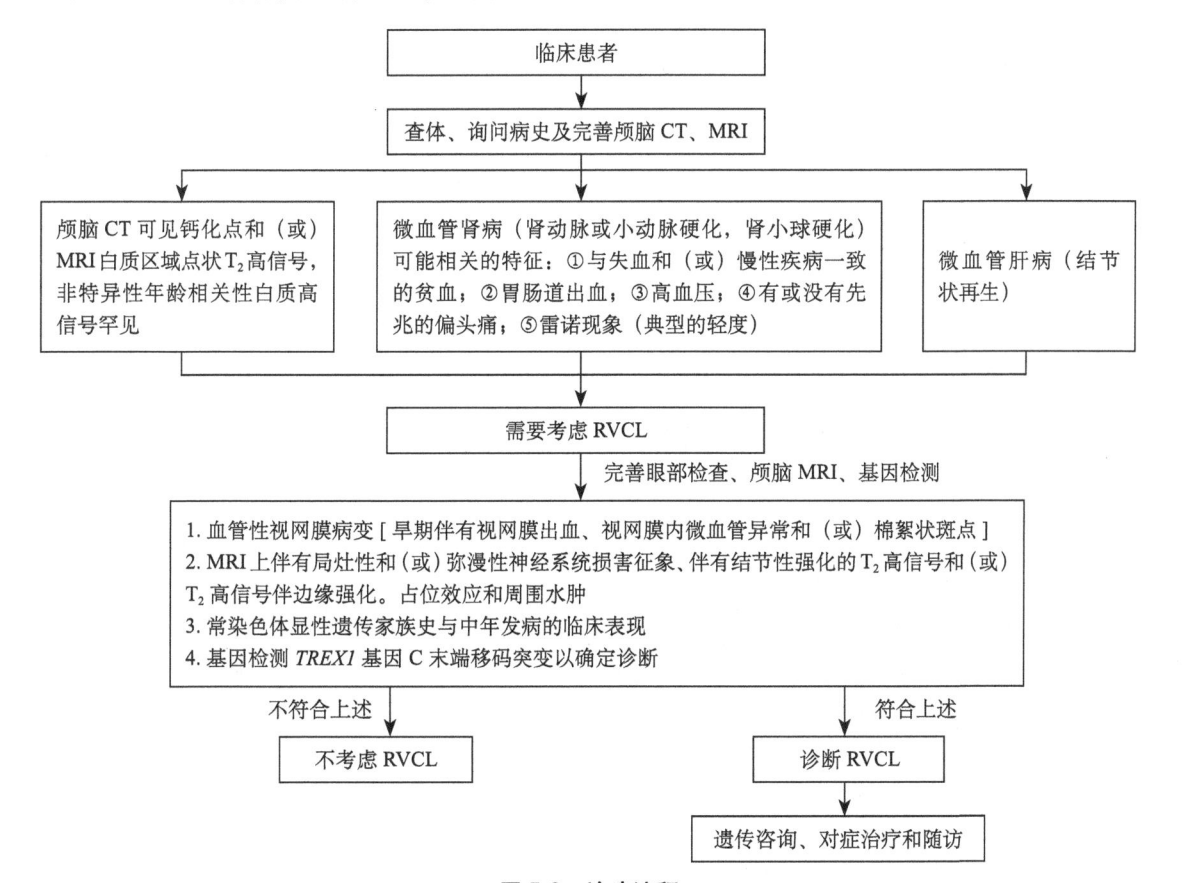

图 5-3　诊疗流程

第四节 法布里病

【概述】

法布里病（Fabry's disease，FD）又称为弥漫性躯体性血管角化瘤（angiokeratoma corporis dittusum），因 1898 年 Anderson 和 Fabry 各报道 1 例得名，是一种罕见的 X 连锁遗传病，白种人相对多见，东方人较罕见。其特征性临床表现复杂多样，可涉及皮肤、肾脏、心脏、神经系统、胃肠道，出现针尖至粟粒大暗紫红色斑丘疹，压之不褪色，皮肤干燥，少汗；神经系统受累表现为四肢阵发性烧灼样疼痛及麻木感，遇热或运动时疼痛加重，遇冷缓解。本病预后较差，一般于 40 岁左右死于心脑血管意外或尿毒症。由于临床上除特征性皮肤及神经系统受累表现外，其他器官受累均缺乏特征性表现，易漏诊、误诊，且本病死亡率高，需要引起各科医师重视，熟悉该病临床特征，提高诊治水平，减少死亡发生。

【病因与流行病学】

X 染色体长臂 Xq22 上 *GLA* 基因致病性变异致 α- 半乳糖苷酶 A 部分或完全缺乏，使神经酰胺三聚己糖不能完全分解，沉积于血管内皮细胞造成损害。

FD 属于溶酶体贮积病。正常情况下，人体细胞溶酶体中 α- 半乳糖苷酶 A 可水解神经鞘脂类化合物，绝大部分为三己糖神经酰胺（GL）-3 末端的 α- 半乳糖残基，而 FD 患者位于 Xq22 染色体上编码 α- 半乳糖苷酶 A（α-Gal A）的 *GLA* 基因致病性变异（目前已发现大于 800 种），导致 α-Gal A 功能部分或全部缺失，从而引起 GL-3 降解受阻，进而 GL-3 在心、肾、肺、眼、脑和皮肤等多种器官的神经及血管等组织细胞溶酶体中堆积，造成相应的缺血、梗死及功能障碍。

FD 男女均可发病，男性多见，女性一般为杂合子，儿童或青少年发病，患病率为 1/40 000～1/11 700，男性患病率为 1/60 000～1/40 000，男性症状严重，寿命通常会减少 15～20 年。

【临床表现】

FD 常表现为多器官、多系统受累，男性重于女性患者。由于 α-Gal A 底物 GL-3 沉积是一个渐进的过程，因此该病的临床表现也随着年龄增长而常累及不同的器官。

1. **皮肤** 是常见受累器官之一，典型皮损为针尖至粟粒大暗红色斑丘疹，压之不褪色。其好发于躯干、四肢、生殖器，一般无瘙痒、疼痛等不适，且随年龄增长，皮损会逐渐增多。但并非所有患者均有皮损，因此诊断此病时需要注意。

2. **肾脏** 也是常见受累器官之一，表现为蛋白尿、血尿、肾功能不全，甚至发展为肾衰竭，需要肾脏替代治疗。终末期肾脏疾病是引起死亡的最常见原因之一，因此有研究指出在 FD 患者中，早期诊断和治疗在肾脏疾病管理中占非常重要的部分。

3. **心脏** 表现为心律失常、心肌纤维化、心肌肥厚、瓣膜损伤、心肌缺血。在心脏病变中，左心室肥厚被认为是最常见表现。一般认为在 FD 患者中心肌纤维化和心肌肥厚同时发生，但 Annalisa Sechi 等通过病例研究得知在 FD 患者中两者不一定同时发生。严重者可表现为心绞痛、心肌梗死和心力衰竭。其多为疾病的晚期表现和主要的死亡原因。

4. **神经系统** 表现为肢端感觉异常及阵发性烧灼样疼痛，疼痛在遇热或运动时加重，遇冷减轻，记忆力减退，脑血管病变（脑出血、脑栓塞等），血管运动障碍（手变苍白或四肢潮红），共济失调，发作性眩晕，少汗等。FD 的一个标志性症状是在疾病早期阶段出现周围神经系统疼痛，原因是周围小神经纤维发生特发性病变，且通过应用 α- 半乳糖苷酶 A 基因敲除小鼠作为 FD 疾病模型，在啮齿动物中探讨了 FD 患者出现周围神经系统疼痛的分子水平变化，为疼痛感受器在 FD 患者中高度兴奋提供了分子水平证据。在 FD 男性中，小神经纤维受损与疾病的恶化相关。FD 患者常见死因是心脏及肾脏疾病，脑血管病变常为脑出血、脑梗死等，蛛网膜下腔出血很少见。

5. 胃肠道症状　腹痛、食欲缺乏、反复胃肠道炎症等。

6. 眼　表现为视力减退、角膜营养不良、角膜混浊等，并可影响眼部血管，引起相应病变。

【辅助检查】

1. 实验室检查　早期常规生化检查并无特殊提示。肾脏受累时可出现蛋白尿和肾功能异常，其也是很多患者就诊的主要原因。特征性检查为采集外周血白细胞、血浆（血清）或培养的皮肤成纤维细胞进行 α-Gal A 酶活性检测，其活性降低，血和尿中 GL-3 水平升高，[且血浆中 GL-3 代谢产物球形三酰基鞘鞍醇（Lyso-GL3）升高] 可临床诊断大部分患者，但确诊需要 GLA 基因检测。

2. 影像学检查　缺乏特征性改变。部分合并脑出血或脑梗死患者可出现相应颅脑影像学改变。心脏超声检查可能会提示肥厚型心肌病，主要表现为左心室肥厚，需要结合实验室检查及病理检查。

3. 基因检测　基因测序作为诊断该病的金标准。可提取外周血、头发毛囊或其他组织，提取 DNA 进行 GLA 相关基因检测。

4. 病理检查　表现为肾脏、皮肤、心肌和神经组织内广泛糖鞘磷脂结晶沉积，偏振光下呈双折光的十字形，光镜下可见相应的组织细胞空泡改变，电镜下表现为组织细胞（如肾小球足细胞、肾小管上皮细胞、血管内皮细胞和平滑肌细胞、心肌细胞、神经节细胞及皮肤汗腺细胞等）胞质内充满嗜锇"髓样小体"。

【诊断】

典型的临床、病理表现有重要的提示诊断作用。血清 α- 半乳糖苷酶 A 活性检测不但可以提示诊断该病还可以反映和预测疾病的严重程度，GLA 相关基因检测是该病诊断的金标准。

【鉴别诊断】

不同器官受累需要与相应的疾病进行鉴别。

1. 与肾脏疾病的鉴别　如出现蛋白尿和肾功能不全，需要与原发性肾小球肾炎或其他继发性肾小球疾病进行鉴别。尿沉渣检查可见有脂质包涵体的细胞超微结构，如发现含有典型包涵体和游离髓磷脂体的完整细胞，镜检尿沉渣常可见内含双折光脂质的泡沫样上皮细胞，此脂质细胞在偏光镜下形似马耳他十字架，对本病具有提示意义，肾脏穿刺组织病理检查能较好鉴别。

2. 与心脏疾病的鉴别　心脏受累的患者需要与其他原因导致的肥厚型心肌病、淀粉样变、心律失常、心功能不全进行鉴别，免疫固定电泳、心肌活检、相关酶学及 GLA 基因检测有助于鉴别。

3. 与消系统疾病的鉴别　消化道症状需要与肠胃炎、消化不良、肠易激综合征和铅中毒等疾病相鉴别，胃肠镜检查、重金属及毒物检测有助于除外相关疾病。

4. 与神经系统疾病的鉴别　年轻患者出现严重的痛性神经病变或有癫痫、偏瘫、人格与行为改变，伴进行性肾心血管和脑血管的功能障碍，应想到本病，头颅 MRI 可早期发现脑损害，应及时进行相关酶学及基因检测以确诊。

5. 其他　周围神经性疼痛需要与幼年型类风湿关节炎、雷诺综合征和其他原因导致的感觉神经病等相鉴别。关节 X 线检查、免疫指标检查和相关酶学检查有助于鉴别其他疾病。

【治疗】

FD 治疗包括疾病特异性治疗和非特异性

治疗。理想的治疗方案是结合特异性和非特异性治疗，且由涉及多专业的有经验的医师定期随访。

1. **非特异性治疗** 主要针对各器官受累情况给予相应的处理，所有非特异性治疗均来自于临床经验、非随机对照研究。例如，蛋白尿、高血压患者，可服用血管紧张素转化酶抑制剂或血管紧张素受体拮抗剂。终末期肾衰竭患者，可进行血液透析、肾移植[不宜选择致病基因携带者的肾脏（多为亲属）作为供肾]。短暂性脑缺血发作或脑梗死患者，可采取缺血性卒中二级预防药物治疗。皮肤血管角质瘤患者，一般无须特殊处理，如患者需求，可考虑激光治疗。

2. **特异性治疗** 酶替代治疗，即利用基因重组技术体外合成 α-Gal A 替代体内缺陷的酶。目前进入临床的产品有两种，一种是阿加糖酶α（agalsidase-α），另一种是阿加糖苷酶β（agalsidase-β）。目前推荐不论年龄或是否为携带者，只要有临床症状，即应开始酶替代治疗，阿加糖酶α 0.2mg/kg，每2周1次，或者阿加糖酶β 1.0mg/kg，每2周1次。对于已透析或肾移植患者，也应给予酶替代治疗，其可有效改善肾外症状，提高生活质量，更能延缓该病进展。主要药物不良反应为输注反应，表现为皮疹、头痛、腹痛和发热等，甚至出现过敏性休克，通常可经对症治疗而有效缓解。妊娠期、哺乳期女性患者和合并严重并发症的患者不建议给予酶替代治疗。

【诊疗流程】

诊疗流程见图 5-4。

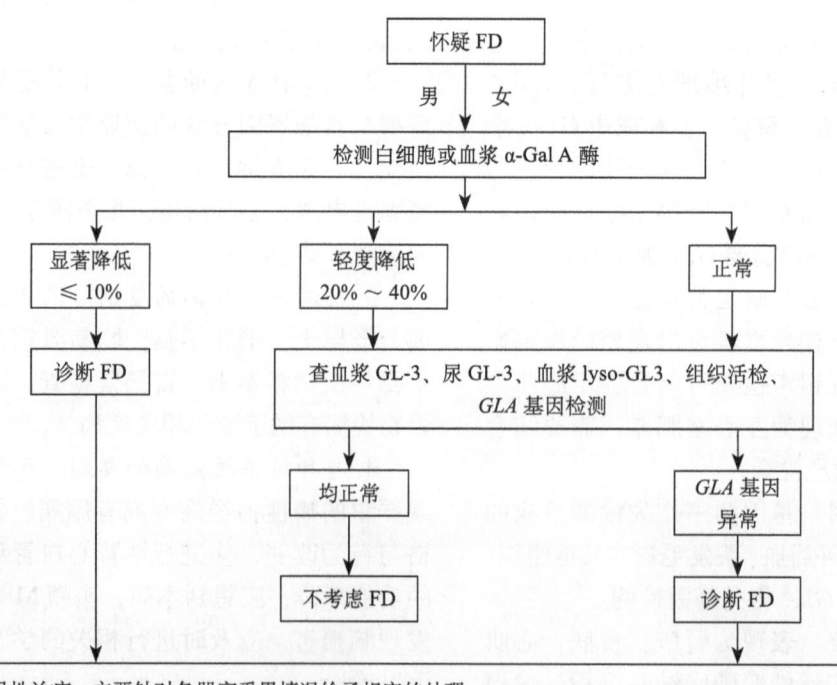

图 5-4 诊疗流程

第五节 弹性纤维假黄瘤

【概述】

弹性纤维性假黄瘤（pseudoxanthoma elasticum，PXE）是一种罕见的以弹性纤维进行性变性、钙化为主要特征的常染色体遗传病，分为显性遗传及隐性遗传，其具体发病机制尚未完全阐明，目前多认为主要由 *ABCC6* 基因致病性变异引起，该基因定位于16p13.1，其表达异常可导致嗜弹性纤维物质增加，之后弹性纤维扭曲、成团，最终导致钙质和其他矿物质在靶器官内沉积。皮肤、眼底、心血管等多器官和系统可受累。本病确诊必须结合病史及相关检查，如皮肤病理检查显示弹性纤维变性伴钙化、眼底检查显示视网膜血管样条纹改变、基因检测提示 *ABCC6* 基因致病性变异可确诊。目前尚无特异性治疗，以对症治疗为主。

【病因与流行病学】

本病属于全身弹力纤维障碍，病因迄今不明。多数学者认为与先天性因素、内分泌及代谢障碍有关。有以下假说。

1. 遗传因素　根据本病多有家族史这一事实，因而认为本病与遗传有关。PXE多数为常染色体隐性遗传病，发病与16p13.1上的 *ABCC6* 基因致病性变异有关，导致皮肤、眼和心血管等器官和系统广泛弹性纤维变性、钙化。

2. 内分泌障碍　甲状腺或胸腺肥大、卵巢功能障碍，可以引起本病，因而本病可能与内分泌障碍有关。

3. 代谢障碍　有学者对本病进行皮肤组织学检查发现有弹性纤维形成和代谢异常。也有学者发现病变的皮肤胶原含量和前胶原脯氨酸羟化酶活性降低。

全球PXE患病率为1/56 000～1/25 000，男女比例约为1：2，多见于年轻女性。

【临床表现】

本病好发于青年女性，主要有皮肤损害、心血管损害、消化道病变、眼部病变、神经精神病变、肾脏病变。

1. 主要临床表现

（1）皮肤损害：一般发生于青少年期，但也可见于出生后不久。皮疹对称，好发于颈部两侧、脐周、腋窝、腘窝和腹股沟等部皱褶处，亦可见于口腔、鼻腔黏膜，偶可见于阴道或直肠黏膜。皮肤增厚、弹性差、松弛。皮疹呈针头大到豆大，为淡黄色至橘黄色丘疹或小结节，多成簇分布或融合成网状。一部分毛孔扩大，如"拔毛的鸡皮"，外观呈橘皮样。也有报道表皮发生钙化或发生穿透性皮肤变性者。部分患者可有皮肤过度伸展，但不一定有皮疹。

（2）心血管损害：包括周围血管病、高血压、冠心病和内膜纤维化与钙化。当下肢动脉受累时，患者可出现脉搏减弱或消失、间歇性跛行。约1/3的病例有心绞痛发作，但发生急性心肌梗死和猝死者较少。充血性心力衰竭可能与多种因素有关，血管病变和心内膜纤维化都可引起心力衰竭，高血压和冠心病也是促发心力衰竭的重要因素。

（3）消化道病变：在小儿期，可反复发生消化道出血。其原因可为消化道溃疡或食管裂孔疝。胃镜检查可发现消化道黏膜改变与皮肤改变相似。另外，有的患者可出现胃肠扩张与脱肛等。

（4）眼部病变：眼底视网膜血管呈线纹状，为本病的特征性改变。这种改变表现为有较血管粗的灰白色线纹，于视神经盘周围呈不规则的环状或放射状分布。视网膜出血可引起视力障碍。随着年龄增长，可发生增生性改变、色素沉着、网状黄斑、脉络膜玻璃样变性、视网膜血管损伤。当黄斑部受累时，可出现严重视力减退。眼底改变多数与皮肤改变、消化道反复出血同时发生。

（5）神经精神病变：可由脑血管病变引起脑梗死、脑出血，表现为轻度偏瘫、智力异常、癫痫等症状。

（6）肾脏病变：肾内和肾外动脉均可发生病变，肾血管受累可导致高血压。

本病可与甲状腺功能亢进症、糖尿病、佩吉特病合并存在。亦有学者认为本病与马方综合征、艾-唐综合征有一定关系。

2. 分型　根据遗传方式，可将本病分为4型。

（1）常染色体显性遗传Ⅰ型：表现在四肢屈侧出现橘皮样外观，伴有高血压、心绞痛、间歇性跛行等严重循环障碍及眼部症状。

（2）常染色体显性遗传Ⅱ型：特征性表现有淡黄色丘疹、高血压、间歇性跛行、眼部症状、皮肤伸展性增加及高腭弓等。

（3）常染色体隐性遗传Ⅰ型：特征性表现有皮疹、皮肤伸展性增加、高血压、眼部症状如蓝巩膜及高腭弓和全身多个关节松弛等。女性病例多有上消化道出血。

（4）常染色体隐性遗传Ⅱ型：仅有皮肤伸展性增加，而无皮疹及全身内脏合并症。

【辅助检查】

1. 实验室检查　反复消化道出血的患者可有不同程度的贫血，合并甲状腺功能亢进症者，甲状腺激素会升高。

2. 病理检查　皮肤活检早期以弹性纤维钙质沉着为主，中、后期在真皮中部的弹性纤维有肿胀、断裂、退化等改变，并有大片钙质沉着。该检查对确诊具有重要价值。

3. 心电图检查　可排除和及时了解心脏受累情况，严重者可有明显的心律失常。

4. 眼底检查　早期发现视网膜血管损伤。

5. 影像学检查

（1）X线检查：检查是否存在左心室肥大，当有心功能不全时，可显示为心力衰竭的X线征象。

（2）血管造影：肢体动脉造影及冠状动脉、脑血管造影可显示管腔是否狭窄或闭塞。

6. 基因检测　采用全外显子组测序，存在 *ABCC6* 基因致病性变异，同时合并PXE皮肤损害、皮肤病理检查显示弹性纤维变性伴钙化、视网膜血管样条纹其中任意一项可确诊。

【诊断】

本病的临床表现比较特殊，典型皮损出现后诊断即容易确立。若需要确诊，必须结合病史及相关检查。根据日本皮肤病协会弹性纤维假黄瘤临床实践指南（2017年修订版），诊断标准见表5-1。

表5-1　弹性纤维假黄瘤诊断标准（2017年修订版）

内容	具体标准
诊断项目	1. 皮肤损害 2. 皮肤病理检查显示弹性纤维变性伴钙化 3. 视网膜血管样条纹 4. *ABCC6* 基因突变
诊断	确诊：1 或 2+3。 可能：单独 1 或 2，或单独 3
其他	符合"可能"的标准，同时存在 4 可确诊；排除其他疾病

【鉴别诊断】

1. 弹性假黄瘤样真皮乳头层弹性纤维溶解症　多见于60岁以上的老年女性，皮肤损害与PXE相似，但无眼部及心血管损害，组织学弹性纤维染色显示特征性真皮乳头层带状弹性纤维网溶解，无钙化；皮肤松弛症以眼睑、面颊及颈部周围皮肤松弛为特征，无黄色丘疹和斑块，系统受累可表现为肺气肿和胃肠道憩室形成，组织学表现为真皮弹性纤维减少、颗粒状变性和断裂。

2. 日光性弹性组织变性综合征　临床表现为淡棕色或灰黄色斑块，多皱纹，伴散在或多发的开放性黑头粉刺和囊性结节，病理表现为真皮上部弹性纤维粗大并相互缠绕成团。

3. **白色纤维性丘疹病** 表现为多发光滑且不累及周围毛囊的白色丘疹，病理显示真皮中、上部胶原纤维束增厚，部分患者真皮弹性纤维减少。

【治疗】

该病是一种遗传性疾病，目前尚无特异性治疗方法。治疗涉及多学科协作，以改善症状为主，提高患者生活质量。

1. **皮肤损害的治疗** 皮肤损害主要影响患者美观，目前报道的治疗包括整形手术、注射胶原蛋白、二氧化碳激光治疗等。这些治疗可一定程度上改善症状，但均不可逆转皮损进展。整形手术包括皮下除皱和颈部皮肤提拉，主要不良反应为伤口愈合不良和瘢痕形成；局部注射胶原蛋白可短暂减轻患者皱纹，但仅能维持数月；二氧化碳激光治疗也可适度改善皮损情况，但需要多次操作，主要副作用为色素沉着和皮肤炎症反应。

2. **眼部并发症的治疗** 抗血管内皮生长因子是治疗PXE血管样条纹的脉络膜新生血管、改善眼部症状的首要选择，近年来应用较多，并有逐渐取代激光光凝术或光动力疗法（PDT）等的趋势。目前使用的抗血管内皮细胞生长因子药物有贝伐珠单抗、雷珠单抗和阿柏西普，可有效预防新生血管形成，降低失明发生率。

3. **血管并发症的治疗** 目前针对血管钙化的治疗主要包括步行锻炼（如间歇性跛行，体育锻炼有助于延缓疾病进展）、药物治疗等。针对PXE动脉钙化目前指南推荐以应用降脂药物为主，应用较多的是阿托伐他汀钙。

4. **系统性抗异位钙化治疗** 随着PXE发病机制研究的逐步深入，抗异位钙化成为潜在治疗靶点。目前多种药物正处于研发阶段，包括镁、双膦酸盐等，其治疗重点是减少或抵消PXE患者过度钙化，并减缓或中断疾病的临床进展。

5. **基因治疗和ABCC6基因靶向治疗** 针对ABCC6基因调控治疗目前处于动物实验及细胞实验阶段，其将是治疗PXE的希望。

【诊疗流程】

诊疗流程见图5-5。

```
┌─────────────────────────┐
│    临床表现考虑PXE       │
└─────────────────────────┘
              ↓
┌─────────────────────────┐
│ 完善皮肤病理检查、眼底检查、基因检测 │
└─────────────────────────┘
              ↓
┌─────────────────────────┐
│ 1. 皮肤病理检查显示弹性纤维变性伴钙化 │
│ 2. 视网膜血管样条纹       │
│ 3. ABCC6基因突变         │
└─────────────────────────┘
        ↓              ↓
┌──────────────┐  ┌──────────────┐
│ 符合1+2或1+3或│  │ 不符合上述，不│
│ 2+3确诊PXE    │  │ 考虑PXE       │
└──────────────┘  └──────────────┘
        ↓
┌─────────────────────────┐
│ 目前尚无特异性治疗方法。治疗涉及多学科协作，│
│ 以改善症状为主，提高患者生活质量 │
└─────────────────────────┘
```

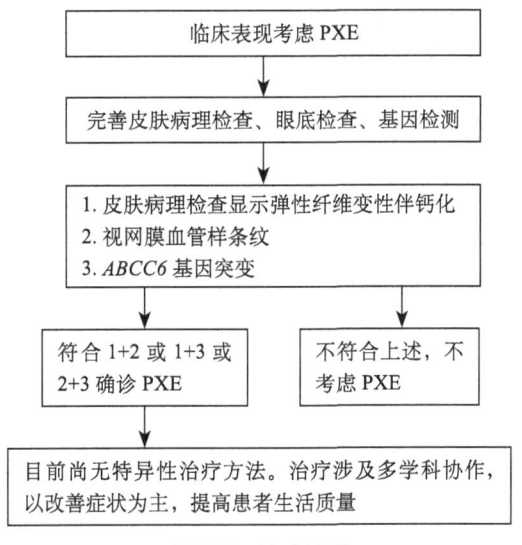

图 5-5 诊疗流程

第六节 遗传性海绵状血管瘤

【概述】

颅内海绵状血管瘤（cerebral cavernous malformations，CCM）是一种较为隐匿的先天性血管畸形，CCM占所有脑血管畸形的5%~15%，仅次于脑动静脉畸形。根据发作类型CCM分为散发型和家族遗传型，55%的CCM有明显的家族遗传史。临床表现为癫痫、颅内出血、局灶性神经功能缺失。临床以主要影像学诊断结合病理及基因检测明确。治疗方法主要有保守治疗、手术切除及放射治疗。

【病因与流行病学】

CCM目前病因仍不完全清楚，其发病率据国内文献报道为0.4%~0.8%，国外为0.16%~0.5%。有阳性家族史，通常表现为多发性病变。家族遗传型病例和基因突变有关，主要为 CCM1/KRIT1、CCM2/MGC4607 和 CCM3/PDCD10 3 个基因发生了突变，破坏了细胞内皮之间的连接，导致小血管渗透性改变，从而引起血管畸形。目前已鉴定出 100 多个不同的 KRIT1 突变，30 个 CCM2 突变和 20 个 PDCD10 突变，大多数 CCM 基因突变导致过早终止密码子或大的缺失等"功能丧失"突变。KRIT1、CCM2、PDCD10 单独突变可以导致 CCM，又有研究发现可能存在 KRIT1-CCM2-PDCD10 复合体。颅内多发海绵状血管瘤患者为常染色体不完全显性遗传。散发病例可能与放射线、外伤、颅内感染等外界诱发因素相关。CCM 的平均发病年龄为 42.7 岁，女性占 52%。

【临床表现】

CCM 的临床表现差异比较大，可发生于任何年龄，多见于 20～50 岁患者。大部分患者在临床上无任何症状和体征，轻微头痛或头晕可能是唯一主诉，常因此或体检时行影像学检查而发现本病，除头晕、头痛外，CCM 还可以表现出以下症状。

1. 癫痫 为最常见的初发症状，CCM 病灶反复的微小出血导致含铁血黄素沉积、胶质增生和炎症反应，进而形成致痫灶，皮质 - 皮质下病灶导致的癫痫发生率较高。

2. 脑出血 从尸检、手术标本或影像学检查常可发现病灶内有不同程度的出血。出血常见部位为额颞叶，其次为脑白质深部，20% 发生于幕下，以脑桥和小脑半球多见。不同程度的出血是出现各种神经功能缺失的基础，不同病变的位置有不同的局灶性神经系统表现。

【辅助检查】

1. 影像学检查 头颅 CT 可见边缘清楚、斑片状或结节状高密度影，部分病灶内可见钙化，但无占位效应，周围一般无水肿，较大的病灶可有轻度水肿。CT 可以发现伴有出血或钙化的病变，但对较小的病变缺乏敏感性和特异性，因此不是诊断病变的主要方式。MRI 是诊断该病的主要检查，包括常规头颅平扫序列、梯度回波序列及微出血扫描序列。主要表现为桑葚状或网格状混杂信号团，周围以低信号带环绕，低信号环主要是血栓及病灶周围的含铁血黄素沉积产生的顺磁效应，在所有的成像序列中均为黑色低信号。CCM 畸形血管团的供血动脉和引流静脉均为正常管径的血管，瘤内的血流速度缓慢，故脑血管造影不能显示畸形血管团病灶。

2. 基因检测 对于家属史阳性或影像学检查发现多发 CCM、不伴相关的静脉畸形或大脑未受辐射病史的患者，或多发 CCM、有阳性家族史患者，建议采用 Sanger 测序或二代测序对 CCM1-3 基因进行基因检测，然后进行缺失 / 重复分析。

3. 血管病理学检查 CCM 是由内皮细胞扩张的小血管团构成，其血管壁由结构不正常的胶原形成的基质组成，形状不定，这些小血管没有肌层和弹性纤维，包埋于胶原基质中，没有神经元，其内没有脑组织，其外观似红紫色树莓，剖面呈充满血液的薄壁海绵状，边界分叶状，且界限分明，常伴有钙化，含铁血黄素沉着及胶质增生，血管间无神经纤维组织。

【诊断】

由于 CCM 临床表现差异较大，诊断主要依靠影像学检查结合基因检测、病理检查明确。临床上常用 Zabramski 分型诊断，根据海绵状血管瘤的不同病理类型及出血时期，在 MRI 表现上分为 4 型（表 5-2）。

【鉴别诊断】

1. 自发性脑出血 有高血压、动脉瘤等相关病史，与 CCM 急性出血 CT 上表现相似，MRI 上范围更广泛、信号更均匀，无网格状混杂信号并伴有环形水肿带。

2. 动脉瘤 属于脑外的血管畸形，多数患者无症状或出现突发头痛、癫痫等情况，常因破裂、蛛网膜下腔出血而就诊，出血吸

表 5-2　CCM 分型

分型	MRI 特点	病理改变
Ⅰ型	T_1WI 病灶中心高信号，T_2WI 等或高信号，周围低信号环	病灶处于亚急性出血期，周围含铁血黄素沉积和胶质增生
Ⅱ型	T_1WI 和 T_2WI 病灶中心呈混杂信号，周围有低信号环	呈爆米花样或桑葚样外观，病灶反复出血和血栓形成
Ⅲ型	T_1WI 和 T_2WI 均呈等或低信号，T_2 周围低信号环	核心为慢性出血期，含铁血黄素沉积于核心区及周边
Ⅳ型	T_1WI 和 T_2WI 序列难以显示，GRE 显示点状低信号	毛细血管扩张期，微出血

收后，因血流呈流空信号，磁共振血管成像（MRA）、数字减影血管造影（DSA）均可显示动脉瘤的位置、大小及形状。

3.脑动静脉畸形　是脑动脉与脑静脉相通的一种先天性脑血管畸形，也可以破裂出血，造成头痛症状或癫痫发作，或者局灶性神经功能缺失。从症状上难以鉴别，但脑血管造影检查很容易鉴别。CCM 在脑血管造影上常不显影，而动静脉畸形在脑部可见一团异常的流空信号影，可以看见动静脉之间的短路、静脉早期显影。病理检查也可以将两者鉴别开。

【治疗】

1.手术治疗　主要取决于出现症状的位置和严重程度，包括难治性癫痫、进行性神经功能恶化、脑非重要功能区的 1 次严重出血，或至少 2 次脑部重要功能区的严重出血。对于接受癫痫手术的患者，应进行含铁血黄素环的清除。由于残瘤出血的风险增加，建议术后 72h 内进行 MRI 检查。

2.立体定向放射外科治疗　不能手术治疗或手术治疗风险较高时，可以通过释放 γ 射线有效缩小病灶。

3.药物治疗　目前还没有治疗 CCM 的有效药物。首次癫痫的患者，可以抗癫痫治疗。对于部分头痛患者，可给予对症镇痛治疗。

4.保守治疗　对于无症状的 CCM，尤其位于功能区、深部或脑干区域的 CCM 及多发无症状 CCM 患者，可以进行定期随访。

第6章 累及多系统疾病

第一节 肝豆状核变性

【概述】

肝豆状核变性（hepatolenticular degeneration，HLD，OMIM277900）又称 Wilson 病（Wilson's disease，WD），是一种常染色体隐性遗传的铜代谢障碍疾病。1912年其被 Kinnear Wilson 首次定义。临床表现多样，主要以肝脏损害、神经精神系统病变、肾损害、溶血、骨关节异常和眼部异常等为特征。若早发现、早诊断、早治疗，可较好地控制病情，拥有正常的生活和寿命。

【病因与流行病学】

WD 由位于 13q14.3 的铜转运 P 型 ATP 酶（ATPase Cu^{2+} transporting beta polypeptide，*ATP7B*）基因突变导致。*ATP7B* 基因长约 80kb，编码区 4.3kb，含 21 个外显子，编码 ATP7B 蛋白，参与铜的跨膜转运。ATP7B 蛋白主要在肝脏表达。正常情况下，ATP7B 蛋白一方面转运铜至反高尔基体网络并与铜蓝蛋白前体结合，形成功能性全铜蓝蛋白入血；另一方面转运铜至胆道由胆汁通过粪便排泄多余的铜；只有少量通过肾脏排泄。由于 95% 的铜排泄是通过肝脏进行的，*ATP7B* 基因突变时导致 ATP7B 蛋白转运铜出现障碍，使肝脏合成铜蓝蛋白减少及胆道排铜障碍，铜在肝脏过量沉积，引起肝细胞损伤、肝脏脂肪变性，铜还可激活肝星状细胞，加速肝纤维化。铜沉积超过肝脏储存量时则以游离铜的形式进入血液，沉积于神经系统、肾脏、关节、角膜及皮肤等其他器官和组织，导致多器官损害。

我国尚无 WD 的全国性流行病学调查数据。在全球范围杂合 *ATP7B* 突变基因携带者频率约为 1/90，广泛引用的 WD 患病率为 1/30 000。

【临床表现】

根据 WD 的发病机制，铜会积聚于不同器官或组织中，因此 WD 患者临床表现多样，主要表现为肝脏和（或）神经系统受累，此外，还可出现眼部异常、溶血、肾损害、肌肉骨关节异常等多种临床表现（图6-1）。

WD 可在任何年龄起病，主要以儿童、青少年多见，5～35 岁是常见发病年龄，但发病年龄 3～85 岁均有报道。

1. 肝脏损害　肝脏通常是 WD 最先受累的器官，以肝脏受累为主要表现的 WD 发病相对较早，大部分患者在 10～13 岁起病。患者通常都存在不同程度的肝损伤，轻者可只有组织学损伤。根据肝损伤轻重程度及病程长短不同，临床上可表现为无症状者偶然发现转氨酶升高、肝脾大、溶血性黄疸、脂肪肝、急性肝炎、急性肝衰竭、慢性肝病、肝硬化等。

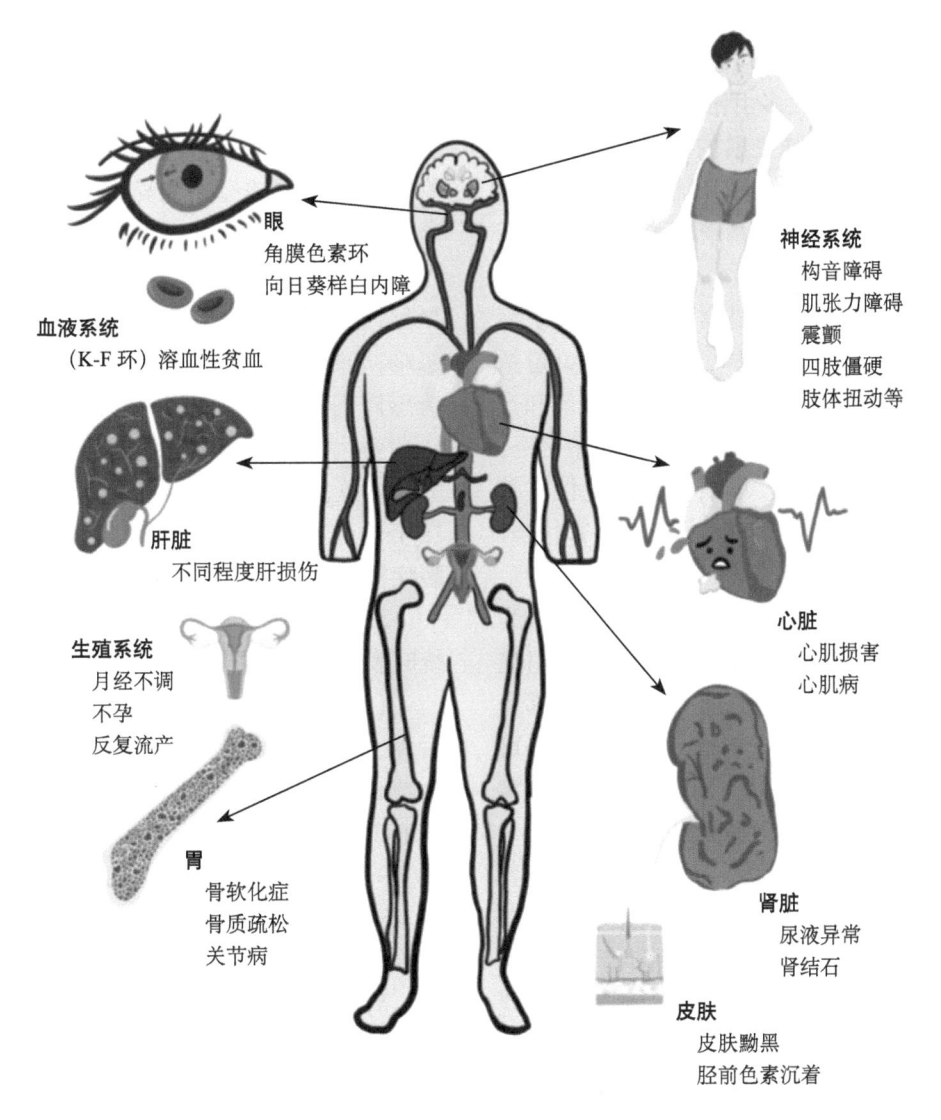

图 6-1　WD 损害多个器官系统的临床表现

（1）急性肝炎：与其他病因所致的急性肝炎类似，患者可出现不明原因的转氨酶升高、黄疸、食欲缺乏、恶心、乏力和肝区不适等。部分轻症患者经护肝降酶等治疗可好转，一些重症患者病情可迅速恶化并发展为肝衰竭。

（2）急性肝衰竭：WD 所致急性肝衰竭大多发生于儿童和青少年，女性多见。临床常表现为肝脏合成功能受损、黄疸、凝血功能障碍和肝性脑病等，且常有以下特点：抗人球蛋白试验阴性的溶血性贫血，常伴有急性血管内溶血的特征，如发热、血红蛋白尿等；对维生素 K 治疗无效的凝血障碍；迅速进展至肾衰竭（血液尿酸正常或降低）。此阶段病情进展迅速，病死率高，常需要肝移植治疗。

（3）慢性肝病、肝硬化：慢性肝病的临床症状缺乏特异性，常表现为乏力、食欲缺乏、黄疸、精神萎靡、腹胀、全身水肿等；查体可见面色晦暗、肝掌等慢性肝病体征；实验室检查提示转氨酶、胆红素升高。随着病情发展，逐渐进展至肝纤维化、代偿或失代偿期肝硬化，可出现脾大、脾功能亢进、腹水、食管胃底静脉曲张、肝性脑病等。

2. 神经、精神系统表现　WD 的神经系统表现极其多样，大多由锥体外系受累所致，但也有锥体束和小脑受累的。神经系统症状可轻微，也可能快速进展，而在数月内导致严重失能。大多数神经系统受累患者至少有1种下述特征。

（1）构音障碍：是最常见的神经系统症状，发生率为 85%～97%，类型不一，包括共济失调型构音障碍（不规则的词语间隔和音量），以及徐动型、发声过弱型或痉挛型言语。

（2）肌张力障碍：早期多为局灶性、节段性，逐渐发展为全身性，呈扭转痉挛状态，可严重影响日常活动能力，随着病情进展，晚期常并发肢体严重挛缩。局灶性常表现为眼睑痉挛、颈部肌张力障碍（斜颈）、书写痉挛及呈现出夸张笑容的肌张力障碍性面部表情（痉笑面容）。此外，局灶性肌张力障碍可能累及声带（发音障碍）、构音肌群（构音障碍）或吞咽肌群（吞咽困难）、流涎等。

（3）震颤：可在休息时或活动时发生，表现为静止性震颤、动作性震颤或意向性震颤，多为姿势性或动作性震颤，静止性震颤较为少见，也可见振幅较小的细颤，而粗大不规则的震颤最常见。严重的姿势性震颤呈"扑翼样震颤"，与肝性脑病、肺性脑病等代谢性脑病难以区分。

（4）帕金森综合征特征：部分患者会出现帕金森病典型症状，具体特征包括肢体僵硬、运动迟缓、表情减少、步态缓慢、精细手指运动受损和足部敲击。患者很少单独出现帕金森综合征，常伴有其他神经功能障碍。

（5）认知障碍：WD 患者可表现为额叶综合征或皮质下痴呆，有些患者兼具这两者特征。额叶综合征患者可能表现出易冲动、滥交、判断受损、情感淡漠、执行功能障碍（如计划和决策能力差）、注意力下降和情绪不稳。严重时，患者可能出现假延髓病的特征（突然暴发不适宜的笑或哭）。皮质下痴呆表现为思维迟缓、记忆力丧失和执行功能障碍，但没有皮质损害征象，如失语、失用或失认。

（6）其他少见的神经症状：少数患者可出现舞蹈样动作、手足徐动症、共济失调、偏头痛、自主神经功能异常、癫痫、肌阵挛等神经症状。

（7）精神行为异常：在 WD 患者中并不少见，甚至可早于肝损害和神经症状，常被忽略，导致诊断延迟。精神症状可多种多样，情感障碍最常见，还可有人格改变、抑郁、认知变化和焦虑等表现。青少年患者可表现为易激惹、冲动、心境不稳、学习能力下降等；在年长患者中可表现为类偏执妄想、精神分裂症样表现、抑郁状态甚至自杀等。

3. 其他系统损害　铜离子贮积于其他系统时表现出相应的功能异常或损害。

（1）眼部表现：过量的铜沉积在角膜后弹力层的内表面，使角膜周边形成金褐色或暗棕色的环，即角膜色素环（Kayser-Fleischer ring，K-F 环），其是 WD 的典型特征之一。很少为 WD 患者的首发表现。角膜色素环反映铜在中枢神经系统的贮积，经驱铜治疗后，可逐渐消散。

另一个眼部表现为向日葵样白内障，为过量的铜沉积于晶状体所致，一般也需要裂隙灯检查才能发现。患病率为 1.2%，其被认为是 WD 中非常罕见的表现。一般不会影响视力，通常在治疗后可逆转。

（2）肾脏异常：包括 Fanconi 综合征，其中近端小管功能障碍导致糖尿、氨基酸尿、低尿酸血症（与尿酸排泄增加有关）；还包括近端肾小管性酸中毒，以及远端肾小管性酸中毒（促使结石形成）。

（3）肌肉骨关节异常：该损害并不常见，可表现为肢体近端肌肉的肌病，以及伴早发性关节炎和偶尔软骨钙质沉着症的关节病，最常见于膝关节；骨质减少/骨质疏松。

（4）心脏异常：心肌损害、心肌病。

（5）溶血性贫血：WD 可因过多的铜离

子损伤红细胞膜而发生抗人球蛋白试验阴性的溶血性贫血。溶血性贫血可急性发作，也可呈阵发性或慢性病程。

（6）内分泌系统异常：甲状旁腺功能减退症、巨人症、不孕和（或）反复流产、男性性功能障碍；胰腺炎等。

（7）皮肤病学表现：皮肤黝黑、甲半月呈蓝色和胫前色素沉着。

4. 症状前个体 是指常规体检发现转氨酶轻度升高、肝脾大或脂肪肝，但无症状，且行 *ATP7B* 基因筛查确诊；或意外发现角膜 K-F 环阳性，但无症状，且行 *ATP7B* 基因筛查确诊；WD 先证者的无症状同胞行 *ATP7B* 基因筛查确诊。研究结果显示，3%～40% 的患者可无任何明显临床症状。

【辅助检查】

1. 实验室检查

（1）铜代谢相关检查

1）血清铜蓝蛋白：正常值范围为 200～500mg/L，绝大多数患者血清铜蓝蛋白＜200mg/L，铜蓝蛋白＜80mg/L 是诊断 WD 的强烈证据；约 1/3 的 WD 患者无铜蓝蛋白降低。

2）24h 尿铜：24h 尿铜排泄量间接反映了血清游离铜水平，有助于 WD 的诊断和治疗监测。正常人 24h 尿铜＜100μg，在成人患者中＞100μg 为诊断标准之一，在儿童患者中＞40μg 为诊断标准之一。

3）血清铜：因目前尚无检测血清游离铜的精准方法，故在诊断中未推荐检测此项指标。

（2）肝功能相关检查：肝功能检查可见肝酶升高、胆红素升高、胆汁酸升高、凝血时间延长和低蛋白血症等。

（3）血尿常规检查：若累及血液系统，可出现血红蛋白减少（贫血）、白细胞下降、血小板下降；肾脏检查可见血尿、蛋白尿等。

2. 影像学检查

（1）肝脏影像学检查：腹部 B 超常表现为密度增强、降低或不均，或肝实质光点增粗、肝大，甚至结节状改变、脾大等肝硬化表现；平扫 CT 上多显示为高密度结节；肝脏 MRI 在 T_1WI 上显示高信号，T_2WI 上则显示为多发低信号结节被高信号间隔包围，呈现相对特征性的"蜂窝状模式"。

（2）头颅 MRI：主要表现为壳核、尾状核头部、丘脑、中脑、脑桥及小脑 T_1 低信号、T_2 高信号，少数情况下可出现 T_1 高信号或 T_1、T_2 低信号。T_2WI 时，壳核和丘脑容易出现混杂信号，苍白球容易出现低信号，尾状核等其他部位多为高信号。此外，可有不同程度的脑沟增宽、脑室扩大及额叶皮质软化灶等。T_2WI 上的高信号和低信号可反映 WD 患者脑部的病理改变过程。MRI 上病灶可随着治疗信号逐渐变浅、变小（图 6-2）。

3. 裂隙灯检查 一般用手电筒侧光照射下肉眼可见角膜与巩膜的内表面上出现金褐

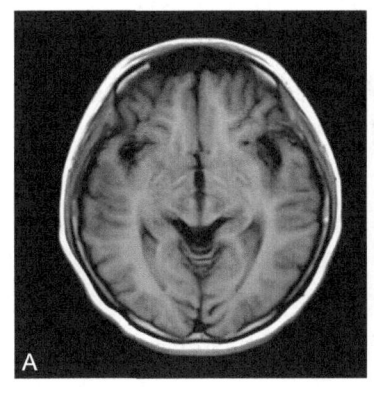

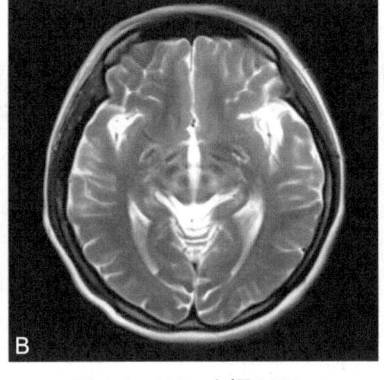

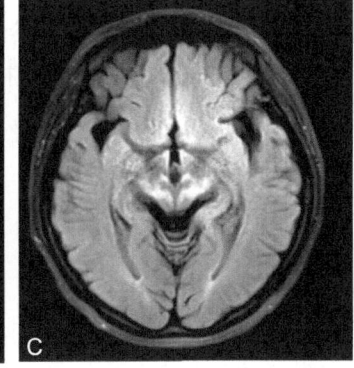

图 6-2 WD 头颅 MRI
A. T_1；B. T_2；C. T_2 FLAIR

色或暗棕色的色素环（角膜色素环），如未见到，需要采用裂隙灯检查明确；少数患者可在裂隙灯检查时见向日葵样白内障。

4. 肝脏病理学检查　早期表现为轻度脂肪变性、肝细胞内糖原化和局灶性肝细胞坏死。随着病程进展，可出现肝硬化表现。由于肝穿刺是有创检查，而 ATP7B 基因检测目前在国内已普及且确诊价值大，肝穿刺检查的重要性已降低，因此国内专家不再推荐肝穿刺检查。

5. 基因检测　对于临床证据不足但又高度怀疑 WD 的患者，筛查 ATP7B 基因致病变异对诊断具有指导意义。我国 WD 患者主要有 3 个高频致病变异，即 p.R778L、p.P992L 和 p.T935M，占所有致病变异的 50%～60%，相对高频的致病突变有 p.R778L、p.P992L、p.T935M、p.A874V、p.I1148T、p.Q511X、p.N1270S、p.G943D、p.R919G 和 p.R778Q，可占所有致病变异的 67%。基因突变以错义突变为主，主要为纯合突变及复合杂合突变，少部分患者只找到单一杂合突变。因此，临床上高度怀疑 WD 的患者可先筛查上述致病变异，未检出者，应筛查 ATP7B 基因全长编码区及其侧翼序列。

【诊断】

WD 的诊断主要依靠临床表现、辅助检查及基因分析。

根据《中国肝豆状核变性诊疗指南 2021》：对于原因不明的肝病表现、神经症状（尤其是锥体外系症状）或精神症状患者均应考虑 WD 的可能性。发病年龄不能作为诊断或排除 WD 的依据。诊断要点推荐如下。

1. 神经和（或）精神症状。
2. 原因不明的肝脏损害。
3. 血清铜蓝蛋白降低和（或）24h 尿铜升高。
4. 角膜色素环阳性。
5. 经家系共分离及基因变异致病性分析确定患者的 2 条染色体均携带 ATP7B 基因致病变异（Ⅰ级推荐，B 级证据）。

符合 1 或 2+3 和 4 或 1 或 2+5 时均可确诊 WD；符合 3+4 或 5 但无明显临床症状时则诊断为 WD 症状前个体；符合前 3 条中的任何 2 条，诊断为可能 WD，需要进一步追踪观察，建议进行 ATP7B 基因检测，以明确诊断。

【鉴别诊断】

WD 患者临床表现复杂多样，可累及各个系统，临床上应与相关的各系统疾病相鉴别。

1. 对于肝脏损害为主的患者，应与慢性病毒性感染、药物性肝损伤、自身免疫性肝炎、酒精性肝病、原发性硬化性胆管炎、肝硬化等相鉴别。

2. 对于神经精神系统损害为主的患者，应与帕金森病、各种病因的肌张力障碍、亨廷顿病、神经退行性病变、癫痫及其他原因引起的精神异常等相鉴别。

3. 以溶血性贫血为主要表现的患者，应与血小板减少性紫癜及其他原因导致的溶血和贫血进行鉴别。

4. 以其他器官系统症状为主要表现的患者，应与类风湿关节炎、肾炎或肾病、心肌病等进行鉴别。

【治疗】

WD 治疗原则是早期治疗，终身治疗，终身监测。治疗目的是减少铜摄入，阻止铜吸收，排出体内多余的铜，维持体内铜代谢平衡。根据《中国肝豆状核变性诊疗指南 2021》，具体如下。

1. 饮食治疗　一旦确诊 WD，应立即开始终身低铜饮食，国内外多项研究表明，低铜饮食联合锌剂单药治疗 WD 症状前个体可以有效控制铜蓄积对靶器官的损害。

2. 铜螯合剂（增加尿铜排泄的药物）

（1）青霉胺：为首选一线治疗药物。

适应证：其适用于各种临床类型的 WD 患者。鉴于其治疗后神经系统症状加重的风险较高，有严重神经症状的患者应谨慎使用。

用法：青霉素皮试阴性才可服用。应从小剂量（62.5～125.0mg/d）开始，逐渐缓慢加量（如每周加量 125～250mg），并且每 1～2 周评估患者的神经症状，一旦出现神经症状加重，立即停用。监测 24h 尿铜含量，较用药前明显增高或 D-青霉胺总量达到 1500mg/d 时停止增加剂量，分 2～4 次服用。儿童剂量为每天 20mg/kg。维持量成人为 750～1000mg/d，儿童为 250mg/d。应空腹用药，避免进食影响 D-青霉胺吸收，最好在餐前 1h 服用，勿与锌剂或其他药物混服。由于 D-青霉胺可能会影响体内吡哆醇（维生素 B_6）的作用，因此服用 D-青霉胺期间应注意补充维生素 B_6，以 25～50mg/d 为宜。

疗效监测：刚开始口服 D-青霉胺时，建议每 2～4 周测 24h 尿铜作为调整药量的指标。起始时 WD 患者 24h 尿铜可高达 1000μg 或更高，如多次检测 24h 尿铜量均波动于 200～500μg，则可能是 D-青霉胺药效衰减或患者体内铜含量较低，此时应首先增加 D-青霉胺剂量，若 24h 尿铜仍然没有增高，提示患者体内铜含量较低，可以将 D-青霉胺改为维持剂量。维持治疗也可采用间歇疗法，药量不变，但改为服用 2 周，停用 2 周。

不良反应：早期可出现过敏反应、血白细胞或血小板降低，在部分神经型 WD 患者中，有可能加重神经系统症状；远期可出现骨髓抑制、肾损害、皮肤损害、药物性狼疮等。

（2）二巯丁二酸胶囊：在国内常作为青霉胺不耐受的二线口服药物。

适应证：其可用于有不同程度肝损伤，或神经精神症状的 WD 患者，以及对 D-青霉胺过敏或不耐受者。其可与锌剂联合使用，或与 D-青霉胺、锌剂交替使用。

用法：本品为口服胶囊制剂，成人 750～1000mg/d，儿童 10～20mg/(kg·d)，分 2 次口服。可长期维持治疗。

疗效监测：治疗第 1 天，患者尿铜水平较治疗前常增加 100～300μg/24h，在 1 个月内达到峰值。继续治疗，24h 尿铜可缓慢下降。

不良反应：常见恶心、呕吐、腹泻、食欲丧失、稀便等胃肠道反应；偶见皮疹，血清转氨酶一过性升高；偶见中性粒细胞减少。

（3）二巯丙磺酸钠：我国首先用于治疗 WD。

适应证：其适用于急性肝衰竭等重症 WD 患者、有神经精神症状 WD 患者，以及对 D-青霉胺过敏，或 D-青霉胺疗效欠佳需要快速驱铜的患者。其可与锌剂联合使用，也可与 D-青霉胺、锌剂交替使用。

用法：成人剂量为 500～750mg，溶于 5% 葡萄糖注射液 500ml 中缓慢静脉滴注，每天 1 次，连续 5d 为 1 个疗程；间隔 2 d，可重复多个疗程。儿童剂量为 10～20mg/(kg·d)。

疗效监测：初始治疗 1～2 周 24h 尿铜常达峰值，患者 24h 尿铜可达 2000～10 000μg，然后逐渐降低。

不良反应：主要是食欲缺乏及轻度恶心、呕吐，部分患者于治疗早期发生短暂脑症状加重。

（4）曲恩汀：常作为青霉胺不耐受的二线用药。

适应证：其可用于各型 WD 患者，特别是有神经精神症状的 WD 患者，以及对 D-青霉胺过敏或不耐受的患者。

用法：初始剂量为 750～1500mg/d，维持剂量为 750～1000mg/d。儿童用量按 20mg/(kg·d) 计算，分 2～3 次给药。应在饭前 1h 或饭后 2h 服用。在曲恩汀治疗期间应避免补充铁剂，因为铜-铁螯合物会产生毒性复合物。

疗效监测：起始治疗 1～2 个月 24h 尿铜达到峰值，随后缓慢下降。

不良反应：相对青霉胺较少，在早期也可以使神经系统症状加重，在应用过程中可出现可逆性缺铁性贫血。

3.金属硫蛋白诱导剂（阻止铜吸收的药物）

锌剂：用于 WD 患者的维持期治疗，同时也可作为症状前儿童患者的一线用药。目前常用的锌制剂包括硫酸锌、葡萄糖酸锌、醋酸锌等。

适应证：锌剂主要用于无症状者的初始治疗或有症状者的维持治疗、妊娠期患者，以及 D-青霉胺治疗不耐受者。WD 急重型患者初始治疗不宜单独应用锌剂，可与其他驱铜药联合或交替应用。

用法：成人推荐剂量为 150mg/d（以锌元素计），分 3 次服用；5 岁以下 50mg/d，分 2 次服用；5～15 岁 75mg/d，分 3 次服用。葡萄糖酸锌每片 70mg 相当于锌元素 10mg，硫酸锌 50mg 含锌元素 11.4mg。为避免食物影响锌吸收，最好在餐后 1h 服药，尽量少食富含粗纤维及植物酸的食物，因其可干扰锌的吸收。另外，锌制剂与排铜药的服药时间需要间隔 2h。

疗效监测：可根据临床症状体征和生化改善及 24h 尿铜的变化判断疗效，若治疗过程中出现转氨酶升高，应及时应用 D-青霉胺等螯合剂治疗。锌剂治疗后尿铜逐渐减少，维持治疗期应追求 < 75μg/24h。尿锌测定可检查患者的依从性。治疗期间尿锌常为 2000～8000μg/24h。如尿铜 > 100μg/24h 而尿锌 < 1000μg/24h，表示患者依从性差。

不良反应：可有胃肠道刺激症状，无症状血清脂肪酶和（或）淀粉酶升高，缺铁性贫血。

4. 肝移植　当患者出现暴发性肝衰竭、失代偿性肝硬化、药物治疗无效和难以控制的神经系统症状时，可考虑肝移植。

5. 对症治疗　肌张力障碍和肢体僵硬者可选用金刚烷胺、苯海索、复方多巴类制剂、巴氯芬等；震颤可选用苯海索、复方多巴类制剂等；舞蹈样动作和手足徐动症可选用氯硝西泮、氟哌啶醇；兴奋躁狂者可选用喹硫平、奥氮平、利培酮和氯氮平等；淡漠、抑郁的患者可应用抗抑郁药物。存在神经精神症状者，根据个体情况可进行康复治疗。白细胞和血小板减少时给予升白细胞和血小板药物治疗，若仍不能纠正，应减量或停用 D-青霉胺，改用其他排铜药物；如仍无效，应行脾切除术。

6. 遗传咨询　WD 为常染色体隐性遗传病，患者父母再次生育再发风险为 25%。应对所有患者及其家庭成员提供必要的遗传咨询，对高风险胎儿进行产前诊断。

【诊疗流程】

诊疗流程见图 6-3。

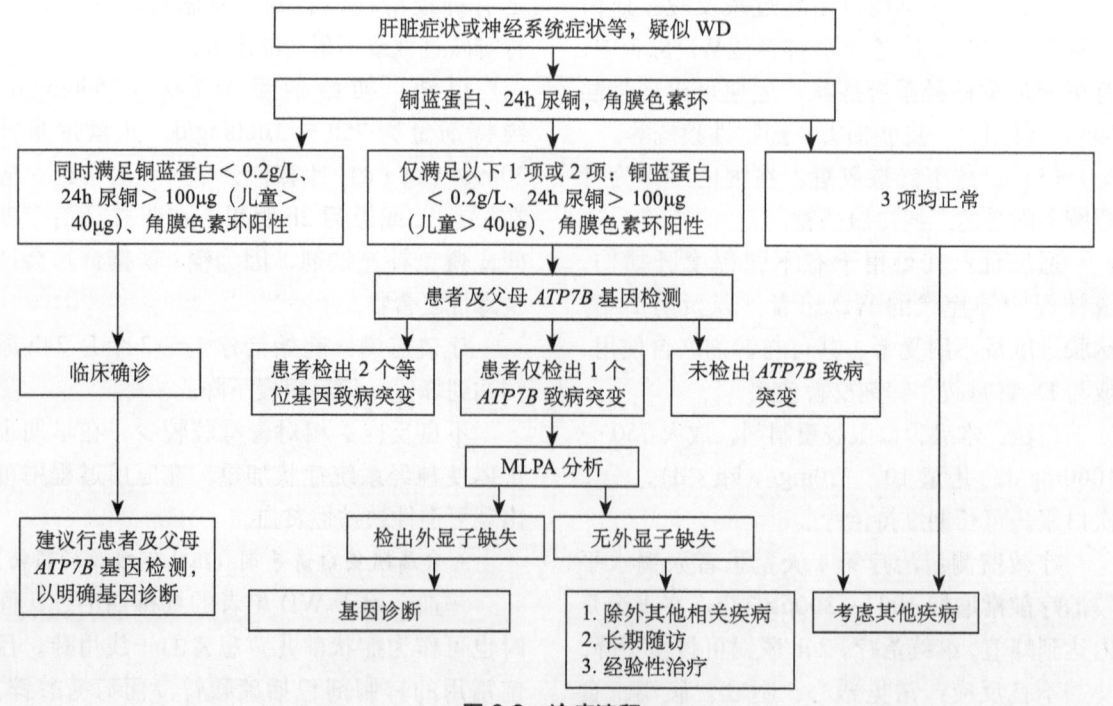

图 6-3　诊疗流程

第二节 神经纤维瘤病

【概述】

神经纤维瘤病（neurofibromatosis，NF）是由于基因缺陷使神经嵴细胞发育异常导致多系统损害的一类疾病，可累及神经、肌肉、骨骼、皮肤、内脏等全身各器官系统，神经系统肿瘤为该病特征性表现，其也是中枢神经系统最常见的常染色体显性遗传病之一。根据其临床表现和遗传基础，NF可分为神经纤维瘤病Ⅰ型（NF1）和神经纤维瘤病Ⅱ型（NF2），近年提出第3种类型神经纤维瘤病，即神经鞘瘤病。NF1由von Recklinghausen于1882年首次描述，主要特征为皮肤咖啡牛奶斑和周围神经多发性神经纤维瘤。NF2的特征性表现为双侧听神经瘤，以及多个其他部位肿瘤，如其他脑神经和周围神经神经鞘瘤、脑膜瘤和室管膜瘤。神经鞘瘤病的特征是发生多发神经鞘瘤。目前该病尚无根治方法，主要以对症治疗、手术治疗为主。

【病因与流行病学】

病因为神经纤维瘤基因重组、缺失或点突变。*NF1*基因定位于染色体17q11.2，基因组跨度350kb，cDNA长11kb，含56个外显子，编码2818个氨基酸，组成327kD的神经纤维素蛋白，在许多细胞类型中表达，包括神经元、星形胶质细胞、少突胶质细胞、免疫细胞、内皮细胞和肾上腺髓质细胞。该疾病外显率几乎为100%，即完全外显，但是表达具有高度可变性。*NF2*的致病基因位于染色体22q12.2，因其功能缺失，导致其编码的merlin蛋白功能障碍。这两个基因的产物是肿瘤抑制因子，*NF1*基因易位、缺失、重排或点突变，或*NF2*基因缺失突变，导致来源于神经嵴的细胞成分如施万细胞、黑色素细胞、神经内膜成纤维细胞及皮肤和神经的细胞在多个部位过度增殖，黑色素细胞功能异常而致病。神经鞘瘤病具有常染色体显性遗传特征，外显率不完全，表达可变，新突变率高，与基因*SMARCB1*或*LZTR1*（均在染色体22q11上）突变有关，该基因编码一种参与染色质重塑的蛋白质，目前该基因突变引起神经鞘瘤的机制尚不清楚。

NF1外显率几乎为100%，发病率为1/3000～1/2600，约50%的病例为家族性（遗传性），新生突变主要见于父源染色体。NF2具有广泛的表型变异性，到60岁时外显率接近100%，出生时发病率约为1/25 000。神经鞘瘤病发病率目前尚不明确，散发性神经鞘瘤发生于所有年龄段，发病高峰在第3～6个10年。

【临床表现】

1. 神经纤维瘤病Ⅰ型

（1）皮肤症状

1）咖啡牛奶斑：为平坦、均匀色素过度沉着斑（图6-4），形状大小不一，边缘不整，不凸于皮面，好发于躯干非暴露部位。大多数患者出生时已有，一般在儿童期早期数量逐渐增多，之后咖啡牛奶斑数量随时间推移而稳定。多达15%的正常人会出现1～3个咖啡牛奶斑，但存在至少6个咖啡牛奶斑高度提示NF1。

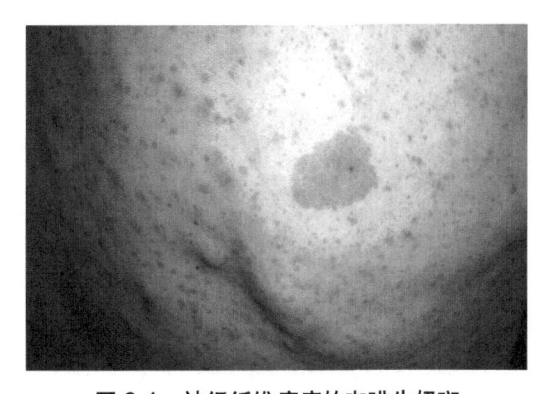

图6-4 神经纤维瘤病的咖啡牛奶斑

2）雀斑：腋窝或腹股沟区域雀斑（Crowe

征）是不同于咖啡牛奶斑的诊断标准。雀斑比咖啡牛奶斑小，出现时间更晚，常于皮褶处成群出现，而不是随机出现。雀斑多发生于皮肤间擦部位，尤其是腋窝和腹股沟区域。出生时雀斑通常不明显，常至3～5岁时出现，通常首发于腹股沟区。雀斑还可出现于其他间擦部位，如领口或女性乳房下区域。

3）皮肤型神经纤维瘤：散在性皮肤型神经纤维瘤是最为常见的类型，为质软、肉质、无蒂或有蒂的肿瘤，体格检查时可随皮肤移动，无压痛。有些神经纤维瘤位于真皮内，皮肤触诊可触及质软点，表面多为紫罗兰色。这些皮肤病变通常在青春期即将开始前或青春期期间开始出现，但在更年幼儿童患者中可见到小病变，尤其是以侧方采光观察皮肤时。这些病变的大小和数量有随年龄增长而增长的趋势，数量可从几个到几千个不等，在躯干部分布最为密集。

（2）神经系统症状

1）颅内肿瘤：以听神经瘤最为常见，亦可合并脑膜脊膜瘤、多发性脑膜瘤、胶质瘤、脑室管膜瘤等，视神经、三叉神经及后组脑神经均可发生。少数病例表现为大脑半球和脑干广泛累及的弥漫性胶质瘤病，可伴有智力减退、学习困难、发育障碍和癫痫发作等。

2）椎管内肿瘤：脊髓任何节段均可发生神经纤维瘤、脊膜瘤，其中以胸段脊髓最为常见，部分患者合并脊髓膨出和脊髓空洞症。

3）周围神经或神经根肿瘤：可累及颈部、躯干及四肢的周围神经，甚至可导致支配内脏和血管的自主神经肿瘤。大的肿瘤可造成局部压迫症状，如肿瘤迅速增长或伴剧痛，则提示可能已发生恶变。

4）其他神经系统症状：病程中患者可能出现各种非肿瘤性中枢神经系统表现，包括小头畸形、T_1/T_2高信号病变、脑室扩张和小脑发育不全、小脑扁桃体下疝等，甚至可能发生烟雾病、动脉瘤、脑动脉发育不全和脑血管狭窄等。少数患者累及下丘脑或伴发下丘脑、间脑胶质瘤时可出现性早熟。儿童患者中，认知功能下降、学习障碍和孤独症的发生率较高。该病患者癫痫发作的发生率约为一般人群的2倍，其患病率为4%～6%。

（3）眼部症状：裂隙灯下可见虹膜上突起的粟粒状橙黄色圆形小结节，其为错构瘤，也称Lisch结节，是NF1的特征性改变。使用红外线单色光检眼镜检查可见脉络膜补丁样改变。上睑可见纤维软瘤或丛状神经纤维瘤，眼眶可扪及肿块和搏动。视路胶质瘤通常为低级别毛细胞型星形细胞瘤，约15%发生于6岁以下儿童患者，极少发生于年龄更大的儿童和成人中，可出现于沿前视觉通路至视放射的任意位置，累及视神经、视交叉和视交叉后视束。视神经肿瘤的最常见症状是单侧、难以纠正的视力丧失，但是也可以仅出现外周视野的缺损、颜色分辨困难、视神经盘苍白或突眼。

（4）骨骼异常：包括假关节和长骨发育不良，还包括身材矮小、脊柱侧凸（最常累及胸椎）、椎体畸形、非骨化性纤维瘤、蝶骨发育不良、肿瘤直接压迫可导致的骨骼改变和骨质疏松等。颅骨异常可见头颅不对称，颅骨缺损，颅底凹陷、单侧眶板缺损引起的搏动性突眼和颅骨裂等。全身其他部位的长骨、颅骨、面颊骨等可呈现出过度生长和肢端肥大改变。

（5）其他系统损害：纵隔内神经纤维瘤可压迫食管和肺，继发肺囊肿、肺纤维化。腹腔内神经纤维瘤可导致肠梗阻、消化道出血。后腹膜纤维瘤可并发肾动脉内皮细胞增生和内膜纤维化，继而引起高血压，此时应注意是否合并肾上腺嗜铬细胞瘤或肾动脉狭窄。偶尔有腹肌萎缩和部分性白化病。

2. 神经纤维瘤病Ⅱ型　患者通常在20岁左右发病，初始或主诉症状根据就诊年龄而异。儿童期患者常表现为视力及眼部问题、无力、疼痛、单神经病、皮肤肿瘤、癫痫发作；成人患者最常见的主诉症状是听力损失和耳鸣。

(1) 神经系统病变

1) 听神经鞘瘤：常为双侧，并可引起耳鸣、听力下降和平衡功能障碍、耳鸣、眩晕等。虽然患者也可突发听力下降，但一般来说，听力下降发作呈逐步进展并可最终导致耳聋。NF2 相关的前庭神经鞘瘤通常为多灶性，上前庭神经和下前庭神经的发生率相等。肿瘤增大可压迫脑干及脑室系统，继发相应临床症状。在 NF2 患者中，几乎所有的听经鞘瘤都是良性的。

2) 脊柱肿瘤：多数患者最终会出现脊柱肿瘤，通常可导致严重疼痛、肌无力或感觉异常。其中神经鞘瘤最常见，起源于脊髓背根，可呈特征性哑铃状。脑脊膜瘤也可发生于脊髓的髓外间隙。髓内肿瘤（尤其是室管膜瘤）见于 5%～33% 的病例。

(2) 眼部表现：患者可能会出现因白内障、视神经脑膜瘤、视网膜错构瘤和视网膜前膜导致的视力障碍。白内障可见于 60%～80% 的病例，常表现为后囊膜下晶状体混浊。

(3) 皮肤损害：约 70% 的患者有皮肤表现，但仅 10% 的患者有 10 个以上皮肤肿瘤。患者皮肤可呈斑块样病变，位于皮内，并微凸起。皮下结节常可触及，有时结节沿着周围神经走行分布。偶尔也可见到与 NF1 患者类似的皮内肿瘤，这些肿瘤常为神经鞘瘤，而非神经纤维瘤。

(4) 其他系统疾病：可能出现颅内钙化、周围神经病变等。

3. 神经鞘瘤病　大多数患者出现一个或多个神经鞘瘤，通常伴有疼痛，如累及神经，还有可能出现感觉障碍；无听神经瘤表现；部分患者被发现患有脑膜瘤。

【辅助检查】

CT、MRI、椎管造影等影像学检查有助于发现肿瘤病灶，X 线片可见各种骨骼畸形。NF1 患儿脑部 MRI T_2WI 上可发现局灶性高信号区域（图 6-5），即 NF 相关性亮点，最常发生于基底节、小脑、脑干和皮质下白质中，增强检查无明显强化，没有占位效应，随着年龄增长而逐渐消散，有学者认为是良性错构瘤。脑干听觉诱发电位对听神经瘤有较大的诊断价值。NF1 患者可见脑容量增加（巨脑）。基因检测可以确定 NF1 和 NF2 突变类型，并可指导家族成员筛查（针对先证者中识别出的基因突变进行靶向检测而不是全基

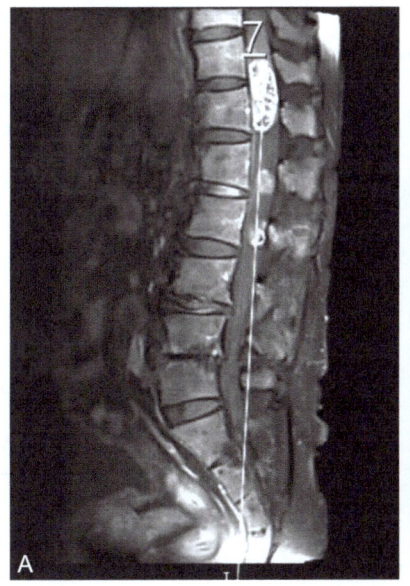

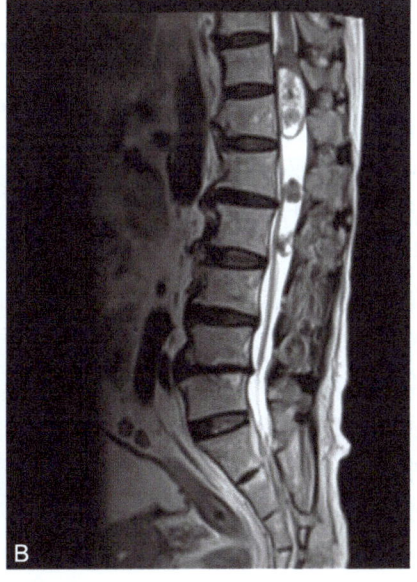

图 6-5　神经纤维瘤腰椎 MRI
A. T_1；B. T_2

因综合突变分析）。基因检测阴性时并不能完全排除诊断，可能表示致病变异镶嵌现象（如血液检测可能为阴性的节段型 NF1）或可能为其他疾病。

【诊断】

1. NF1 诊断标准　基于 NF1 的特异性临床表现，美国国立卫生研究院共识会议于 1987 年制定了 NF1 诊断标准，并于 1997 年更新。根据该标准，如需要诊断 NF1，必须满足以下至少 2 条临床特征：① 6 个或以上的咖啡牛奶斑，青春期前直径＞5mm 以上，或者在青春期后直径＞15mm；② 2 个或以上任何类型神经纤维瘤或 1 个丛状神经纤维瘤；③ 腋窝或腹股沟褐色雀斑；④ 视神经胶质瘤；⑤ 2 个或以上 Lisch 结节，即虹膜错构瘤；⑥ 明显的骨骼病变，如蝶骨发育不良，长管状骨皮质菲薄，伴有假关节形成；⑦ 一级亲属中有确诊 NF1 的患者。

值得注意的是，NF1 的诊断基于特征性临床表现，通常不需要为了诊断而进行基因检测，但对于不满足诊断标准或仅显示有咖啡牛奶斑及腋窝雀斑的儿童，基因检测有助于证实诊断。

2. NF2 诊断标准　符合以下 1 项即可诊断 NF2：① 70 岁之前的双侧前庭神经鞘瘤或 70 岁之前的单侧神经鞘瘤合并与 NF2 患者有一级亲属关系；② NF2 患者的一级亲属伴单侧前庭神经鞘瘤或伴脑（脊）膜瘤、非前庭神经鞘瘤、神经纤维瘤、胶质瘤、脑钙化、白内障中的 2 种；③ 单侧前庭神经鞘瘤患者伴脑（脊）膜瘤、非前庭神经鞘瘤、神经纤维瘤、胶质瘤、脑钙化、白内障中的 2 种；④ 多发性脑膜瘤伴脑（脊）膜瘤、非前庭神经鞘瘤、神经纤维瘤、胶质瘤、脑钙化、白内障中的 2 种；⑤ 外周血液检测中存在 NF2 基因的突变或在 2 种以上不同的肿瘤中检测到 NF2 基因突变（单侧前庭神经鞘瘤患者中需要排除由 LZTR1 突变引起的 NF2 患者）。

3. 神经鞘瘤病诊断标准　所有诊断为确定或可疑多发神经鞘瘤病的患者，如果都不符合现有的 NF2 诊断标准，在高分辨率颅脑 MRI 中不存在听神经瘤的表现，1 级亲属中不存在 NF2 患者，不存在 NF2 基因突变。

4. 临床标准　①至少两个非表皮组织活检证实神经鞘瘤，高分辨 MRI 证实无双侧前庭神经神经鞘瘤的影像学证据；②一次活检证实非表皮施万细胞瘤或颅内脑膜瘤，并有一级亲属患有多发神经鞘瘤病者。

5. 分子学标准　①活检证实施万细胞瘤或脑膜瘤，并有 SMARCB1 家系致病性变异；②至少 2 次活检证实施万细胞瘤或脑膜瘤，均有 SMARCB1 致病性变异，并排除 NF2 基因突变。

【鉴别诊断】

NF1 需要与 Legius 综合征、结构性错配修复缺陷综合征（CMMR-D 综合征）和 Noonan 综合征等相鉴别，基因检测有助于鉴别。NF2 应与散发性前庭神经鞘瘤、神经鞘瘤病和家族性脑脊膜瘤等相鉴别。

1. Legius 综合征　Legius 综合征的临床特征包括 NF1 的部分表现（多发咖啡牛奶斑、腋窝雀斑和大头畸形），但没有神经纤维瘤和中枢神经系统肿瘤。Legius 综合征是一种常染色体显性遗传的 NF1 类似疾病，由 SPRED1 功能丧失性种系突变所致。

2. CMMR-D 综合征　是一种罕见的常染色体隐性遗传病，病因为 4 个错配修复基因中 1 个基因的 2 个拷贝同时遗传了有害突变。CMMR-D 综合征与 NF1 共同的主要临床表现是咖啡牛奶斑，也有报道称 CMMR-D 综合征患者出现了腋窝雀斑和 Lisch 结节。两种疾病的主要临床差异是并发的恶性肿瘤类型不同。CMMR-D 综合征中，血液系统恶性肿瘤通常发生于婴儿期至儿童期早期，脑肿瘤（主要是胶质母细胞瘤）发生于儿童期中期，结直肠癌发生于青春期至年轻成人期。

3. Noonan 综合征　该病主要特征为身材矮小、蹼颈、特殊面容（眶距过宽、眼睛向下倾斜和低位耳）和肺动脉口狭窄。患者可能有咖啡牛奶斑，有时超过6个，且直径大于5mm，这符合儿童NF1的诊断标准。此外，Noonan综合征的特殊面容有时也见于NF1患者。Noonan综合征由Ras信号通路中若干基因之一突变所致，尤其是非受体型蛋白酪氨酸磷酸酶11。

4. **散发性前庭神经鞘瘤** 在一般人群中相对常见，肿瘤一般是单侧的。单侧前庭神经鞘瘤作为NF2首发表现的可能性与患者年龄相关。对于小于30岁的年轻个体，有相当大的风险出现双侧前庭神经鞘瘤，所以应密切监测此类患者的这种可能性。即便家族史阴性，它们也可能代表新发的体细胞镶嵌突变。30岁之后诊断为前庭神经鞘瘤的患者发生NF2的可能性极小。对于单侧前庭神经鞘瘤合并多发性非皮肤神经鞘瘤的患者，也必须考虑由*LZTR1*基因突变所致的神经鞘瘤病。

5. **神经鞘瘤病** 是一种罕见的散发性或家族性神经纤维瘤病，特征是在没有双侧前庭神经鞘瘤的情况下，存在多发性非皮肤外周和颅内神经鞘瘤。神经鞘瘤病与*SMARCB1*基因及*LZTR1*基因突变有关，这两种基因位于22号染色体。该病中的神经鞘瘤有NF2基因的体细胞突变，但这种突变并不见于种系细胞。相反，符合神经鞘瘤病标准并有多发性非前庭神经鞘瘤的患者可能存在嵌合性NF2。

6. **家族性脑脊膜瘤** 是一种罕见疾病，与*NF2*基因异常无关。多发性脑脊膜瘤常见于年龄较大的成人。小于25岁的患者即使出现一个单发脑脊膜瘤，也应评估其是否有潜在遗传病。

此外，NF应与神经胶质瘤、脑膜瘤、脊髓出血、脊髓梗死、脊髓硬膜外脓肿、马尾和脊髓圆锥综合征、脊髓空洞症、骨纤维结构不良综合征和局部软组织蔓状血管瘤等相鉴别。

【治疗】

目前NF暂无绝对有效的治疗方案，主要以减轻症状，减少肿瘤复发，减少并发症，提高生活质量为主。结合患者个人情况选择合适的药物对症治疗。针对听神经瘤、视神经瘤等颅内及椎管内肿瘤可考虑手术治疗，部分患者可放疗。神经鞘瘤的治疗方法主要为手术切除。癫痫发作的患者予以抗癫痫药物对症治疗。

1. **药物治疗** NF无特效药，主要以对症治疗为主。①若患者出现放射性或灼烧样疼痛，难以忍受时，可选用镇痛药如双氯芬酸钠、布洛芬等；②若患者出现继发症状性癫痫，可选用抗癫痫药物；③用药前需要根据疼痛的程度和部位，选择对应的药物，建议在医师的指导下用药。

2. **放疗** 适用于患者本身身体状况不佳、无法进行手术、患者及家属拒绝手术、术后辅助治疗等，治疗可使瘤体停止生长。通常放射线治疗由于有诱发基因突变发生增加的风险，所以一般不作为常规治疗方案。

3. **手术治疗** ①肿瘤切除术：适用于颅内和脊椎管内单发肿瘤引起压迫症状者；②眼睑成形术：适用于眼睑或眶内NF影响视力或外观者，可切除肿瘤并行眼睑成形术；③眶壁修补术：适用于引起搏动性眼球突出的眼眶壁缺损者。

【预后】

大部分NF1患者可以存活相当长的时间，但是当合并高血压、脊髓损害或肿瘤恶变时，总体的预期寿命将减少15年左右。即使对NF2患者的肿瘤进展进行监测，并积极治疗所发现的任何异常，NF2仍存在很高的并发症发病率和较短的生存期。神经鞘瘤病的间变性转化非常少见，因而患者预后较好。

【诊疗流程】

诊疗流程见图6-6。

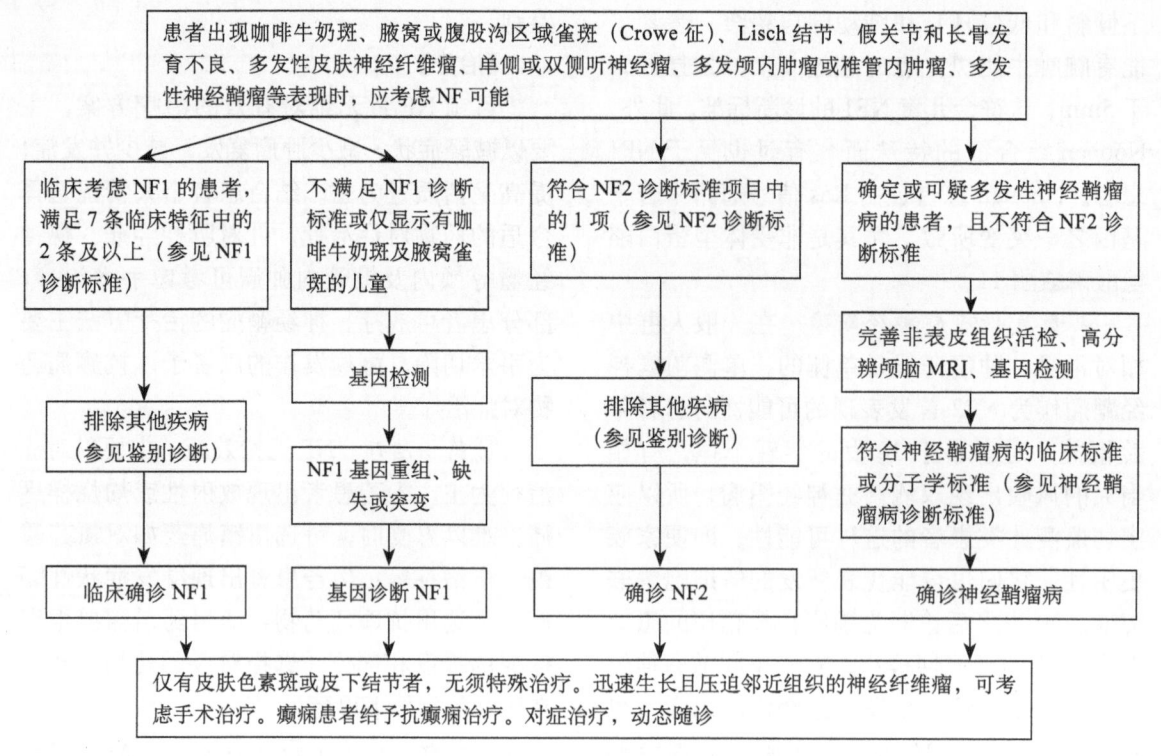

```
                    ┌─────────────────────────────────────────────────┐
                    │ 患者出现咖啡牛奶斑、腋窝或腹股沟区域雀斑（Crowe征）、Lisch结节、假关节和长骨发 │
                    │ 育不良、多发性皮肤神经纤维瘤、单侧或双侧听神经瘤、多发颅内肿瘤或椎管内肿瘤、多发 │
                    │ 性神经鞘瘤等表现时，应考虑NF可能                    │
                    └─────────────────────────────────────────────────┘
```

```
┌──────────────┐   ┌──────────────┐   ┌──────────────┐   ┌──────────────┐
│临床考虑NF1的患者，│   │不满足NF1诊断   │   │符合NF2诊断标准项目中│   │确定或可疑多发性神经鞘瘤│
│满足7条临床特征中的│   │标准或仅显示有咖│   │的1项（参见NF2诊断│   │病的患者，且不符合NF2│
│2条及以上（参见NF1│   │啡牛奶斑及腋窝雀│   │标准）         │   │诊断标准        │
│诊断标准）      │   │斑的儿童       │   │              │   │              │
└──────┬───────┘   └──────┬───────┘   └──────┬───────┘   └──────┬───────┘
       │                   │                   │            ┌──────▼───────┐
       │                   │                   │            │完善非表皮组织活检、高分│
       │                   │                   │            │辨颅脑MRI、基因检测  │
       │                   │                   │            └──────┬───────┘
┌──────▼───────┐   ┌──────▼───────┐   ┌──────▼───────┐   ┌──────▼───────┐
│排除其他疾病    │   │基因检测       │   │排除其他疾病    │   │符合神经鞘瘤病的临床标准│
│（参见鉴别诊断） │   │              │   │（参见鉴别诊断） │   │或分子学标准（参见神经│
│              │   │NF1基因重组、缺 │   │              │   │鞘瘤病诊断标准）   │
│              │   │失或突变       │   │              │   │              │
└──────┬───────┘   └──────┬───────┘   └──────┬───────┘   └──────┬───────┘
┌──────▼───────┐   ┌──────▼───────┐   ┌──────▼───────┐   ┌──────▼───────┐
│临床确诊NF1    │   │基因诊断NF1    │   │确诊NF2       │   │确诊神经鞘瘤病   │
└──────────────┘   └──────┬───────┘   └──────────────┘   └──────────────┘
                          │
              ┌───────────▼────────────────────────────────┐
              │仅有皮肤色素斑或皮下结节者，无须特殊治疗。迅速生长且压迫邻近组织的神经纤维瘤，可考│
              │虑手术治疗。癫痫患者给予抗癫痫治疗。对症治疗，动态随诊│
              └────────────────────────────────────────────┘
```

图6-6　诊疗流程

第三节　结节性硬化症

【概述】

结节性硬化症（tuberous sclerosis complex，TSC）是一种神经-皮肤综合征，1835年Recklinghausen首次系统描述TSC临床症状，1880年Bourneville首次记录TSC临床病理特征，其又称Bourneville病。TSC属于慢性罕见病，是一种累及多系统的常染色体显性遗传病，TSC患者可表现为癫痫、脑部肿瘤、肾血管肌脂瘤、皮肤病变和肺淋巴管肌瘤病，均需要各专科细心诊治或多学科联合诊疗，长期以来缺乏根治方法。

【病因与流行病学】

目前已经发现的 *TSC* 基因突变类型超过1600种，主要致病基因为 *TSC-1* 和 *TSC-2* 基因，*TSC-1* 基因位于9q34染色体，编码错构瘤蛋白，约12%的患者存在突变；*TSC-2* 基因位于16p13.3，编码结节蛋白，约73%的患者存在突变；其中 *TSC-1* 突变以小片段突变为主，而 *TSC-2* 突变多为大片段缺失、基因重排、小片段突变、错义突变等。

TSC-1 或 *TSC-2* 基因突变后导致TSC1/TSC2复合体结构与功能异常，对哺乳动物雷帕霉素靶蛋白（mammalian target of rapamycin，mTOR）抑制作用减弱，影响妊娠7～20周的神经前体细胞，导致蛋白合成增加，细胞生长增快，血管生成增多，葡萄糖摄取与代谢异常，细胞定位和移行障碍，从而出现多器官受累临床表现。

TSC发病率为1/14 000～1/6000，全球约有100万TSC患者，在我国估计目前有14.25万～20.00万例。TSC多于儿童期发病，男性略多于女性，家族性病例约占1/3，散发性病例约占2/3。家族性患者中 *TSC-1* 与 *TSC-2* 突变比例相当，而散发性患者中 *TSC-2* 突变更常见。

【临床表现】

根据受累部位不同，TSC可有不同表现，

不同的 TSC 基因突变也有差别，一般认为 TSC-2 基因突变比 TSC-1 基因突变症状严重，TSC-2 散发病例比家系病例严重，TSC 家系病例中，子代较亲代症状严重。另外患者在不同的年龄，其临床表现会有差别，如心脏横纹肌瘤在胎儿期多见，但在学龄期则基本消失，而面部纤维血管瘤则在学龄期后才逐渐出现。

1. 皮肤损害　最为常见，主要表现如下：①血管纤维瘤，特征是位于口鼻三角区，对称蝶形分布，呈淡红色或红褐色针尖至蚕豆大小的坚硬蜡样丘疹，按之稍褪色，90% 在 4 岁前出现，随年龄增长而增大；②色素脱失斑，85% 的患者出生后就有长树叶形、卵圆形或不规则形色素脱失斑，在紫外线灯下观察尤为明显，见于四肢及躯干；③鲨鱼皮斑，背部腰骶区多，20% 在 10 岁以后出现，略高出正常皮肤，局部皮肤增厚粗糙，呈灰褐色或微棕色斑块；④甲下纤维瘤，13% 的患者可存在，自指（趾）甲沟处长出，趾甲常见，多见于青春期；⑤其他，咖啡牛奶斑、皮肤纤维瘤等均可见。

2. 神经系统损害　脑部的主要病理损害是皮质结节、白质放射状移行线、室管膜下钙化灶和室管膜下巨细胞型星形细胞瘤（subependymal giant-cell astrocytoma，SEGA），临床症状主要包括癫痫、发育迟滞、精神行为异常和神经功能缺失，其中癫痫最为常见。

（1）癫痫发作：癫痫是 TSC 的主要神经症状，发病率为 70%～90%，至少 50%～70% 为药物难治性癫痫。大多数（63%～78%）TSC 自婴幼儿期开始，多数在几个月内起病，发作形式多样，约 45% 自婴儿痉挛症开始，84% 以上可有部分性发作，也可有其他全面性发作。癫痫总体治疗困难，从婴儿到青少年癫痫发作呈加重趋势，发作症状加重，频率增加，频繁而持续的癫痫发作后可继发违拗、固执等癫痫性人格障碍。以后患者可出现棘慢波脑电图（electroencephalogram，EEG）和强直发作等，表现为 Lennox-Gastaut 综合征，也有一些患者转化为全面性、简单部分性和复杂部分性发作，频繁发作者多有性格改变。

（2）智力减退：智力减退在 38%～80% 的 TSC 患者中出现，多呈进行性加重。智力减退者几乎都有癫痫发作。新生儿癫痫、2 岁以内起病、孤独症、癫痫持续状态、婴儿痉挛、全面性 EEG 放电、药物难治性癫痫、SEGA、3 个以上结节、TSC2 基因突变等提示严重的智力障碍，其中癫痫及其发病年龄早是关键影响因素。TSC 相关药物难治性癫痫中，90% 以上存在认知损害和发育迟滞，通过手术治疗有效控制癫痫发作后，TSC 癫痫患儿的认知水平可完全或部分恢复，同时晚发性部分性癫痫和一过性婴儿痉挛发作患者可不出现明显的认识损害。

有报道显示，有 10 个以上皮质结节者几乎全部存在智力发育障碍，智力正常的患者多存在较小和较少的皮质结节，其多位于顶叶和中央区，同时癫痫发作多起病晚，且表现为单一的部分性发作。

（3）精神行为异常及神经功能丧失：TSC 相关的神经精神问题（TSC-associated neuropsychiatric disorders，TAND）是影响 TSC 患者生活质量的重要原因，表现为睡眠障碍、情绪不稳、行为幼稚、易冲动、自伤和思维紊乱等精神症状。睡眠障碍是 TSC 儿童最常见的精神行为问题。TSC 患者，特别是 TSC-2 基因突变者（25%），可表现为孤独症，孤独症表现多与婴儿痉挛发作及发育迟滞相关。少数 TSC 患者可有其他神经系统阳性体征，如锥体外系体征或偏瘫、腱反射亢进等。室管膜下结节阻塞脑脊液循环通路或局部巨大结节、并发 SEGA 等可引起颅内压升高表现。

3. 其他系统常见症状　肾血管平滑肌脂肪瘤和肾囊肿最常见，表现为无痛性血尿、蛋白尿、高血压或腹部包块等，TSC 死亡者中肾脏疾病占 27.5%，其是第二大死因。50%

的患者有视网膜胶质瘤，称为晶体瘤，也可出现小眼球、突眼、青光眼、晶体混浊、白内障和原发性视神经萎缩。47%~67%的患者可出现心脏横纹肌瘤，该肿瘤一般在新生儿期最大，随年龄增长而缩小至消失，可引起心力衰竭，其是本病婴儿期最重要的死因，产前超声最早能在孕22周时发现，提示患TSC的可能为50%。肺淋巴管肌瘤病常见于育龄期女性患者，是结缔组织、平滑肌及血管过度生长形成网状结节与多发性小囊性变，可出现气短、咳嗽等肺源性心脏病及自发性气胸的表现。

4. 其他少见症状　全身骨骼均可以出现骨质硬化与囊性变，以及脊柱裂和多趾（指）畸形等。另外，消化道、甲状腺、甲状旁腺、子宫、膀胱、肾上腺、乳腺及胸腺等均可受累。

【辅助检查】

头颅X线摄片可见颅内钙化和脑室壁上钙化，气脑造影见脑室壁的烛泪样变，头颅CT或MRI可以发现SEGA、皮质中结节钙化及血管发育异常如血管瘤的存在。定期行肾脏超声检查可以评价肾囊肿和血管肌脂瘤的改变，有助于在肾功能不全之前进行干预治疗。超声心动图可以发现心脏横纹肌瘤的存在。心电图可以发现心律失常。对于怀疑癫痫发作的患者，应做EEG检查。

【诊断】

最早TSC的诊断标准为"Vogt三联征"：癫痫发作、面部血管纤维瘤和智力障碍。但后来发现一些患者不具备这些症状，甚至完全没有上述症状。1998年Gomez提出TSC的修改诊断标准。2021年国际TSC共识小组对TSC诊断标准进行了重新修改，将诊断分为两类，即确定诊断和可能诊断。

确定诊断：至少2项主要指标，或1项主要指标加2项次要指标；可能诊断：1项主要指标，或2项次要指标。同时在诊断标准中主要指标为11个：①色素脱失斑(≥3处，直径至少5mm)；②面部血管纤维瘤（≥3处）或头部纤维斑块；③指（趾）甲纤维瘤（≥2处）；④鲨鱼皮样斑；⑤多发性视网膜错构瘤；⑥脑皮质发育不良（包括皮质结节和白质放射状移行线）；⑦室管膜下结节；⑧SEGA；⑨心脏横纹肌瘤；⑩淋巴血管肌瘤病（如果与血管平滑肌脂肪瘤同时存在，则合并为1项主要指标）；⑪血管平滑肌脂肪瘤（≥2处）。次要指标为7个：①"斑斓"皮损；②牙釉质点状凹陷（>3处）；③口内纤维瘤（≥2处）；④视网膜色素脱色斑；⑤多发性肾囊肿；⑥非肾性错构瘤；⑦骨骼硬化性疾病。

并明确了TSC基因诊断标准：基因检测发现TSC-1或TSC-2病理性基因突变可确诊TSC。致病性基因突变定义为可引起如下情况的突变：导致TSC-1或者TSC-2蛋白明确功能失活（如读码框外的插入缺失或无义突变），阻止蛋白合成（如大片段基因缺失），或者对蛋白功能的影响已通过功能测定确定的错义突变。其他的TSC-1或者TSC-2变异，若对于功能的影响不确定，则不符合诊断标准，不足以确诊TSC。需要注意10%~25%的TSC通过传统的基因检测未能发现突变，基因突变检测阴性不足以排除TSC诊断，且非致病性突变不能作为独立的诊断标准。

【鉴别诊断】

1. 先天性宫内感染（TORCH综合征）　两者均可表现为智力障碍，头颅CT均表现为脑实质多发散在结节样钙化，但TSC患者多同时有皮肤皮脂腺瘤或其他部位的肿瘤，如视网膜错构瘤、肾脏错构瘤、肝脾血管瘤等，MRI检查时脑皮质可能有未钙化的错构瘤结节存在。

2. 侧脑室脑膜瘤　TSC患者中10%~15%的室管膜下结节可以转化为SEGA，CT和MRI检查表现为侧脑室肿瘤，需要与侧脑室脑膜瘤区别，但TSC患者常同时有典型的皮肤损害和其他部位肿瘤。

3. 神经纤维瘤病　两者均累及皮肤及神经系统，但TSC患者有口鼻三角区对称性蝶形分布的皮脂腺瘤、鲨鱼皮斑，少见咖啡牛奶斑，MRI检查见颅内结节性钙化灶，临床上常见难治性癫痫和智力减退，而上述症状在神经纤维瘤病少见。

【治疗】

该病缺乏特效疗法，需要遗传咨询及早发现可治疗的症状或并发症。

1. mTOR抑制剂　西罗莫司及其衍生物依维莫司是2021年国际TSC监测与管理指南推荐的治疗药物，可用于TSC相关的肾脏血管肌脂瘤和SEGA的治疗。有研究推荐西罗莫司成人口服初始剂量1mg每天1次，常用剂量1～2mg每天1次，目标血药浓度为5～10ng/ml，用于治疗TSC合并肺淋巴管肌瘤病或肾血管平滑肌脂肪瘤的血药浓度一般为5～15ng/ml。研究表明，依维莫司剂量2.5～5mg每天1次，可使TSC相关肾血管平滑肌脂肪瘤体积缩小，目标血药浓度为5～15ng/ml，但需要监测口腔炎、感染和血脂异常这些不良反应。mTOR抑制剂是TSC全身治疗的一种手段，但仍有一些尚未解决的问题，mTOR抑制剂的最佳剂量、适宜的血清浓度、治疗开始和停药时间、疗程长短和长期不良反应等仍需要进一步探讨。

2. 控制癫痫　对于癫痫的控制，要根据患者的年龄、癫痫发作类型和癫痫综合征，以及所涉及的其他器官损害来选择合适的药物。对于婴儿痉挛症的控制，首选氨己烯酸，托吡酯、拉莫三嗪、ACTH或类固醇类药物也有效。药物治疗无效的癫痫患者可采用手术治疗，包括局灶性脑皮质切除、胼胝体切断术、迷走神经刺激术。

3. 其他　若SEGA引起阻塞性脑积水或有明显的占位效应，可考虑手术治疗。

【预后】

TSC进展缓慢，多数患者可存活数十年，但也有部分患者预后不良，尽早发现、及时诊断、早期治疗有助于获得更好的预后。

【诊疗流程】

诊疗流程见图6-7。

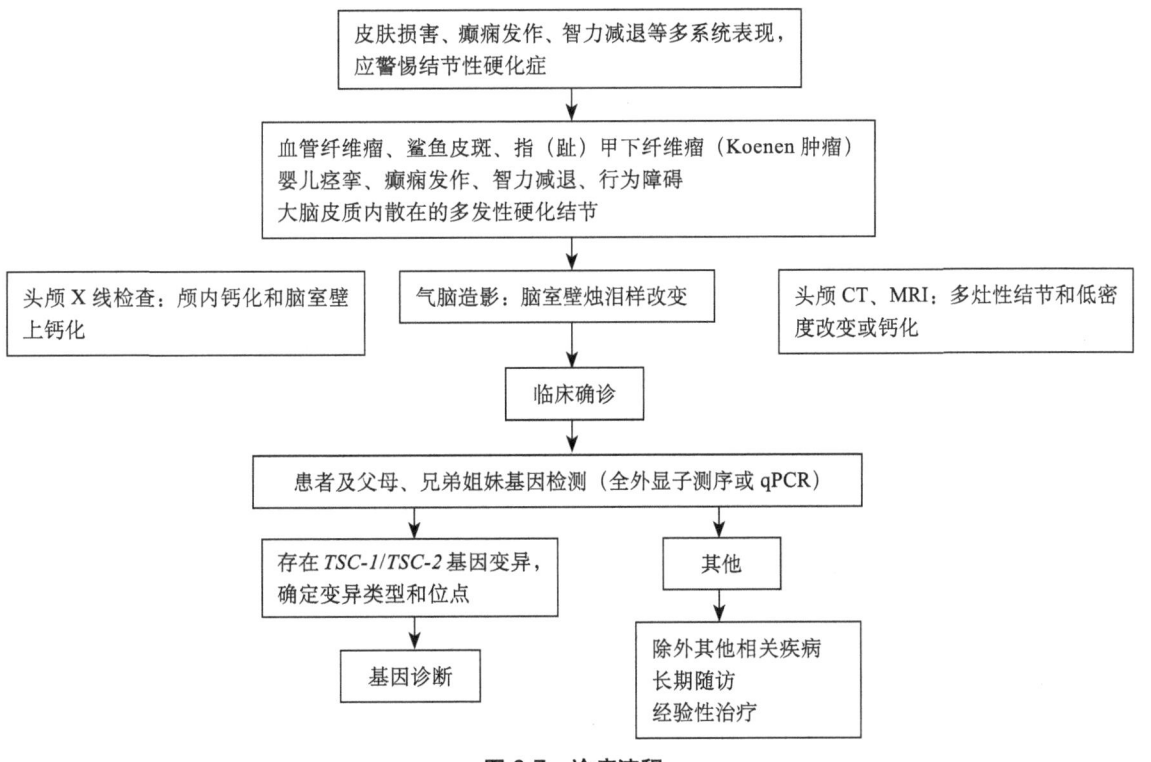

图6-7　诊疗流程

第四节 特发性基底节钙化

【概述】

特发性基底节钙化（idiopathic basal ganglia calcification, IBGC）又称 Fahr 病，是以颅内对称性钙化为特点的神经遗传性疾病，其遗传方式为常染色体显性遗传或常染色体隐性遗传。钙化位于双侧基底节及其他脑区如丘脑、小脑齿状核等，钙盐颗粒在血管壁及其周围广泛沉积是其特征性病理改变。该病可有进行性痴呆、癫痫、精神症状、帕金森或舞蹈样运动异常等多种临床表现，需要与其他运动障碍性疾病仔细甄别。该疾病无特异性治疗方法。

【病因与流行病学】

Fahr 病的具体病因及发病机制尚不明确。研究显示，有多种基因突变导致了该疾病发生，其中常染色体显性遗传的致病基因有 *SLC20A2*、*PDGFRB*、*PDGFB*、*XPR1*，常染色体隐性遗传的致病基因有 *MYORG* 和 *JAM2*。在上述致病基因中，*SLC20A2* 突变最为常见，约占本病的 40%。

发病机制假说：常染色体显性遗传病可通过无机磷转运异常、破坏血脑屏障和周细胞稳态等途径致病。常染色体隐性遗传病发病机制不明，但功能试验证实致病，如 *MYORG* 编码产物参与成肌细胞分化，调节星形细胞内质网蛋白糖基化，*JAM2* 编码产物高表达于神经血管单位相关细胞，参与细胞间黏附、调节细胞极性和内皮细胞通透性、维持血脑屏障功能。Fahr 病的发病率约为 4.5/100 000，多为散发，但家族性 Fahr 病亦有报道。

【临床表现】

本病可发生于任何年龄，男女比例无差异。常染色体显性遗传的临床外显率近 67%，表型异质性较大，帕金森综合征是最常见的运动表型，但 1/3 的患者仅有非运动表型（多为认知障碍）；1/3 的患者确诊时无临床症状。无症状但存在严重脑钙化的中年患者随时间推移仍有很高的风险出现临床症状。常染色体隐性遗传者临床外显率 > 90%，钙化累及的脑区更多，容易出现广泛皮质下和小脑半球钙化，临床上也更常出现小脑性共济失调、智力减退、精神异常等症状。

家族性病例多于青春期或成年早期起病，有遗传早发现象。部分患者伴少见的遗传性疾病，如假性甲状旁腺功能减退症 2 型、难治性贫血、多种自身免疫性内分泌腺疾病等。主要表现为各种运动障碍，如扭转痉挛、单侧或双侧手足徐动症、震颤及共济失调等。可见以肌强直为突出表现的帕金森综合征及扭转痉挛、手足徐动症，手足徐动症随病程可完全消失，仅遗留帕金森综合征症状。

与钙磷代谢异常有关的甲状旁腺功能减退症或假性甲状旁腺功能减退症占基底节钙化病例的 2/3 左右。原发性甲状旁腺功能减退症造成的 Fahr 综合征，病程长，有多次发作性手足抽搐史，有舞蹈、手足徐动或帕金森病样表现及小脑性共济失调，或少数患者有双侧肢体锥体束征阳性。诊断原发性甲状旁腺功能减退症时需要符合：无外伤或甲状腺手术史、血钙过低、血磷过高、慢性发作的手足"抽搐"史等。

部分患者出现精神障碍，如抑郁、躁狂、强迫行为、攻击性、易激惹、淡漠、性别倒错、谵妄等。痴呆是该病最常见临床表现之一，但 Fahr 病痴呆类型不同于阿尔茨海默病及皮克病，是两者混合型。早期表现为智力减退，多为隐匿性，其后出现记忆力、语言、时间及空间定向力减退。

【辅助检查】

1. **影像学检查** 头颅 CT 多表现为双侧基底节对称性钙化，并伴有颅内其他部位钙化。

脑内广泛分布、较为对称的钙化灶是本病的特征性表现，钙化灶随病程进展逐渐增大，钙化好发部位依次为苍白球、尾状核、壳核、丘脑、额顶叶脑回底部、齿状核、小脑皮质、脑干中央部及侧脑室周围。不同位置钙化灶，形态、大小也不尽相同。苍白球钙化一般呈对称圆锥形，尾状核为纺锤形钙化，豆状核为条片状钙化。头颅CT是了解基底节钙化的重要检查方法，对于尚无明显临床症状的患者，也可以及时发现，有利于早期诊断和治疗。MRI多表现为双侧大脑半球深部灰质核团对称性钙化，T_1WI、T_2WI均为低信号，少数T_2WI呈高信号。病灶T_1、T_2信号改变与疾病的阶段和钙化程度相关。

2. 实验室检查　血清钙、磷、镁、碱性磷酸酶、降钙素及甲状旁腺素浓度均在正常范围。常规和生化检查及有关代谢、感染等方面的检查也无异常发现。可通过甲状旁腺激素（parathyroid hormone，PTH）试验鉴别，需要在发病时和接受外源性PTH治疗后检测尿液中磷及环磷酸腺苷水平，以评价甲状旁腺疾病的情况。Fahr病患者在被予以200U的PTH后即显示正常的PTH反应：尿液中环磷酸腺苷呈10～20倍升高，但尿磷不增加。

【诊断】

临床诊断标准最早由Moskowitz等提出，其后在1989年和2005年分别经过Manyam等修改，目前的诊断标准：①影像学上有对称性双侧基底节钙化；②进展性神经系统症状，包括运动障碍、精神症状等，起病年龄多在30～50岁，但是可儿童起病；③无假性甲状旁腺功能减退现象；④血清钙、磷均正常，肾小管对PTH反应功能正常；⑤无感染、中毒、代谢等原因。以上全部符合则支持该病诊断。

目前已发现Fahr病的遗传方式及致病基因：常染色体显性遗传（*SLC20A2*、*PDGFRB*、*PDGFB*、*XPR1*基因突变导致）、常染色体隐性遗传（*MYORG*、*JAM2*基因突变导致）。70%的Fahr病患者未发现明确的致病基因，因此，基因检测阴性并不能排除Fahr病，家族史和影像学检查对诊断更为重要。

【鉴别诊断】

1. Fahr综合征　包含所有病因引起的基底节钙化，如手术后或特发性甲状旁腺功能减退症、假性甲状旁腺功能减退症等，两者在影像学上无法区分，主要依靠实验室检查，血钙、磷浓度及PTH水平异常可鉴别。

2. 生理性钙化　多见于40岁以上人群，好发部位多为松果体及脉络丛，也见于硬脑膜、基底节及小脑齿状核，但其钙化病灶较小，直径一般为3～5mm。若钙化范围较大，且合并多部位钙化，应考虑病理性钙化可能。

3. 获得性钙化　结核、弓形虫、结节性硬化等引起的钙化，病变散在，容易鉴别。

【治疗】

目前针对Fahr病尚无有效的治疗方法，以对症治疗为主，针对锥体外系症状可给予左旋多巴等药物，针对精神症状可给予抗精神药物，针对癫痫发作可根据癫痫发作类型给予抗癫痫药物，但使用双膦酸盐和维生素D治疗的临床证据不足。

【预后】

预后难以预测，若有进展性神经功能恶化，一般会导致残疾和死亡。

【诊疗流程】

诊疗流程见图6-8。

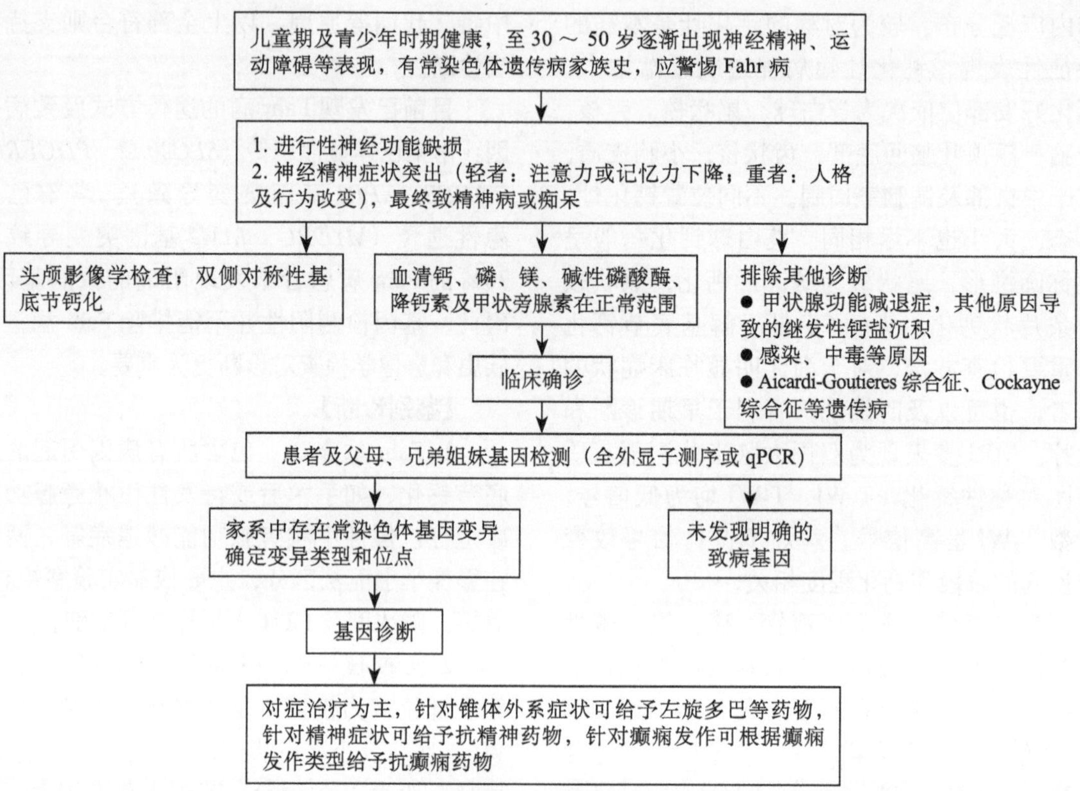

```
┌─────────────────────────────────────────────────┐
│ 儿童期及青少年时期健康，至30～50岁逐渐出现神经精神、运 │
│ 动障碍等表现，有常染色体遗传病家族史，应警惕Fahr病    │
└─────────────────────────────────────────────────┘
                         ↓
┌─────────────────────────────────────────────────┐
│ 1. 进行性神经功能缺损                              │
│ 2. 神经精神症状突出（轻者：注意力或记忆力下降；重者：人格 │
│    及行为改变），最终致精神病或痴呆                   │
└─────────────────────────────────────────────────┘
        ↓                    ↓                    ↓
┌──────────────┐  ┌──────────────────┐  ┌──────────────────┐
│ 头颅影像学检查； │  │血清钙、磷、镁、碱性磷酸酶、│  │ 排除其他诊断       │
│ 双侧对称性基    │  │降钙素及甲状旁腺素在正常范围│  │ ● 甲状腺功能减退症，其他原因导 │
│ 底节钙化       │  │                  │  │   致的继发性钙盐沉积 │
└──────────────┘  └──────────────────┘  │ ● 感染、中毒等原因   │
                         ↓               │ ● Aicardi-Goutieres综合征、Cockayne │
                  ┌──────────┐          │   综合征等遗传病    │
                  │ 临床确诊  │          └──────────────────┘
                  └──────────┘
                         ↓
┌─────────────────────────────────────────────────┐
│ 患者及父母、兄弟姐妹基因检测（全外显子测序或qPCR）      │
└─────────────────────────────────────────────────┘
        ↓                                    ↓
┌──────────────────────┐          ┌──────────────┐
│ 家系中存在常染色体基因变异 │          │ 未发现明确的  │
│ 确定变异类型和位点        │          │ 致病基因     │
└──────────────────────┘          └──────────────┘
        ↓
┌──────────┐
│ 基因诊断  │
└──────────┘
        ↓
┌─────────────────────────────────────────────────┐
│ 对症治疗为主，针对锥体外系症状可给予左旋多巴等药物，    │
│ 针对精神症状可给予抗精神药物，针对癫痫发作可根据癫痫    │
│ 发作类型给予抗癫痫药物                              │
└─────────────────────────────────────────────────┘
```

图 6-8　诊疗流程

第7章 伴认知功能障碍的疾病

第一节 额颞叶痴呆

【概述】

额颞叶痴呆（frontotemporal dementia，FTD）是一种在临床、病理及影像上具有高度异质性的神经退行性疾病，仅次于阿尔茨海默病及路易体痴呆的第三大认知障碍神经变性疾病，其主要是以额叶和（或）颞叶萎缩，萎缩区域神经元丢失、皮质表浅部位海绵状改变和细胞胶质增生为病理学特征，临床上以进行性精神行为异常、言语功能损害及执行功能障碍为主要表现，40%~50%的FTD患者有家族遗传史，有明显遗传因素参与，常与运动神经元病、皮质基底节变性、进行性核上性麻痹这三种有运动障碍的神经退行性疾病重叠。临床诊断主要依据临床表现，诊断的准确率因不同亚型的临床表现与其他类型认知障碍或运动障碍疾病具有重叠而受影响。目前尚没有能够阻止或逆转病程的治疗方法，以对症治疗为主。

【病因与流行病学】

FTD的具体病因及发病机制至今不明确，可能的发病机制有额颞叶皮质5-羟色胺能递质减少、脑组织及脑脊液中多巴胺释放下降、毒蕈碱样乙酰胆碱受体数量明显减少及微管相关蛋白Tau过度磷酸化。Tau蛋白是微管组装和稳定的关键蛋白，参与细胞形态、物质运输及细胞分裂等重要生物学过程，对神经系统的发育起着关键作用。病理学研究发现tau蛋白基因致病性变异导致tau过度磷酸化，影响微管形成，tau蛋白从轴突到树突间的重新分布，促使微管崩解，在大脑皮质和海马神经元及神经胶质中积累形成不溶性沉积物，引起神经元损害，导致FTD发生。FTD具有一定遗传性，约50%的患者具有家族史，其中10%~20%的家族性FTD存在17号染色体 *MAPT*、*C9ORF72* 和 *PGRN* 基因致病性变异而显示常染色体显性遗传，在FTD的病例中还发现 *VCP*、*TDP-43*、*CHMP2B*、*TBK1*、*TARDBP*、*TREM2*、*CHCH10*、*SQSTM1*、*OPTN*、*UBQLN2*、*GRN* 及 *FUS* 基因致病性变异，即使频率很低，也对阐明复杂的病理生理机制意义重大。FTD的病理特征主要是额叶和（或）颞叶萎缩，额颞叶岛叶萎缩呈双侧不对称性，灰白质均受累，杏仁核较海马萎缩明显，侧脑室可轻中度扩大，随着疾病进展，病变延伸至其他部位，部分可累及基底节区、黑质等皮下结构。显微镜下发现额颞叶萎缩导致皮质各层神经元丢失、皮质微空泡变性，尤以Ⅱ、Ⅲ层最为显著，残存神经元多呈不同程度的变性和萎缩，星形胶质细胞呈弥漫性增生伴海绵状改变，tau蛋白及TDP-43蛋白细胞内异常沉积是FTD常见的病理特征，免疫组织化学染色部分病例可见 tau 蛋白和泛素染色阳性。

FTD 占所有痴呆疾病 13.8%～15.7%，是神经系统退行性痴呆的第 3 大常见病因，是早发性痴呆最常见的病因，好发于 45～65 岁的中老年人，男性和女性患病率相当，无明显性别差异。65 岁以下患病率为（5～15）/10 万人，该年龄段发病率为 60%～80%，在美国，45～64 岁年龄组中 FTD 的患病率为（15～22）/10 万人，发病率为（2.7～4.1）/10 万人。英国流行病数据显示，FTD 相关综合征的患病率为 10.84/10 万人，发病率为 1.61/10 万人。意大利统计了 2017 年南部和北部两个地区 FTD 相关综合征的发病率为 3.09/10 万人。系统性分析估计 FTD 患病率为 15.4/10 万人。FTD 病程为 2～20 年，平均生存期为 6～11 年。

【临床表现】

FTD 起病隐匿，进展缓慢，临床上以进行性精神行为异常、言语功能损害及执行功能障碍为主要临床特征，而记忆力及视空间障碍症状相对不明显，可合并帕金森综合征和运动神经元病临床表现。主要分为行为变异型额颞叶痴呆（behavioral variant frontotemporal dementia，bv FTD）、原发性进行性失语（primary progressive aphasia，PPA）中的语义性痴呆（semantic dementia，SD）和进行性非流利性失语（progressive non-fluent aphasia，PNFA）。

1. bv FTD　是临床上最常见的亚型，是性格改变、社会行为异常、饮食行为异常、精神行为异常和认知功能障碍进行性加重的痴呆，受累部位主要以额叶为主，尤其是额底、额中叶及岛叶，右侧额叶较左侧更容易受累，顶叶及颞中叶相对不受累。

（1）社交行为异常与性格改变：患者早期表现为冷漠、刻板行为、脱抑制行为、强迫性行为、缺乏动力、饮食行为及习惯改变、执行功能下降、人际沟通能力下降、同理心下降伴情感反应缺失、处理问题态度鲁莽、不计后果、不注重个人卫生、与异性相处行为不检点。

（2）饮食行为异常：主要表现为食物偏好领域（强烈偏好碳水化合物）、食欲和饮食习惯改变（刻板行为、暴饮暴食），饮食行为异常是预测 bv FTD 潜在病理亚型的有用临床特征。

（3）精神行为异常：患者可出现精神病性症状，幻觉及睡眠障碍较少出现，可出现妄想，部分患者对自己的失控行为及外人不能接受的行为无自知力，甚至可能造成家庭破裂，患者却依旧我行我素，行为没有任何改变。

（4）认知功能障碍：部分患者存在认知功能下降，患者最初可能表现为工作懈怠、冲动、不专心，不能计划、组织、完成复杂的工作或任务。患者逐渐出现情绪识别能力降低、社交技巧变差。早期一般无明显记忆力减退，后期会出现语言障碍症状。

2. PPA　其特征是早期显著的言语障碍，突出表现为逐渐加重的言语命名障碍、单词理解障碍、语法缺失、语句组织障碍，包括语义性痴呆、进行性非流利性失语。

SD 是以颞叶损伤为主，临床症状、神经病理和遗传学表现最为一致的综合征，进行性流畅性失语、命名障碍及单词理解障碍是其核心表现，是诊断语义性痴呆的必备条件。患者在早期说话基本流畅，发音、音调、语法及复述功能也基本正常，但对词语及物体的理解进行性减退，最初在词语识别上出现困难，逐渐发展为物体知识丧失，不知道物体用途，经常说不出物品的名字。认知评估中患者的命名能力及语言类别流畅性非常差。部分患者出现视觉信息处理能力受损（如面容失认、物体失认）。左侧前颞叶萎缩主要表现为单词理解和物体命名障碍，右侧前颞叶萎缩主要表现为物体和面孔的非言语识别障碍。

3. PNFA　也称非流畅性或语法错乱性原

发性进行性失语，受累部位为左侧额叶-岛叶后部区域，如额下回、岛叶、运动前区和辅助运动区。主要表现为进行性非流畅性自发言语障碍和语句中语法缺失，表现为说话慢且费劲、不流畅、言语失用或语言中缺少语法结构，如使用短而简单的词组短语，缺乏语法上的语序等，语法词（词序、代词、介词）使用不正确或省略为特征的语法障碍，对复杂句子的理解力受损，但对单个词语的理解和对物体的知识通常是保留的，表现出运动性言语障碍，复述受损较小。

【辅助检查】

1. 实验室检查　认知障碍可能是由代谢、感染及中毒等因素导致，血液检查可以为病因检查提供重要参考价值，完善血常规、尿常规、血生化、甲状腺功能、人类免疫缺陷病毒抗体、梅毒抗体、维生素 B_{12} 检查、叶酸检查，目前尚缺乏特异性及敏感性识别早期标志物。

2. 神经心理学评估

（1）全面损害评估量表：FTD 症候群的客观证据主要依靠神经心理量表评估，目前常用的认知障碍量表有简易智力状态检查量表、蒙特利尔认知评估量表，但这两个量表不能很好体现 FTD，2008 年梅奥诊所和美国加利福尼亚大学 FTD 中心联盟开发了 FTD 改良的临床痴呆评定量表用于 FTD 的各种临床试验。该量表的优势在于评估了 FTD 的核心特征，FTD 改良的临床痴呆评定量表评分≥1 分，分值越高，程度越重，从总体上更好地评价了患者痴呆的严重程度。

（2）神经精神症状评估量表：可采用与 FTD 相关的精神行为量表额叶行为问卷和神经精神问卷评估患者严重程度，均由照料者完成，这两个量表几乎包括了 FTD 常见的各种异常行为。额叶行为问卷≥30 分提示 FTD 可能，分值越高，程度越重，神经精神问卷总分 144 分，分值越高，程度越重。

（3）言语功能评估量表：包括波士顿命名测试、词语流畅性测试、Token 测试。

（4）饮食行为评估量表：进食异常是 bv FTD 诊断核心标准之一，可通过照料者问卷调查了解患者的异常饮食行为和食物摄入量数据，如可通过剑桥行为问卷检测饮食异常，总分 16 分，分值越高，程度越重。

（5）运动症状临床评估量表：合并运动障碍的 FTD 患者可结合帕金森综合评价量表和进行性核上性麻痹评定量表评估。

3. 影像学检查　头颅 CT 可见脑萎缩集中表现于额叶、颞叶白质及灰质，可为非对称性，特异性不高。头颅 MRI 被广泛应用于观察不同临床表现型 FTD 患者脑萎缩程度，主要包括结构 MRI、功能 MRI 及弥散张量 MRI，清楚报告额颞叶灰质区及相关白质的异常变化，追踪脑损伤模式和疾病严重程度，头颅 MRI 可见特征性额叶和（或）前颞叶萎缩，脑回变窄，脑沟增宽，侧脑室额角扩大，额叶皮质及前颞极皮质变薄，而顶枕叶很少受累，双侧多呈不对称。分子影像学成像技术 PET/CT 中 18-氟-2-脱氧-D-葡萄糖示踪剂为评估脑代谢改变显示代谢降低与大脑皮质萎缩的一致性提供支持性证据，已经在 FTD 中广泛应用，被认为是 FTD 最早期生物标志物的有效检测手段。

【诊断】

FTD 起病隐匿、病程缓慢，达痴呆诊断标准，其临床诊断主要依据临床表现，诊断的准确率因不同亚型的临床表现与其他类型认知障碍或运动障碍疾病具有重叠而受影响。根据欧洲神经病学联盟、国际 bv FTD 标准联盟及中国额颞叶变性专家共识，根据 FTD 不同亚型，制定以下诊断标准。

1. bv FTD 诊断标准　①神经系统退行性病变必须存在行为和（或）认知功能进行性恶化。主要临床表现：早期出现冷漠和（或）迟钝，早期脱抑制行为，不恰当的社会行为、缺乏礼仪或社会尊严感、冲动鲁莽或粗心大意；早期缺乏同情心/移情，对他人的需求和感觉缺乏反应、缺乏兴趣；早期出现持续性/强迫性/刻板性行为，简单重复动作、复杂强迫性/刻板性行为、刻板言语；口欲亢进和饮食习惯改变，饮食喜好改变、饮食过量、烟酒摄入量增加、异食癖。②神经心理提示执行障碍合并相对较轻的记忆力及视觉功能障碍：执行功能障碍、情景记忆相对保留、视觉功能相对保留。③完善 CT 或 MRI 显示额叶和（或）前颞叶萎缩，PET 或 SPECT/PET 显示额叶和（或）前颞叶低灌注或低代谢。④存在已知的致病基因突变及病理组织检查有 FTD 的组织病理学证据。

2. PNFA 临床诊断标准　①临床诊断至少具有下列核心特征之一：语言生成中的言语费力、发音困难、断断续续、语法缺失；带有不一致的语音错误和失真（言语失用）。②具有下列其他特征中的 2 个及以上：对单个单词和简单句子的理解力通常完好；对语法复杂句子的理解困难；对词汇的理解保留，对客体的语义知识保留，即在社交举止、记忆、视觉空间技能和其他认知功能通常保留。③有影像学检查支持的 PNFA 的诊断应具有下列 2 项：符合 PNFA 的临床诊断；MRI 显示明显的左侧额叶后部和岛叶萎缩，SPECT 或 PET 显示明显的左侧额叶后部和岛叶低灌注或代谢低下。④具有明确病理证据的 PNFA：符合 PNFA 的临床诊断；特定的神经退行性病变的病理组织学证据或存在已知的致病基因突变。

3. SD 临床诊断标准　①同时具有下列核心特征：命名障碍；词汇理解障碍；语义知识障碍（低频率或低熟悉的物品尤为明显）；表层失读或失写；复述功能保留；言语生成（语法或口语）保留。② CT 或 MRI 显示额叶和（或）前颞叶萎缩显著的前额叶萎缩，SPECT 或 PET 显示有显著的前额叶低灌注或代谢低下。③特定的神经退行性病变的病理组织学证据或存在已知的致病基因突变。

【鉴别诊断】

1. 额叶变异型阿尔茨海默病　主要表现为进行性行为改变，包括淡漠及脱抑制，疾病早期以执行功能受损为主，临床上阿尔茨海默病的认知障碍情景记忆损害更严重，精神行为异常较 FTD 轻，淀粉样蛋白 PET 可区分两者，额叶变异型阿尔茨海默病的淀粉样蛋白 PET 为阳性，FTD 为阴性。

2. 路易体痴呆　主要特点为波动性认知障碍，主要是患者注意力及警觉性变化明显，反复出现的形象生动视幻觉及帕金森综合征，伴有快速动眼期睡眠障碍，SPECT 和 PET 发现枕叶皮质代谢下降，纹状体多巴胺能活性降低。

3. 皮质基底节变性　主要特点为姿势性和运动性震颤、肢体肌张力异常、异己手综合征、锥体束征、眼球/眼睑运动障碍及构音障碍，多数患者在晚期才出现痴呆。

4. 进行性核上性麻痹　是一组神经系统变性疾病，目前病因不明，多隐匿起病，主要特点为核上性眼肌麻痹（垂直凝视障碍）、轴性肌强直、帕金森综合征、假性延髓麻痹及痴呆，进行性核上性麻痹额叶执行功能障碍出现较早且普遍，非言语推理能力和言语流畅性受损严重，记忆功能轻度受损，人格改变及行为异常呈多样化。

5. 亨廷顿病　为常染色体显性遗传，早期表现为全身不自主运动，伴有行为异常，常易激惹、淡漠、压抑等，逐渐出现记忆力障碍、视空间障碍和言语欠流畅，运用障碍尤其显著，根据患者家族史、运动障碍及进行性痴呆，结合影像学检查，可鉴别。

6. 正常颅压性脑积水　该病起病隐匿，主要以进行性认知障碍、共济失调及尿失禁为临床表现，通过头颅 CT、头颅 MRI、脑室脑池扫描可确定脑积水类型，其是可治性痴呆。

7. 感染、中毒、代谢性脑病　中枢神经系统感染如人类免疫缺陷病毒感染、神经梅毒、朊蛋白病、脑炎，代谢性疾病中维生素 B_{12} 缺乏、甲状腺功能减退、酒精中毒、一氧化碳中毒、重金属中毒，通过询问病史、实验室检查及影像学检查可鉴别。

【治疗】

目前尚没有批准用于 FTD 治疗的药物，也没有能够阻止或逆转病程的治疗方法，只能通过药物治疗及非药物干预早期进行多学科综合管理减轻及延缓病情进展。我国最新研究显示，甘露特钠可重塑肠道菌群并通过微生物群-肠道-大脑轴，抑制神经炎症和 tau 蛋白生成，因此支持可将其用于 FTLD 患者的治疗。FTD 的药物治疗主要是针对精神行为及运动、言语和认知障碍的对症治疗，可在一定程度稳定病情、控制症状、延缓进展。

1. 药物治疗　常用药物包括 N-甲基-D-天冬氨酸受体拮抗剂（如美金刚）、选择性 5-羟色胺再摄取抑制剂（西酞普兰、舍曲林）、非典型抗精神类药物（喹硫平、奥氮平、利培酮）。

（1）控制精神症状药物：主要用于控制严重的幻觉、妄想和兴奋冲动症状，药物使用需要遵循"小剂量起始，根据治疗反应及不良反应缓慢增量，症状控制后缓慢减量至停药"原则，使用中应密切关注药物不良反应。喹硫平初始治疗剂量为 12.5mg，睡前服用，剂量增加 12.5～25mg，最大剂量 200mg，其耐受性高，可以减轻患者的精神症状，但有可能加剧运动功能恶化；奥氮平初始治疗剂量为 1.25mg，睡前服用，控制患者的精神症状，最大剂量为 10mg，不加剧运动功能恶化；利培酮初始治疗剂量为 0.25mg，最大剂量为 2mg，但耐受性差、停药率高，使用抗精神病药物注意嗜睡和锥体外系副作用，且老年患者可增加病死率，应谨慎使用。选择性 5-羟色胺再摄取抑制剂对减轻脱抑制、贪食行为、焦虑、冲动、攻击性及强迫行为，减少重复行为可能会有帮助，可选择西酞普兰及舍曲林对症治疗。

（2）改善认知药物：由于 FTD 患者脑内无胆碱能系统异常，临床治疗痴呆常用的胆碱酯酶抑制剂多奈哌齐和卡巴拉汀通常无效，除非合并 AD 的患者，兴奋性氨基酸受体拮抗剂美金刚由于存在很好的耐受性，对患者交流能力可有轻度提高，并可能对精神行为症状有一定改善，故常用于 FTD，美金刚初始治疗剂量为 5mg，晨起服用，此后每周增加 5mg，每天 2 次，每天最大剂量 20mg，肾功能不全及癫痫患者慎用。胆碱酯酶抑制剂应避免用于 bv FTD 患者。

2. 非药物治疗　主要是通过行为干预、物理治疗和环境改善等策略，对患者进行心理干预，是改善精神行为首选方法，对于 bv FTD 患者，注意安全管理，尊重患者，可避免诱发或加重患者的精神行为症状，对于语义性痴呆和进行性非流利性失语患者，可进行言语训练、语义训练、阅读和书写训练，可使患者重新习得语义知识，改善记忆力障碍，提高交流能力。同时应加强对症支持、专业护理、保证营养、防治并发症。

【预后】

FTD 起病隐匿，病程缓慢，是一种不可逆转的进行性加重的神经变性疾病，患者的预期寿命各不相同，预后差，多死于并发症，如肺部感染、泌尿系感染及压疮等。

【诊疗流程】

诊疗流程见图 7-1。

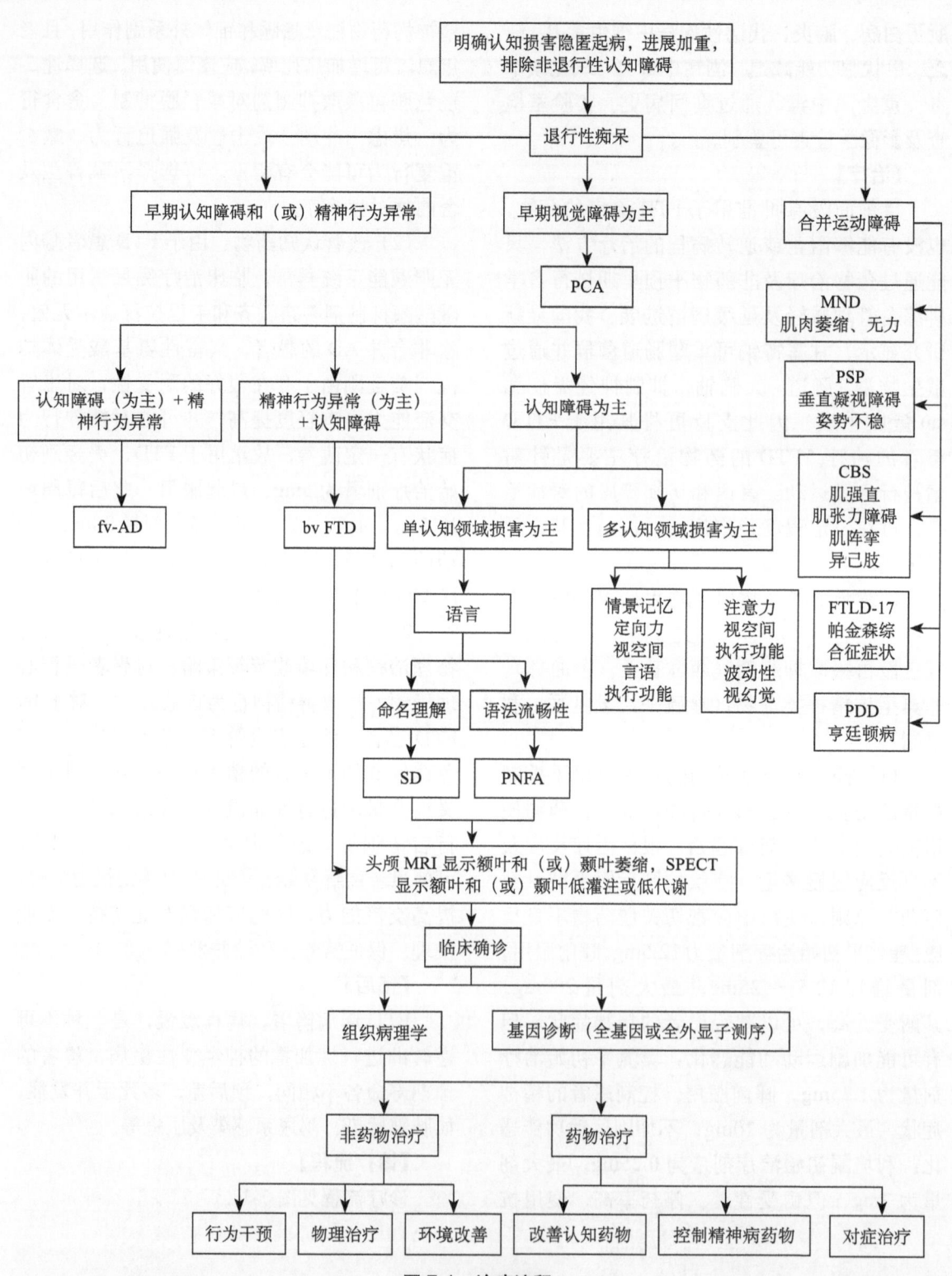

图 7-1 诊疗流程

fv-AD. 额叶变异型阿尔茨海默病；bv FTD. 行为变异型额颞叶痴呆；SD. 语义性痴呆；PNFA. 进行性非流利性失语；PCA. 后皮质萎缩；MND. 运动神经元病；AD. 阿尔茨海默病；PSP. 进行性核上性麻痹；PDD. 帕金森病痴呆；CBS. 皮质基底节区综合征；FTLD-17. 17号染色体相关的额颞叶变性

第二节　路易体痴呆

【概述】

路易体痴呆（dementia with Lewy body，DLB）是一种严重影响日常生活、工作及社交的精神功能障碍的神经退行性变性疾病，是中老年人中最常见的痴呆类型之一，以全脑深部皮质下核团和大脑皮质神经元细胞内路易小体异常蛋白沉积为病理特点，引起神经元细胞功能受损，使乙酰胆碱、多巴胺、5-羟色胺和去甲肾上腺素等神经递质功能发生异常，导致思维、运动、精神行为、情绪改变，其主要临床表现是波动性认知障碍、帕金森综合征、反复生动的视幻觉、快速眼动睡眠期行为障碍，该病多伴有自主神经功能障碍及对精神科药物敏感，因与其他疾病有相似的临床表现，临床非常容易漏诊，目前没有有效药物治愈DLB，应用的各种药物及非药物治疗仅为对症治疗，减轻及延缓病情进展。

【病因与流行病学】

DLB病因至今仍未明确，1912年德国病理学家Frederick Henry Lewy在帕金森病患者的脑黑质神经元细胞内观察发现一种异常沉积的蛋白小体，命名为路易小体。在病理学检查中发现神经元内路易小体中的物质α-突触核蛋白（synuclein alpha，SNCA）和泛素异常蛋白沉积形成低聚体和原纤维，引起神经细胞受损，最终导致神经元功能紊乱和凋亡。在基因方面，*SNCA*和β-突触核蛋白（synuclein beta，SNCB）携带生成蛋白质的编码指令，*SNCA*在神经元之间的信号转导发挥作用，有助于调节神经递质释放。*SNCB*可能参与了神经元随时间变化和适应的过程，还可防止*SNCA*在神经元中的有害积累。*SNCA*和*SNCB*基因致病性变异可导致DLB。还有研究发现，载脂蛋白E4（apolipoprotein E，*APOE4*）基因也可能是DLB的危险因素。随着疾病进展，路易小体开始沉积大脑各个部位，弥漫分布于大脑皮质及脑干，并深入海马、黑质。DLB的胆碱能及单胺能神经递质损伤可能导致患者认知障碍及运动障碍。在病理学检查中我们需要警惕路易小体在帕金森病等其他神经退行性疾病也可出现，DLB神经元或脑内可能还存在神经炎性斑、神经纤维缠结、局部神经元丢失、微空泡变、突触消失和神经递质等非特异性病理变化，需要根据路易小体分布及严重程度进一步进行鉴别。

DLB的患病率在整个痴呆人群为3.2%～7.1%，是仅次于阿尔茨海默病（Alzheimer's disease，AD）的神经变性病性痴呆。非基于人口学的研究显示，DLB的患病率在65岁以上人口为0.1%～2.0%，在75岁以上人口为5%，男女比例为1.9∶1。在美国，DLB的患病率在整个痴呆人群为3.8%，在75岁以上人群中，患病率在整个痴呆人群中为5%。我国首次调查结果与美国调查结果相似。

【临床表现】

DLB在出现典型的相关临床症状之前，患者可存在认知功能障碍（主要为注意力、警觉力及执行功能改变），早期波动性认知损害相对少见，可出现快速眼动期睡眠障碍、视幻觉、抑郁、谵妄、帕金森综合征样临床表现、嗅觉减退、便秘和直立性低血压等前驱症状。随着疾病发展，出现典型的临床特征，如波动性认知功能障碍、反复生动的视幻觉、帕金森综合征、快速眼动睡眠行为障碍。

1.波动性认知功能障碍　是DLB最主要的临床特征，注意力和警觉性水平交替变化的认知波动是显著的表现，70%～90%的患者出现突发而又短暂的认知障碍，可持续几分钟、数小时或数天，有些患者会出现日间时而迷糊、时而清醒，注意力和警觉性水平时好时坏，之后认知障碍又戏剧般恢复，认知障碍多伴有谵妄、言语不连贯、注意力不集中，以及视空间能力障碍、解决问题及推理能力下降、判断力改变、分不清时间地点、言语和数字困难，而记忆和命名功能相对保留。对于早期的认知筛查，可采用临床波动量表和一日波动量表来记录波动情况和严重程度。

2.反复生动的视幻觉　50%~80%的DLB患者出现视幻觉，视幻觉较听幻觉更常见，患者视幻觉十分详细及生动，可产生幻觉的具体形状，有些甚至是愉快的幻觉，患者很乐意接受，早期可以辨别幻觉及实物，视幻觉常在夜间梦境发生，梦境中梦生动逼真，可有痛苦和可怕的场景，可伴有幻听及幻嗅，后期无法辨别幻觉，对他人的否定易激惹。

3.快速眼动睡眠期行为障碍　约80%的DLB患者在快速眼动睡眠期出现反复噩梦和异常行为，从说梦话到大喊大叫、尖叫、从床上摔下来及拳打脚踢，甚至伤害自己和家人，完善多导睡眠图协助判断快速眼动睡眠行为障碍是否存在。

4.帕金森综合征　约85%的DLB患者可出现运动迟缓、静止性震颤、肌强直、肢体僵硬、行走拖拽及反复跌倒，相对于帕金森病来说，静止性震颤不常见，平衡问题及反复跌倒很常见，占85%~89%，因这些特征在DLB中很常见，故临床上很难将帕金森病痴呆和DLB鉴别，如帕金森诊断后1年内出现痴呆，可诊断DLB。

5.精神行为症状　包括情绪和行为改变，30%~50%的DLB患者表现有抑郁症状，DLB早期常会出现抑郁和冷漠症状，妄想很少出现在DLB早期，随着认知功能下降，妄想出现的概率大幅升高，可有发作性嗜睡、白天长时间打盹、日间昏昏欲睡、日间睡眠增加或言语无语轮次改变、长时间凝视，伴有焦虑、冷漠、谵妄和偏执等，精神行为症状随着认知障碍加重而恶化。

6.自主神经功能障碍　30%~50%的DLB患者存在自主神经功能障碍，如直立性低血压、流口水、过度出汗和勃起功能障碍、便秘、尿失禁等。多数患者存在神经源性直立性低血压，即站立或头高位倾斜3min收缩压持续下降至少20mmHg或舒张压持续下降10mmHg，心率无明显变化。直立性低血压神经病理可能是路易小体沉积于中脑，反复跌倒及短暂意识障碍与直立性低血压有关。便秘常出现于DLB早期。

【辅助检查】

1.实验室检查　无明显特异性，其检查目的是进行鉴别诊断，可完善的常规检查有血常规、血生化、维生素B_{12}、甲状腺功能、梅毒抗体、人类免疫缺陷病毒抗体、莱姆病检查，脑脊液检查中β淀粉样蛋白（β-amyloid，Aβ）38、Aβ40和Aβ42水平下降；脑脊液和血液中检测SNCA对区分DLB和AD有意义。

2.影像学检查　头颅CT和头颅MRI没有特异性改变，可用于评估脑部病变，不能早期诊断及指示痴呆的程度及类型。头颅MRI可见弥漫性脑萎缩或局灶性额叶萎缩，程度较轻，冠状扫描有助于DLB与AD鉴别，AD可见颞叶萎缩，而DLB相对保留内侧颞叶结构。SPECT/PET灌注成像、代谢扫描显示普遍低灌注或低代谢氟脱氧葡萄糖-PET成像显示枕叶活性下降，伴或不伴有扣带回岛征（指后扣带回活性异常增高），SPECT/PET显示基底节区多巴胺转运体（dopamine transporter，DTA）摄取减少。123-间位典代苄基胍心肌扫描显像（iodine 123 labeled meta-iodobenzylguanidine，[123]I-MIBG）心肌闪烁显像可定量节后交感神经支配，[123]I-MIBG显像在路易体疾病中摄取减少，常用于区分可能的DLB和可能的AD。

3.神经电生理检查　多导睡眠图可见快速眼动期肌肉迟缓消失，早期脑电图正常，随着疾病进展，可出现非特异性改变，脑电图出现显著的后部慢波，颞叶区可出现α波减少和额区阵发性短暂性慢波。事件相关电位出现潜伏期明显延长、波幅降低表现。肛门括约肌肌电图可出现失神经改变,通过膀胱超声、尿动力学检查发现残余尿增加及膀胱排出功能障碍。

4. 神经心理学检查及量表检查　神经心理学检查及认知量表对痴呆的诊断与鉴别诊断有意义,常用简易精神状态检查量表、蒙特利尔认知量表、长谷川痴呆量表、临床痴呆量表及行为神经评估量表等神经心理学测试可确定记忆、认知、言语及视空间障碍的程度,建立痴呆诊断,DLB 的认知障碍主要表现为视空间障碍,常用视空间和结构能力评估受损情况。例如,让患者画钟面,虽然钟面上的数字、时针、分针和秒针可画出,但是相互关系完全混乱,数字可能集中在一侧钟面,而时针、分针长短不成比例。

5. 病理学检查　特征性表现是神经元胞质内嗜酸性包涵体即路易小体内含 SNCA 异常聚集成低聚体和原纤维,可见路易小体相关神经突起、神经炎性斑、神经纤维缠结、局部神经元丢失尤其是黑质和蓝斑、微空泡化、突触消失和神经化学异常及神经递质缺陷等非特异性变化。路易小体主要存在于脑干、边缘系统及新皮质中。

【诊断】

DLB 临床表现的异质性导致误诊和诊断不足,可能有超过 50% 的病例存在漏诊情况,目前诊断主要依赖临床特征。根据 2021 年中国路易体痴呆诊断与治疗指南,诊断 DLB 的必要条件是痴呆,即出现进行性波动性认知功能障碍,且明显影响患者正常的社会和职业功能,认知障碍以注意力、执行功能和视空间损害为早期表现,不一定出现显著或持续记忆功能障碍,随着疾病进展,记忆力障碍会越来越显著。诊断要点推荐如下。

1. 核心的临床特征

(1) 波动性认知功能障碍(注意力和警觉力变化明显)。

(2) 反复出现形象生动的视幻觉。

(3) 快速眼动睡眠期行为障碍。

(4) 帕金森综合征。

2. 支持性临床特征

(1) 对抗精神病药物高度敏感。

(2) 精神行为症状,主要包括情绪及行为障碍,如淡漠、妄想、谵妄、偏执、嗜睡、焦虑和抑郁,随着认知障碍加重,精神行为症状逐渐恶化。

(3) 姿势不稳、反复摔倒、晕厥或其他短暂性意识丧失。

(4) 严重的自主神经功能障碍(便秘、直立性低血压、尿失禁)。

3. 指示性检查　SPECT/PET 显示 DTA 摄取减少,^{123}I-MIBG 心肌扫描成像心肌闪烁显像摄取减少。多导睡眠图见快速眼动期肌肉迟缓消失。

4. 支持性检查　头颅 MRI 中可见弥漫性脑萎缩或局灶性额叶萎缩,但保留内侧颞叶结构,SPECT/PET 灌注成像、代谢扫描显示普遍低灌注或低代谢,氟脱氧葡萄糖-PET 成像显示枕叶活性下降,伴或不伴扣带回岛征(指后扣带回活性异常增高),脑电图后期出现显著的后部慢波,颞叶区可出现 α 波减少和额区阵发性短暂性慢波。

【鉴别诊断】

DLB 临床鉴别诊断较难,需要与多种疾病相鉴别,临床 DLB 鉴别诊断主要依据临床表现、神经心理认知量表、病理学特征及影像学检查。

1. 帕金森病痴呆　早期 DLB 的锥体外系症状轻微或不存在,一般在晚期才会出现锥体外系表现,静止性震颤在 DLB 不常见,嗅觉减退在帕金森病痴呆更常见。快速眼动期睡眠障碍及对神经安定药物异常敏感是 DLB 的提示特征。在临床工作中,DLB 和帕金森病痴呆在临床表现、神经心理、非运动症状、神经影像等方面均相似,难以区分。通常采用 1 年原则区分(痴呆在锥体外系症状前或帕金森综合征 1 年内出现痴呆为 DLB,

痴呆在锥体外系症状1年后出现为帕金森病痴呆）。

2. AD　早期主要出现短时记忆障碍，随着病情逐渐发展，可出现语义记忆障碍、情景记忆障碍及程序性记忆障碍，典型的AD主要以显著情景记忆损伤为主，情景记忆障碍是个人亲身经历、发生在一定时间和地点的事件的记忆障碍，如忘记和他人约定、自己曾经就读的学校名称、自己的职业，随着病情发展，忘记家人的名字及样貌。DLB主要以注意力、警觉性、执行功能和视空间障碍为主，伴有形象生动的视幻觉及快速眼动睡眠期行为障碍，头颅MRI发现AD主要以双侧颞叶海马萎缩为主，DLB MRI中相对保留内侧颞叶结构，PET显示β淀粉样蛋白或Tau成像阳性，AD患者脑脊液Aβ42水平单独下降，而DLB伴随脑脊液中Aβ38、Aβ40及Aβ42水平下降，总Tau蛋白和磷酸化Tau蛋白水平升高，通过AD生物标志物可进行鉴别。

3. 进行性核上性麻痹　是一组神经系统变性疾病，目前病因不明，多隐匿起病，主要特点为核上性眼肌麻痹（垂直凝视障碍）、轴性肌强直、帕金森综合征、假性延髓麻痹及痴呆，进行性核上性麻痹额叶执行功能障碍出现较早且普遍，非言语推理能力和言语流畅性受损严重，记忆功能轻度受损，人格改变及行为异常呈多样化，头颅MRI T$_1$WI矢状位表现中脑萎缩和小脑上脚萎缩、"蜂鸟征"（中脑前端萎缩变尖，中脑和脑桥长轴的垂直线比小于1：2）和"牵牛花征"（中脑前后径变小，导水管扩张，四叠体池增大，中脑面积和脑桥面积比小于0.18）的诊断特异度均达100%，但其判断与影像科医师的经验密切相关，带有主观性。

4. 皮质基底节变性　主要特点为姿势性和运动性震颤、肢体肌张力异常、异己手综合征、锥体束征、眼球/眼睑运动障碍及构音障碍，多数患者在晚期出现痴呆，头颅MRI提示不对称皮质萎缩及基底节区萎缩。

5. 正常颅压性脑积水　该病起病隐匿，主要以进行性认知障碍、共济失调及尿失禁为临床表现，通过头颅CT、头颅MRI脑室脑池扫描可确定脑积水的类型，其是可治性的痴呆。

6. 感染、中毒、代谢性脑病　中枢神经系统感染如人类免疫缺陷病毒感染、神经梅毒、朊蛋白病、脑炎，代谢性疾病中维生素B$_{12}$缺乏、甲状腺功能减退、酒精中毒、一氧化碳中毒、重金属中毒，通过询问病史、实验室检查及影像学检查可鉴别。

【治疗】

目前尚无特异性治疗方法，关键是早期识别和诊断，早期进行多学科综合管理以减轻及延缓病情进展。DLB药物治疗主要是针对认知功能障碍、精神行为、运动、快速眼动期睡眠障碍及自主神经功能对症治疗。

1. 药物治疗　常用药物包括胆碱酯酶抑制剂（多奈哌齐、卡巴拉汀）、N-甲基-D-天冬氨酸受体拮抗剂（如美金刚）、左旋多巴、氯硝西泮、选择性5-羟色胺再摄取抑制剂（西酞普兰、舍曲林）、非典型抗精神病药物（喹硫平、奥氮平、利培酮）。

（1）改善认知药物：胆碱酯酶抑制剂多奈哌齐和卡巴拉汀可以改善患者的认知功能和日常活动，多奈哌齐初始治疗剂量为5mg，睡前服用，维持1个月评价早期临床反应后可将剂量调整为10mg，睡前服用，癫痫患者及肝功能不全患者慎用，卡巴拉汀初始治疗剂量为3mg/d，每天2次，至少间隔2周增加药物剂量，每天剂量不超过12mg。N-甲基-D-天冬氨酸受体拮抗剂美金刚改善患者注意力及延迟记忆，美金刚初始治疗剂量为5mg，晨起服用，此后每周增加5mg，每天2次，每天最大剂量20mg，肾功能不全及癫痫患者慎用。

（2）改善精神症状药物：喹硫平初始治疗剂量为12.5mg，睡前服用，剂量增加

12.5～25mg，可以减轻患者的精神症状，但有可能加剧运动功能恶化；奥氮平能控制患者的精神症状，而不加剧运动功能恶化；利培酮联合多奈哌齐可改善患者精神症状，但耐受性差、停药率高。经典的抗精神病药物如氟哌啶醇可导致运动障碍加重甚至引起致命性神经阻滞恶性综合征。服药应从小剂量开始缓慢加量，以控制症状的最低剂量开始，短期使用。焦虑抑郁情绪可给予选择性5-羟色胺再摄取抑制剂西酞普兰及舍曲林对症治疗，禁用三环类抗抑郁药。

（3）改善快速眼动睡眠期行为障碍药物：对于快速眼动睡眠期行为障碍治疗，大量病例对照结果证实氯硝西泮有效，但缺乏随机对照试验（RCT）结果，可小剂量使用，注意药物不良反应，还可选择褪黑素3～12mg，起始剂量3mg睡前服用，每次增加3mg，可逐渐加量至12mg，按需给药。

（4）改善帕金森运动症状药物：左旋多巴可改善32%～50% DLB患者运动障碍，但需要从小剂量开始，需要预防幻觉及精神症状的不良反应，因金刚烷胺治疗后出现严重幻觉，故慎用，同时为避免认知障碍加重，避免使用苯海索等抗胆碱能药物。

（5）改善自主神经功能药物：直立性低血压患者应避免姿势突然改变、适当饮水，必要时穿医用弹力袜及服用米多君；便秘时可食用富含不溶性纤维食物缓解，症状严重时使用乳果糖、开塞露、莫沙必利、多潘立酮及番泻叶改善症状。

2．**非药物治疗** 主要是通过改善生活方式、适当运动、增加社交、物理和作业疗法、认知疗法、行为疗法、音乐疗法及改善生活环境等非药物干预措施改善患者的症状及功能障碍。

【预后】

DLB病程进展快，是一种不可逆转的进行性加重的神经变性疾病，患者的预期寿命各不相同，从确诊到死亡平均寿命预期5～8年，多死于并发症。

【诊疗流程】

诊疗流程见图7-2。

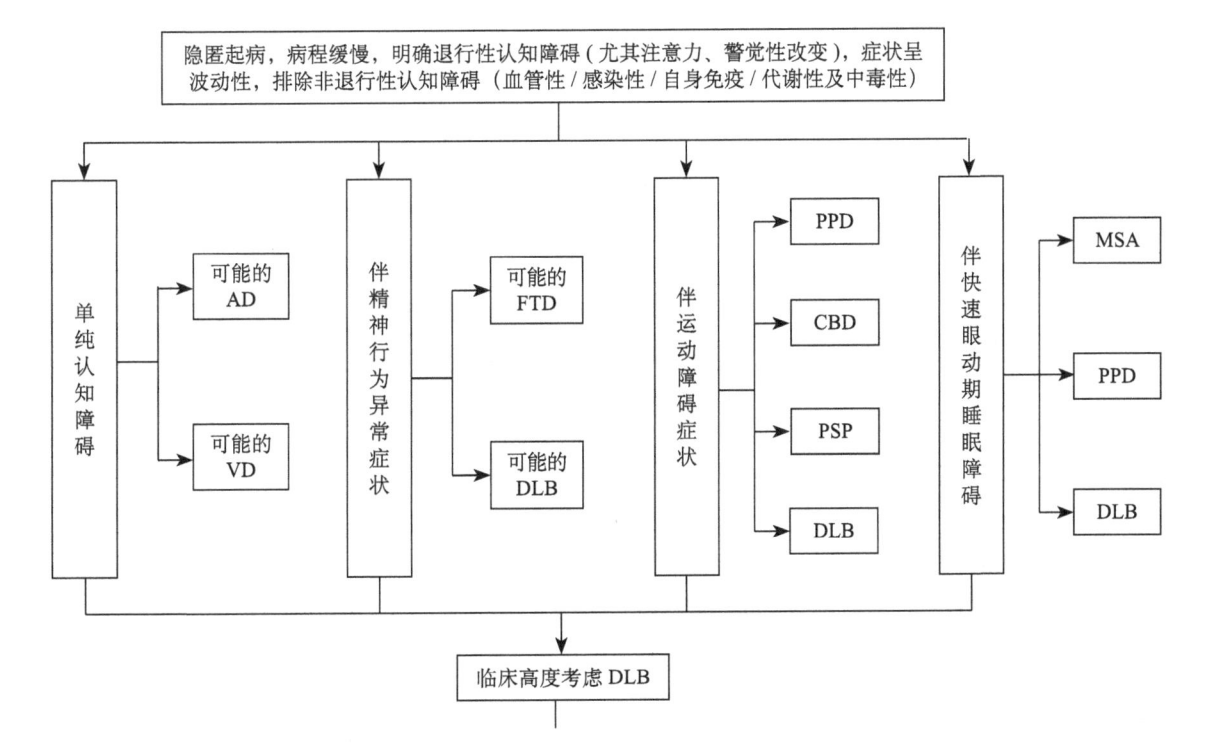

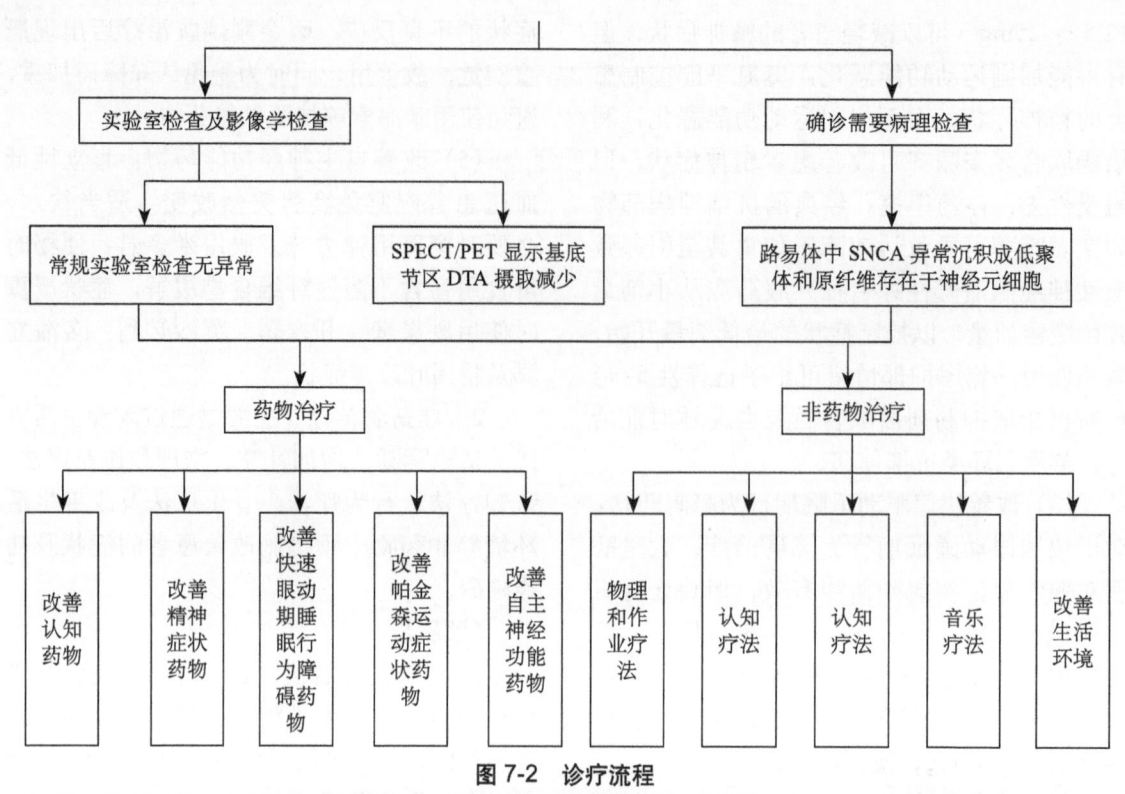

```
                    实验室检查及影像学检查                  确诊需要病理检查
                         │                                    │
              ┌──────────┴──────────┐                        │
              ▼                     ▼                        ▼
     ┌────────────────┐    ┌────────────────┐      ┌──────────────────────┐
     │ 常规实验室检查  │    │ SPECT/PET 显示基底│      │ 路易体中 SNCA 异常沉积成低聚│
     │    无异常      │    │  节区 DTA 摄取减少│      │ 体和原纤维存在于神经元细胞 │
     └────────────────┘    └────────────────┘      └──────────────────────┘
              │                                              │
              ▼                                              ▼
          药物治疗                                       非药物治疗
```

图 7-2　诊疗流程

AD. 阿尔茨海默病；VD. 血管性痴呆；FTD. 额颞叶痴呆；MND. 运动神经元病；DLB. 路易体痴呆；PSP. 进行性核上性麻痹；CBD. 皮质基底节变性；MSA. 多系统萎缩；DTA. 基底节区多巴胺转运体

第三节　戈　谢　病

【概述】

戈谢病（Gaucher disease，GD）是一种罕见的常染色体隐性遗传的全身性多系统代谢性疾病，主要表现为肝脾大、骨骼病变、贫血、血小板减少、神经系统异常和肝肾损害等。该病是由于编码葡萄糖脑苷脂酶（glucocerebrosidase，GCase）的葡萄糖神经酰胺酶 β_1（glucosylceramidase beta 1，GBA1）基因致病性变异导致酶活性缺乏或降低，造成其底物葡萄糖脑苷脂（glucocerebroside，GlcCer，也称为葡糖神经酰胺）和其他糖脂在巨噬细胞溶酶体内积聚，导致相应器官和组织功能受损而出现相应的临床表现。约50% 的 GD 患者在儿童期发病。这一疾病最初由法国医师 Philippe Charles Ernest Gaucher 在 1882 年描述，是最常见的溶酶体贮积病之一。目前 GD 根据是否累及神经系统和疾病进展速度，分为 3 个主要表型：Ⅰ型（GD1，OMIM 230800，非神经病变）、Ⅱ型（GD2，OMIM 230900，急性神经病变型）、Ⅲ型（GD3，OMIM 231000，慢性或亚急性神经病变型）；以及 2 个变异表型：围生期致死型（OMIM 6608013）和心血管型。其中 GD1 最常见，占 90%～95%；GD2 仅占 1%，在婴儿期发病，具有严重的神经系统受累表现，预后差，通常在 2 岁以内死亡；GD3 占 2%～3%，神经系统受累程度和进展速度在 GD1 和 GD2 之间。但在中国、日本、韩国等东北亚地区，GD2、GD3 比例可能达到 30%～50%，主要与基因变异类型相关，围生期致死型最严重。目前 GD 的治疗主要包括酶替代治疗（enzyme replacement therapy，ERT）、底物抑制疗法（substrate reduction therapy，SRT）和造血干细胞移植（Hematopoietic stem cell transplantation，HSCT）等特异性治疗，以及一些对症及康复治疗为主非特异性治疗。基因治疗是一种潜在的治愈方法，但仍处于研究阶段。

【病因】

GD 是由 *GBA1* 基因致病性变异导致的常染色体隐性遗传病。*GBA1* 基因位于 1 号染色体长臂的 q21 区域，cDNA 全长 2564 个碱基，包含 12 个外显子（NM_001005742.3）。该基因编码 GCase，该酶由 497 个氨基酸组成。*GBA2* 基因编码一种不同的溶酶体外酶，即所谓的第二种 GCase，它还将 GlcCer 水解为葡萄糖和神经酰胺，但它在不同的细胞区室中起作用，并且与溶酶体膜不相关。与 GCase 不同，第二个 GCase 还参与胆汁酸 3-O-葡萄糖苷代谢。GlcCer 是细胞膜成分之一，特别是在巨噬细胞中，它们通过吞噬死细胞和细胞碎片清除脂类。GCase 在溶酶体内负责将其底物 GlcCer 裂解为葡萄糖和神经酰胺，当 *GBA1* 基因致病性变异导致 GCase 活性缺失或降低时，GlcCer 在溶酶体内不能被有效降解而在单核-巨噬细胞中积聚，形成"戈谢细胞"。其主要在肝、脾、脑等脏器和骨组织中的单核-巨噬细胞溶酶体中贮积，这种毒性积聚会导致细胞功能异常，影响多种生物化学、病理生理过程，最终导致相应器官和组织功能受损。迄今为止，已发现 700 多种 *GBA1* 基因致病性变异被发现与 GD 有关。这些突变可以是点突变、缺失、插入或复杂的重组等变异类型。常见的变异包括 *N370S*、*L444P*、*V394L*、*D409H*、*K198T*、*E326K* 和 *R496H*。此外，*E326K* 和 *T369M* 两种变异与帕金森病相关。到目前为止已发现我国 GD 基因变异类型约 40 种，以 c.1448T＞C(L444P) 为最常见的变异类型。不同的 *GBA1* 基因变异对 GCase 的功能影响不同，从而与 GD 的临床表型密切相关。例如，功能丧失程度较轻的变异如 *N370S* 可能导致残余酶活性，通常与轻度的 GD1 相关。而功能丧失严重的变异如 *L444P* 则可能导致完全酶活性缺失而产生更严重的临床症状，则常见于严重的 GD2 和 GD3。此外，某些变异可能影响酶的稳定性、折叠或在溶酶体中的运输过程。

GD 发病率表现出显著的地区差异，全球患病率为 0.9/10 万，出生患病率为 1.5/10 万，被认为是最常见的溶酶体贮积病之一。然而，全球各地区的 GD 发病率有所差异，其中德系犹太人发病率最高，东欧和中欧犹太人的患病率为 118/10 万。中国人群的患病率低于全球平均水平，患病率为 (0.2～0.5)/10 万 (1/50 万～1/20 万)，华北地区和台湾地区开展的 GD 新生儿筛查研究显示发病率分别约为 1/80 855 和 1/10 313。

【临床表现】

根据神经系统不受累（GD1）或神经受累的严重程度（GD2 或 GD3），GD 可分为 3 种类型。这三种类型可以根据其严重程度、症状和发病年龄进行区分，但这种区分并不是绝对的。GD 还包括围生期致死型和心血管型。症状各不相同，从少数或无症状型到慢性和严重并发症。所有类型的 GD 均普遍存在一定程度的内脏受累和骨病，不同类型的 GD 之间可能会出现症状重叠。在某些情况下，这三种类型之间的界限可能变得模糊。虽然 GD1 通常在临床上不会引起神经病变，但在某些情况下，患者可能会出现神经系统症状。GD1 的特征包括骨病（如骨质减少、局部溶解性或硬化性病变和骨坏死）、肝脾大、贫血、血小板减少及临床或放射学证据显示的肺病，但不涉及原发性中枢神经系统疾病。GD2 的特征是在 2 岁前出现原发性中枢神经系统疾病，伴有精神运动发育迟滞，病程快速进展，通常在 2～4 岁时死亡。GD3 的特征是在儿童期出现原发性中枢神经系统疾病，病程进展较慢，患者可存活至 30 岁或 40 岁。此外，一些患者表现出介于 GD2 和 GD3 之间的中间表型，生存期为 3～8 年。即使在相同的 GBA1 基因型下，GD 的临床表现也可能存在显著差异。因此，是否可以对 GD 进行严格的表型分层仍然存在争议。

GD 患者的主要临床表现如下。

1. **神经系统** GD2 和 GD3 伴有神经系统受累，部分患者在儿童期逐渐出现神经系统症状，病情进展缓慢，生存期较长。GD2 较少见，通常在婴儿期发病，症状包括眼球运动障碍、球部麻痹、进行性肌张力升高、肌强直、角弓反张、吞咽困难、呼吸困难及癫痫发作，预后差，多在 2～4 岁前死亡。GD 中一种罕见的围生期致死型，表现为鳞癣状或"火棉胶样"皮肤病变和非免疫性胎儿水肿，多在宫内或新生儿期死亡。GD3 患病率高于 GD2，多在青少年期发病，早期症状与 GD1 相似，逐渐出现神经系统症状，病情进展缓慢，生存期较长。GD3 可进一步分为 3 个亚型：GD3a 型，神经系统症状较早出现，表现为癫痫、肌阵挛、痴呆、共济失调和眼球运动障碍；GD3b 型，神经系统受累较轻，表现为核上性凝视麻痹和缓慢进展的小脑性语言障碍、肌阵挛或智力下降；GD3c 型，又称心血管型，神经系统受累较晚，表现为核上性凝视麻痹。少数 GD1 患者也可有不同于 GD2 和 GD3 的神经系统症状，如轻微周围神经病和帕金森病。某些 GD 患者可能出现继发性神经系统受损，如由严重骨病导致脊髓或神经根受压，或由血液异常导致颅内出血。

2. **骨骼系统** GD 可累及全身骨骼，轻重程度不一，骨病累及超过 80% 的 GD1 和 GD3 患者，表现为弥漫性骨痛，骨坏死影响骨关节稳定性，导致病理性骨折。受侵犯部位主要包括早期的腰椎、长骨干骺端、骨干及中后期的骨骺。当骨骼病变累及不同部位时，体格检查可发现不同的阳性体征。例如，当股骨头受累时，患者可能出现髋关节活动受限和"4"字试验阳性；存在骨折时，可能表现出剧痛、异常畸形和活动受限等体征；如果椎体骨折，可能出现病变部位叩痛、脊柱后凸，严重者可能会有神经受压的表现。特别是 GD 患者，在脾切除术后骨病更为严重。骨坏死患者常有急/慢性骨痛，可出现突然发生的局部疼痛、红肿或发热，甚至发展为无菌性骨髓炎。GD 患者突然发作的骨骼病变又称"骨危象"，患者可出现白细胞升高、红细胞沉降率增快等表现。76%～94% 的 GD1 患者有骨病的影像学表现，包括骨髓浸润、烧瓶样畸形和骨坏死等。骨病通常是隐匿且进展性的，轻重不一，因骨痛、致残而需要骨科治疗，骨病进展后对患者的生活质量影响极大。

3. **消化系统** 脾大最为常见，最大可增大至 75 倍，平均增大 15.2 倍。肝脏可增大至正常大小的 2～3 倍，常伴脾功能亢进，有时会出现巨脾、脾梗死、脾破裂等。肝脾大会导致饱腹感、腹胀、腹部不适或上腹隐痛。少数因发生脾脏梗死而表现为急性腹痛。脾切除术后会增加肝纤维化、肝衰竭、肝硬化和门静脉高压的发生率及严重程度。肝脾大多归因于炎症性和增生性细胞反应，病理性脂质蓄积所占比率 < 2%。肝脾大的测量多采用影像学方法，以 MRI 检查效果最佳。由于胆汁分泌增加及肝病，GD1 患者的胆石症风险增加。当出现上腹痛症状时，应鉴别是否存在胆石症或胆囊炎。

4. **血液系统** 由于骨髓受累导致造血功能受抑及脾大引起的继发性症状，患者会出现血小板减少和贫血，表现为出血倾向、紫癜（血小板减少）和易疲劳（贫血）。部分患者可能出现白细胞减少（淋巴细胞减少比中性粒细胞减少更为常见），并伴有凝血功能异常。

5. **呼吸系统** 戈谢细胞也可以直接浸润肺实质和肺血管，导致肺动脉高压或间质性肺疾病。GD1 和 GD3 可累及呼吸系统。由于肺外器官受累的症状明显，呼吸系统症状容易被忽视。带有 p.Leu483Pro 基因突变的 GD

患者更容易出现呼吸系统受累。同时，还需要警惕神经系统病变和脊柱侧弯等病变继发的呼吸系统受累。

6. 内分泌系统　GD内分泌受累主要涉及生长发育、骨代谢、超重和糖代谢异常等。30%～80%的儿童和青少年发病的GD患者出现生长发育障碍。GD患者的骨骼系统受累可能影响儿童和青少年生长，80%的儿童和青少年患者在青春期发育前出现股骨远端和胫骨近端"锥形瓶样"骨骼畸形。24.2%的GD患者伴有食欲缺乏，营养不良的风险较高。约50%的患儿身高低于同龄同性别儿童的前5百分位，GD还会推迟女性的月经初潮年龄。

7. 心血管系统　GD的心脏受累非常罕见，目前仅有个案报道，确切的发病率尚不明确。临床表现可包括心肌病、瓣膜病和心房扩大时血栓栓塞事件发生率升高等。GD3c型患者的一个显著特征是心血管钙化。肺动脉高压是GD患者较为常见的表现。

8. 泌尿系统　与其他贮积性疾病不同，GD很少累及肾脏，仅有个别病例报道了肾脏病理资料。临床表现可包括不同程度的蛋白尿、镜下血尿、肾小管功能损伤，甚至可能发展为肾功能不全或肾衰竭。

9. 合并肿瘤　特别是血液系统肿瘤，如淋巴瘤、白血病和多发性骨髓瘤等。患者可出现单克隆免疫球蛋白血症或多克隆免疫球蛋白增多。MSH6错配修复基因突变在GD中常见，而这种基因突变可导致多种恶性肿瘤发生。

10. 听觉受累　GD患者因脑干神经病变，可出现听觉神经通路损伤，罕有中耳乳突受累引起的传导性听力减退表现。

11. 眼部受累　目前GD相关临床特征中，眼部受累研究相对较少，但从轻微的眼部表现到严重的眼球运动异常等各种类型眼部受累均可发生，如眼底改变、角膜混浊、葡萄膜炎、结膜改变、眼球运动异常、斜视等。

GD1、GD2和DM2患者临床表现见表7-1。

【辅助检查】

1. 酶活性检测　GCase活性检测是GD诊断的金标准，但不同分型患者的酶活性差

表7-1　GD分类和特征

临床表现	GD1	GD2	GD3
症状出现	任何年龄	婴儿	童年
症状	腹部膨胀	皮肤异常	腹部膨胀
	脾大		脾大
	肝大		肝大
	骨密度降低	癫痫	癫痫
	骨危象		眼球运动不能
	肺功能下降	颈部僵硬	血小板障碍
	血小板计数减少		认知障碍
	血小板减少	眼球运动麻痹	血液疾病
	贫血/血细胞减少		呼吸系统疾病
	流鼻血/瘀伤	吞咽障碍	贫血
	腹部不适		骨病
预期寿命	童年/成年	2年前	童年/成年早期
病程	进展	进展迅速	进展

续表

临床表现		GD1	GD2	GD3
其他疾病		骨坏死	—	骨坏死
		骨质疏松症		骨质疏松症
		癫痫		癫痫
		肿瘤形成		肿瘤形成
		肝硬化		肝硬化
治疗		ERT/SRT	无/造血干细胞移植	ERT
常见的 GBA1 突变		N370S	多种	L444P

异较大。其中包括荧光分析法和串联质谱法。荧光分析法用于检测外周血白细胞或成纤维细胞的 GCase 活性，当其活性降低至正常值下限的 30% 以下时，可确诊 GD，国内研究表明，GD 患者的酶活性通常低于正常值的 28%。串联质谱法则用于检测干血纸片酶活性，适用于高危筛查和新生儿筛查，筛查阳性病例应进一步进行 GBA1 基因分析或外周血白细胞 GCase 活性测定以明确诊断。

2. **基因检测** GBA1 基因检测是诊断 GD 的方法之一，也用于携带者检测、家系验证和产前诊断。基因检测方法建议使用 GBA1 基因长片段 PCR 结合 Sanger 测序。相似的临床表型可能由多种不同基因型引起，相同基因型的患者在临床表现、病程及治疗效果上也存在差异。基因突变类型具有种族差异，并与临床表型相关。基因诊断不能完全取代酶活性测定的生化诊断，但可作为补充依据，以明确变异类型。如果通过酶学检测确诊 GD，可进行基因分子检测，以预测 GD 的风险，并制订合理的治疗和随访方案。

3. **生物标志物** 壳三糖酶和葡萄糖鞘氨醇（glucosylsphingosine，lysoGL1）是 GD 的高度敏感和特异的生物标志物。壳三糖酶由活化的巨噬细胞在特殊环境下产生，在 GD 患者中可升高至数百甚至上千倍。由于基因多态性，少数携带纯合变异的个体壳三糖酶水平可能明显降低甚至无法检测到。GD 导致底物 GlcCer 及 lyso-GL-1 的累积和血清浓度升高，可用于 GD 的辅助诊断和随访监测。目前，国内部分医院已开展 lysoGL1 检测。

4. **骨髓形态学检查** 骨髓检查包括骨髓穿刺涂片和骨髓活检，可发现特征性"戈谢细胞"，该细胞体积大，呈卵圆形或多边形，胞质丰富，含大量"洋葱皮样"条纹，核偏心，染色质粗糙，PAS 染色强阳性，POX 阴性。骨髓穿刺能发现戈谢细胞的比例约为 30%，与穿刺部位和检查技术相关。因此，未查见戈谢细胞不能排除戈谢病，需要进行 GCase 活性检测确诊。骨髓中的单核巨噬细胞碎片或脂质代谢产物可形成"类戈谢细胞"，见于慢性髓性白血病、珠蛋白生成障碍性贫血等。因此，发现"戈谢细胞"应高度怀疑 GD，但需要进一步检测酶活性以确诊。

5. **影像学检查** 用于戈谢病的早期诊断、病情评估和治疗监测。常用的方法包括超声、X 线片、CT、MRI 和双能 X 线吸收测定。MRI 和 CT 可用于评估脾脏和肝脏的大小及骨骼病变的程度。MRI 适用于检测骨髓中的戈谢细胞浸润情况。DXA 扫描用于评估骨密度，帮助诊断和监测骨质疏松。

6. **其他检查** 其他辅助检查包括有神经系统病变的 GD 患者的脑电图监测，其可显示慢波背景、棘波和尖波等特征。无神经系统症状的 GD 患者若出现听觉脑干诱发电位阈值增加和眼球运动障碍，可能提示神经系统早期受累。此外，血常规和血生化检查通常显示血红蛋白降低、血小板/粒细胞减少、血脂异常（如血胆固醇降低、高密度脂蛋白和载脂蛋白A降低）及血清铁蛋白升高。

【诊断】

GD患者的诊断延迟时间通常长达10年，早期诊断对开始适当的治疗和预防并发症及疾病进展非常重要。GD的诊断主要基于临床表现、家族史、血液检查、影像学检查、酶活性测定和基因检测。典型的临床表现包括脾大、肝大、贫血、血小板减少、骨骼病变和神经系统症状。然而，这些症状并非GD所特有，因此需要结合临床表现和实验室检查进行综合判断。酶活性测定可以直接检测GCase的活性，基因检测则可以确认 *GBA1* 基因突变，总之应及时进行合适的辅助检查，综合分析并尽早确诊。

【鉴别诊断】

1. 尼曼-皮克病（鞘磷脂沉积病）　见于婴儿，且肝、脾也增大，但此病肝大比脾大明显，中枢神经系统症状不如GD显著。主要鉴别点为此病黄斑部有樱桃红色斑点，骨髓中所见特殊细胞与戈谢病显著不同，且酸性磷酸酶反应为阴性，结合其他组织化学染色可资鉴别。

2. 其他代谢性疾病　如脂质贮积病中的GM1神经节苷脂贮积症、岩藻糖苷贮积症及黏多糖贮积症IH型(Hurler综合征)，均有肝大、脾大及神经系统表现，但GM1神经节苷脂贮积症50%有黄斑部樱桃红色斑，骨髓中有泡沫细胞，三者均有丑陋面容、舌大、心脏肥大，X线片均有多发性骨发育不良改变，岩藻糖苷贮积症尚有皮肤增厚及呼吸困难等。

3. 其他具有肝脾大的疾病　如血液病中的白血病、霍奇金病、汉-许-克病、重型珠蛋白生成障碍性贫血，鉴别一般不困难。汉-许-克病除肝大、脾大外，尚有骨骼缺损和（或）突眼和（或）尿崩症。另外，尚应与黑热病及血吸虫病鉴别。

4. 其他具有戈谢细胞的疾病　戈谢细胞可见于慢性粒细胞白血病、重型珠蛋白生成障碍性贫血、慢性淋巴细胞白血病，此类患者中GCase正常，但由于白细胞太多，如慢性粒细胞白血病中神经鞘脂的日转换率为正常的5~10倍；重型珠蛋白生成障碍性贫血时，红细胞的神经鞘脂转换率也增加，超越组织巨噬系统的分解代谢能力，而出现GlcCer沉积，形成戈谢细胞。艾滋病及分枝杆菌属感染及霍奇金病时也可有戈谢细胞。鉴别有赖于临床表现、辅助检查及GCase的测定。

5. 脾脏淋巴瘤/白血病　镜下脾脏内为弥漫一致的淋巴瘤细胞/白血病细胞浸润，免疫表型可见异型肿瘤细胞克隆性生长。对无法解释的肝脾大和轻度贫血或伴有进行性发育迟钝、智力减退、病理性骨折者应想到该病的可能，骨髓穿刺涂片、切除标本病理切片查到戈谢细胞，有助于该病诊断，确诊依赖血白细胞及皮肤成纤维细胞培养，以核素标记的GlcCer作底物，行GCase活力测定，GCase活力<20%（携带者为60%以下），而血清酸性磷酸酶活力高。

【治疗】

GD治疗目标是消除症状、预防并发症和提高生活质量，目前GD的治疗主要包括ERT和SRT。ERT通过补充外源性GCase减少体内的GlcCer积聚，ERT一直是GD的重要治疗方法，并且已被证明可以改善骨密度、肝脾大小及血液学参数。而SRT则通过减少GlcCer的合成来控制病情。治疗还包括一些非特性对症支持治疗。治疗的早晚和患者对治疗的反应会显著影响预后，GD1患者预后较好，而GD2患者预后较差。

1. ERT　是治疗GD的主要方法之一，通过静脉注射重组的缺陷酶GCase，它被吸收到患病细胞的溶酶体中，帮助分解积累的底物GlcCer。ERT已被证明能够显著改善GD的各种临床表现，包括肝脾大、血液学异常和骨骼病变，并提高患者的生活质量和生存率。目前，伊米苷酶、维拉苷酶和塔利苷酶是3种获得美国FDA批准的主要ERT产品，它们均显示出显著的疗效和安全性。然而，ERT仍面临挑战，如需要终身静脉注射、外源性抗体产生及出现药物耐受性等。此外，由于ERT不能穿过血脑屏障，对于戈谢病的神经系统症状治疗效果有限，尤其是对于严重的GD2患者，ERT已被证实无效，因此需要探索其他治疗方法如底物减少疗法或基因疗法。

2. SRT 减少GlcCer合成是另一种治疗GD的方法。ERT帮助身体清除更多的废物，特别是GlcCer，而SRT则通过降低底物水平和平衡缺乏酶的残留活性来减少糖脂积累。最近的研究显示，口服美格鲁特（可以穿过血脑屏障）在减小脾脏和肝脏大小、提高骨密度和降低壳三糖苷酶水平方面可能比ERT更有效。美格鲁特虽然有效性较低，且可能引起副作用，但已被批准用于部分GD1成人群体，对这些患者而言ERT不适用。另一种SRT药物eliglustat的研究显示，其治疗效果1年后不逊于ERT，并且长期研究表明其效果可以长达4年稳定。

3. 伴侣治疗 分子伴侣是一种蛋白质或小分子配体，通过稳定突变酶并提高其在细胞内水平来增强其活性和溶酶体运输。这种药理学伴侣疗法可用于治疗GD，特别是通过增加酶活性降低体内积聚的GlcCer。例如，N-辛基-b-valienamine和氨溴索是已研发的分子伴侣，对GD的治疗显示出潜力，特别是在改善骨骼和血液学症状方面表现良好。虽然分子伴侣疗法的突变特异性限制了其适用性，但在GD治疗中具有重要前景。

4. 基因治疗 是治疗遗传疾病如GD的复杂方法，包括体内和体外2种主要策略。体内基因治疗利用载体如腺相关病毒（AAV9）病毒载体将编码GCase的*GBA1*基因递送进患者细胞。尤其适用于穿过血脑屏障治疗神经系统表现的GD。体外基因治疗则涉及在患者来源的细胞中转染修正基因，然后将这些细胞移植回体内。基因编辑技术如CRISPR/Cas9、锌指核酸酶和转录激活因子样效应核酸酶也被用于精确修改基因，尝试纠正GD突变。尽管这些技术在GD治疗研究中显示出潜力，但目前仍处于初步研究阶段。

5. 造血干细胞移植（HSCT） 其通过将来自兼容供体的健康造血干细胞移植到患者的骨髓中。这些干细胞会生成新的健康血细胞，有助于分解患者体内积聚的GlcCer。虽然这种疗法有潜力阻止疾病进展并提高患者生活质量，但是它是一个复杂且有风险的程序，需要考虑个体情况。尽管异基因HSCT的初步成就被ERT的卓越疗效和低毒性所掩盖，ERT仍然是GD最广泛应用的治疗方法。

6. 对症治疗和康复治疗 除了上述特异性治疗外，GD患者还需要综合的辅助治疗来管理各种症状和并发症（表7-2）。

表7-2 各个系统对症治疗

临床表现	治疗
骨痛	骨科就诊评估骨骼问题（如因骨坏死、退行性关节炎继发的病理性骨折或关节塌陷），必要时手术治疗
骨密度低	骨科就诊，钙和维生素D，必要时使用抗骨吸收剂
脾大	根据需要对有以下情况的人进行部分或全部脾切除术：脾大、脾脏纤维化明显、持续严重血小板减少症、伴有高出血风险
严重贫血/出血	根据严重贫血和（或）出血倾向的需要输注血液制品，在任何重大手术、牙科手术或分娩前都要接受血液科医师评估
胆结石	对于胆结石患者，由外科医师进行治疗
肺部疾病	接受呼吸科医师和（或）心内科医师治疗
多发性骨髓瘤	肿瘤科医师治疗
心理表现	精神科医师和（或）心理科医师的治疗
帕金森病	神经科医师对症帕金森药物治疗
癫痫	神经科医师抗癫痫治疗

【诊疗流程】

诊疗流程见图7-3。

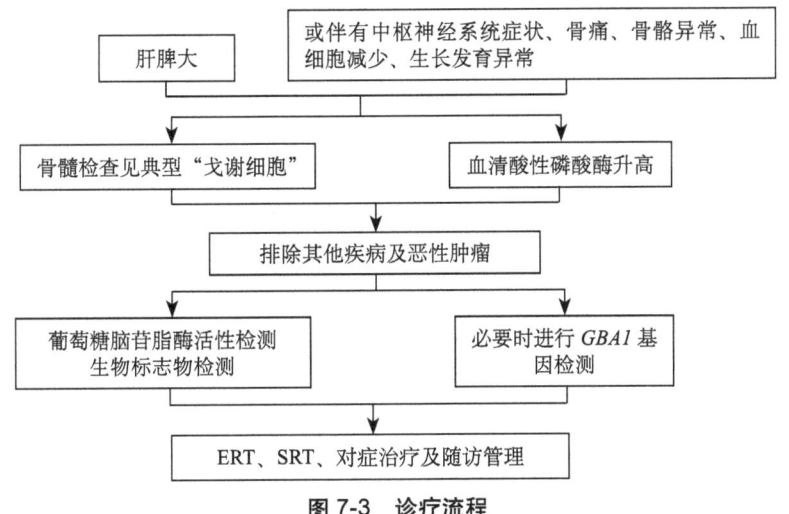

```
肝脾大          或伴有中枢神经系统症状、骨痛、骨骼异常、血
                细胞减少、生长发育异常
   ↓                    ↓
骨髓检查见典型"戈谢细胞"    血清酸性磷酸酶升高
                ↓
        排除其他疾病及恶性肿瘤
                ↓
  葡萄糖脑苷脂酶活性检测    必要时进行GBA1基
  生物标志物检测         因检测
                ↓
     ERT、SRT、对症治疗及随访管理
```

图7-3 诊疗流程

第四节 脆性X综合征

【概述】

脆性X综合征（fragile X syndrome，FXS）是一种X连锁遗传智力障碍性疾病，是导致遗传性智力障碍和孤独症谱系障碍（autistic spectrum disorder，ASD）中最常见的单基因病，呈X连锁不完全显性遗传。该病会导致一系列发育问题，包括学习障碍和认知障碍，约占X连锁智力障碍病例的50%。其他体征和症状可能包括ASD、癫痫发作和特征性面部特征。脆性X信使核糖核蛋白1（fragile X messenger ribonucleoprotein 1，*FMR1*）基因检测是FXS诊断金标准。FXS目前无特异性治疗方案，主要为对症支持治疗，应早期干预并指导家系成员产前诊断。

【病因与流行病学】

FXS由位于Xq27.3的*FMR1*基因致病性变异引起，因患者体细胞经特殊诱变剂作用后X染色体末端显示如同断裂的脆性部位而得名。99%的FXS患者都是由*FMR1*基因5'非翻译区（CGG）n三核苷酸扩增动态变异所致，其余少数FXS则是由*FMR1*基因致病性点变异或缺失变异所致。正常人*FMR1*基因5'非翻译区的（CGG）n三核苷酸重复序列重复次数一般为5～44，而脆性X综合征患者的（CGG）n重复次数通常为超过200次全突变，45～54为中间型，55～200为前突变。（CGG）n重复序列的异常扩增会导致*FMR1*基因启动子区过度甲基化和转录抑制，从而导致脆性X染色体智力障碍蛋白（fragile X mental retardation protein，FMRP）缺乏。FMRP在大脑中广泛表达。其缺失会破坏由代谢性谷氨酸受体介导的神经传递，影响患者大脑发育及功能，进而引起FXS的临床表现。

FXS的发病率较高，男性患者发病率约为1/5000，女性患者发病率约为1/8000。由于女性患者通常为杂合变异，仍有一条正常的X染色体，因此临床症状通常较轻，而男性患者症状较为严重。我国女性前突变携带率为1/776～1/580，中间型携带率为1/142～1/113。此外，智力障碍或发育迟缓患者中0.5%～2.5%为FXS。FXS也是导致ASD最主要的单基因遗传病，约占所有ASD患者的2%～3%。

【临床表现】

不同 FMR1 基因变异类型的临床表现各有差异。

1. 正常型　CGG 重复数为 5～44，没有特殊临床表现。

2. 中间型　CGG 重复数为 45～54，通常没有明显的临床症状，但可能会有轻微的认知和行为问题。

3. 前突变　CGG 重复数为 55～200，携带者可能会出现一些与脆性 X 相关的疾病。脆性 X 相关震颤/共济失调综合征出现在 40% 的男性携带者和 16%～20% 的女性携带者，常在 60 余岁发病，表现为迟发性进行性小脑共济失调和意向性震颤，随后出现认知功能障碍。脆性 X 相关原发性卵巢功能不全发现为 40 岁前发病的高促性腺激素性低性腺功能，出现在约 20% 的女性前突变携带者。

4. 全突变　CGG 重复数超过 200，这是导致 FXS 的主要突变类型。患者通常表现为智力障碍、发育迟缓、语言障碍、行为问题（如多动、注意力不集中）和 ASD 等。此外，患者还可能出现特征性面部外貌，如长脸、大耳和招风耳。男性和女性 FXS 患者的临床表现略有所不同，常见的临床表现如下。

（1）男性患者

1）智力障碍：大多数男性患者智力低下，从轻度到重度不等。

2）特殊面容：具有典型的面部特征，如长而窄的脸型、大而突出的耳朵、宽而窄的眼等。

3）身体发育延迟：包括语言和运动发育延迟，坐、爬和走等运动里程碑延迟。

4）行为异常：常见的行为异常包括注意力缺陷和多动障碍（attention deficit and hyperactivity disorder, ADHD）、焦虑和 ASD 等。

5）社交障碍：男性患者在社交互动和沟通方面通常存在困难，常表现出社交回避。

（2）女性患者

1）智力障碍：女性患者的智力障碍程度较男性轻，部分女性患者智力正常。

2）特殊面容：与男性患者相似，女性患者也可能具有典型的面部特征。

3）行为异常：女性患者也可能出现 ADHD 和焦虑等行为问题。

4）社交障碍：部分女性患者在社交互动和沟通方面存在困难，也可能表现出社交回避。

5）卵巢功能异常：部分女性患者可能在青春期前就出现卵巢功能衰退症状，如闭经和月经不规律等。

需要注意的是，FXS 的临床表现在不同患者之间存在异质性，即使在同一家庭中也可能有不同的表现。因此，具体的临床表现可能会因个体差异而有所不同。

【辅助检查】

FXS 的辅助检查主要包括常规的实验室检查、评分量表、影像学检查和分子生物学检测。

1. *实验室检查*　包括血尿常规（含尿酮体）、肝肾功能、心肌酶谱、电解质、血糖、血脂、乳酸、血氨、血气分析、同型半胱氨酸、铜蓝蛋白、甲状腺功能、血串联质谱分析和尿有机酸分析。实验室检查多无异常，可用于排除其他疾病。

2. *影像学检查*　行头颅 CT 及 MRI 检查多无异常，主要用于排除其他疾病。

3. *评分量表*　可使用多种评分量表对患儿智力障碍和行为异常进行筛查和随访，包括 Giangreco 六项简易临床检查、年龄与发育进程问卷评分和韦氏成人智力量表（中国修订版）等。

辅助检查主要用于筛查和鉴别其他疾病，以辅助诊断 FXS，最终的诊断还需要结合临床表现和遗传学评估结果进行综合判断。

【诊断】

1. *临床表型诊断*　FXS 临床表现包括智

力障碍、运动发育迟缓、ASD、ADHD、特征性面容（前额宽大、下颌前突、耳郭大、高腭弓和脸型狭长）和身体特征（指关节异常和扁平足）等。但 FXS 患者临床表现异质性较大，个别患者可能只有部分临床表现。可使用 Giangreco 六项简易临床检查量表进行 FXS 患儿早期筛查（表 7-3）。该表共分 6 项，每项分别根据严重程度进行评分，总分 12 分。可选择 ≥ 4 分作为 FXS 筛查阈值。

2. 分子生物学检测

（1）基因诊断：FXS 的确诊主要依靠对 *FMR1* 基因 5' 非编码区（CGG）n 重复数的检查。目前常用方法为结合聚合酶链反应和 Southern 印迹法测定（CGG）n 重复的数目，特别适用于测定前突变和部分全突变的 CGG 重复数。另外还可采用三核苷酸重复引物聚合酶链反应技术避免漏检。但亦需要注意可能对准确重复数判断不精确和漏检部分嵌合体。对于（CGG）n 重复数正常的患者必要时可采用高通量测序以寻找致病性点变异和小插入/缺失变异及鉴别其他智力发育障碍疾病。

（2）甲基化检测：甲基化 PCR 可以检测 *FMR1* 基因启动子区域甲基化水平，判断患者的基因转录抑制情况。

【鉴别诊断】

FXS 患者临床表现具有较大异质性，尤其是在疾病早期，表现通常缺乏特异性，需要与大量发育迟缓和智力障碍疾病进行鉴别，如 Sotos 综合征、Prader-Willi 综合征、ASD 和 ADHD 等，主要通过遗传检查包括染色体核型分析进行鉴别。

【治疗】

目前尚无特效治疗 FXS 的药物，但可以针对其症状进行对症治疗以提高患者生活质量。治疗方法包括行为治疗、药物治疗、教育训练和语言治疗等。对于 FXS 患者和无症状前突变携带者，需要进行遗传咨询。

表 7-3 Giangreco 六项简易临床检查量表

特征	0 分	1 分	2 分
智力障碍	IQ > 85	IQ 70 ~ 85	IQ < 70
家族史	无	母系神经精神家族史	母系 X 连锁智力发育迟缓
长脸	无	轻度	典型
大耳/招风耳	无	轻度	典型
ADHD	无	多动障碍	典型
ASD 样行为	无	单一行为异常	多种行为异常